The Art of Travel and Global Health

トラベル&グローバルメディスン

渡航前から帰国後・インバウンドまで

編集

近 利雄
THE KING CLINIC

三島 伸介
関西医科大学

南山堂

執筆者一覧

安藤　裕一	(株) GMSS ヒューマンラボ　代表取締役
大津　聡子	日本赤十字社和歌山医療センター感染症内科　部長
笠井あすか	厚生労働省東京検疫所検疫衛生課　医療専門職/健康管理医
勝田　吉彰	関西福祉大学社会福祉学部　教授
狩野　繁之	国立国際医療研究センター研究所熱帯医学・マラリア研究　部長
黒田　友顯	厚生労働省関西空港検疫所　検疫医療専門職/健康管理医
古閑比斗志	外務省大臣官房会計課福利厚生室
近　利雄	THE KING CLINIC　院長
阪口　洋子	厚生労働省東京検疫所検疫衛生課　看護師
白野　倫徳	大阪市立総合医療センター感染症内科　医長
杉下　智彦	東京女子医科大学国際環境・熱帯医学講座　教授
田村　格	自衛隊中央病院第二内科部長（感染症内科）
中谷　逸作	奈良西部病院トラベルクリニック
中村　安秀	甲南女子大学看護リハビリテーション学部　教授
仲本　光一	外務省診療所　所長
野村志津子	THE KING CLINIC　看護師
浜田　明範	関西大学社会学部　准教授
広田　千絵	パナソニック健康組合松下記念病院産婦人科　非常勤医師
福間　芳朗	インターナショナル SOS コントロール・リスクス　セキュリティディレクター
本間　健一	自衛隊札幌病院小児科　部長
松平　慶	東京都福祉保健局医療政策部医療人材課　課務担当課長代理/医師
松本　多絵	日本医科大学多摩永山病院小児科　助教
三島　伸介	関西医科大学公衆衛生学講座　助教

（五十音順）

刊行に寄せて

　点が線になり，線が面になり，航空網が地球全体をすっぽり包み，人とモノが驚異的速さで地球上を移動する今日，病原体も未踏の地に飛び出していく機会が激増しました．偉大な先達により発見され，診断が確立し，ワクチンや治療薬が存在する'クラシック'な感染症が，気候変動，環境破壊，天災，都市化，紛争による国内・外難民問題，大量生産，大量流通を背景に再び人類を震撼させる現象も頻繁に見られるようになっています．一時期加速した抗菌薬開発が一休みしている間に，また，高齢化社会，医療の進歩により増加する免疫弱者を培地として，病原体たちはこつこつと耐性を築きあげ，持ち駒がなくなった臨床医がなすすべもなく患者の傍らに立ちすくむ光景が，警鐘を鳴らしています．こうした多剤耐性菌「スーパーバグ」も人や動物とともに空を駆け，海を渡って私たちの日常に忍び寄ろうとしています．

　私が専門とする高度危険感染症だけでなく，ありとあらゆる風土病，渡航に関わる健康被害やリスクヘッジなどを経験豊かなスペシャリストがわかりやすく解説した本書は，まさに今私たちが生きている「怒涛・流出の時代」にふさわしい書であるといえるでしょう．かぜをひいた患者さんと，昨日アマゾンの森林探索から帰国した不明熱の患者さんが隣り合わせで待合室で診療を待っているという状況が現実の今，本書を一読することでダイナミックな鑑別診断の可能性の広がりに繋がると信じます．

　これから海外渡航する人たち，老若男女，職業を問わず，適切なアドバイスと危機意識を持っていただくことも本書によって可能になると思われます．

　さらに本書は実用書としてだけでなく，未知なる世界探求の書としての楽しみを読むものに与えてくれます．経験豊かな執筆者団による各章は，まるで旅行ガイドをめくるかのような発見に満ちています．

　渡航者のみなさんに楽しい旅行を最初から最後まで楽しんでいただくために，帰国後も思い出を楽しいままにしておくために，また出張者・駐在者のみなさんに海外での任務を健康に遂行し成果を挙げていただくために，臨床家，公衆衛生・渡航健康アドバイスに関わる方々に本書をお勧めしたく，巻頭の言葉とさせていただきます．

　ジュネーブにて，2017年吉日

WHO 健康危機管理プログラム　管理官
進藤　奈邦子

序

　昨今，トラベルメディスン（渡航医学 travel medicine または travel health）は日本でもその存在と重要性が認識され始めている．しかし，残念なことにワクチン接種への傾倒，美容・アンチエイジングとの混同，旅の安全性を担保することに注視するあまりに，さまざまなストーリー展開を秘めた外国への渡航が杓子定規な理由で阻止されているといったケースを散見する．これからの日本はさらに国際化し，国外からの人口の流入，多様な理由や形態による海外への進出や国際協力，国内外の災害医療に伴う人の移動，医療アクセスが十分ではない地域への渡航や移住などが一層盛んになるだろう．さらに，世界では生物テロを含む暴力・破壊的行為は未だに後を絶たず，いつ日本の医療者がそれらと対当することになるかもわからない．本書作成にあたっては一般的な渡航医学の範疇を広げ，国際保健・国際協力・移民・難民・人類学・外国人診療・災害医療など，あらゆる「渡航」にも対応しうるよう広範囲に着眼した．そのため，感染症やワクチンなど日進月歩かつ諸論諸説のあるところは専門書に譲る．また，ワクチン，医療器具など日本国内では入手できないものも注釈なしに掲載しグローバル性を保つこととした．

　トラベルメディスンは渡航者の健康被害・傾向と防止策などを研究・実践する学際的な医学分野だが，旅する者を必要以上に怖がらせ，旅の中止を呼びかけることが目的ではない．医学的管理を入念にすれば，健康リスクを抱える者を天空に聳え立つ高山や，碧色の空間を行き交う魚などを肌身で体験できるかもしれない．「南ニ死ニサウナ人アレバ，行ッテコハガラナクテモイヽト」いう（宮澤賢治）こともできよう．「旅を経験し，楽しみ，学習し，良い人生の思い出を残す」手助けを全人的医療者として行うこと，旅を希望するあらゆる人を，実現可能な限り全身全霊でサポートすることで，渡航者・受け入れ側双方のquality of lifeを高めていただきたいという願いを共有し，各著者にご執筆いただけた．

　編者の尊敬する恩師の一人に，母校の学長 阿部正和先生がいる．この入稿直前に昇天されたが，「人間が幸せになるためには，単に医学や薬学の力のみでは実現できません．宗教とか哲学とか心理学とか，いわゆる人文・社会学の力を借りることが必要です」という先生の言葉のエッセンスが本書には行き渡っている．医師・看護師のみならずとりわけ「現地に足を運んで当該国民と接し，食を共にし，"現地の空気"を身をもって経験し」，診療や研究活動・フィールドワークの最前線で日々悩み戦ってきている「活きたエキスパート」たちにご参画いただくことで，「人を愛する」情熱的なものにでき上がったと思う．

　本書がトラベルメディスンやグローバルヘルスに携わっている方々，掲載分野に興味をもち始めた方などあらゆる医療者にとって，日々の診療や進路の選択の参考となり，向き合うすべての人々に愛と情熱でこのアートを活かしていただけることを祈る．

　この場を借りて，著書・出版に携わった皆様と資料提供にご協力いただいた皆様に深謝する．

2017年7月

近　利雄
三島伸介

目　次

略語集 ... xii

総　論

1 トラベルメディスンとは ―「どこへ行くか」から「何をするか」― ... 2

Ⓐ 渡航者は感染症媒介者になりうる（三島伸介） ... 2

Ⓑ 渡航前のトラベルクリニック受診 Pre-Travel Consultation の重要性（アウトバウンド）（近　利雄） ... 5
- ①渡航者の健康被害を最小限にする ... 5
- ②トラベルメディスンとは ... 6
- ③トラベルクリニックにおいて必要な情報収集 ... 8

Ⓒ Mass gathering とは，そして想定すべきこと（黒田友顯，近　利雄） ... 8
- ①Mass gathering イベントにおける注意点 ... 9
- ②健康被害の予防策 ... 10

Ⓓ ワクチン接種だけではトラベルクリニックとは呼べない（中谷逸作） ... 11
- ①トラベルクリニックの業務の分類 ... 11
- ②Pre-travel consultation（渡航前診察） ... 12
- ③トラベルクリニックでの業務の例 ... 13

Ⓔ 帰国者・訪日外国人への対応（近　利雄，三島伸介） ... 14
- ①開業医の場合 ... 14

Column 1 友人・親戚訪問の渡航者 VFR（近　利雄） ... 15
- ②総合病院の場合 ... 17

Ⓕ グローバルな視点での診療（近　利雄） ... 18
- ①診察・診断・治療 ... 18
- ②診療態度：ベッドサイドマナー ... 18

Ⓖ トラベルメディスンにおけるスタッフの役割（野村志津子） ... 19
- ①受付スタッフ・看護師 ... 19
- ②看護師 ... 20

Ⓗ 国際保健規則 International Health Regulations（IHR）（大津聡子） ... 21
- ①IHR とは？ ... 21
- ②IHR の歴史 ... 21
- ③IHR の役割 ... 21
- ④渡航と IHR ... 22

Ⓘ 国際保健の実際と公衆衛生（大津聡子） ... 22
- ①国際保健とは何か？ ... 22
- ②公衆衛生とは何か？ ... 23
- ③国際保健の実際 ... 23

Column 2 WHO と赤十字（大津聡子） ... 25

2 渡航とリスク ... 26

Ⓐ 交通手段・通信手段の発達（中村安秀） ... 26
- ①インターネットが世界を変えた ... 26
- ②交通アクセスが医療を変えた ... 26
- ③緊急時の対応を忘れてはいけない ... 27

Ⓑ 天災・感染症・異なる環境・テロ・紛争（本間健一） ... 27
- ①自然災害のリスク ... 27
- ②感染症のリスク ... 28
- ③異なる環境のリスク ... 29
- ④テロリズム（人災）のリスク ... 29
- ⑤紛争のリスク ... 30

Ⓒ 渡航者にとっての異文化理解（中村安秀） ... 32
- ①渡航前の準備 ... 32
- ②海外での健康生活 ... 32
- ③郷に入れば，郷に従う？ ... 33
- ④帰国後の逆カルチャーショック ... 34

Ⓓ 移民・難民・国際協力における医療（本間健一） ... 34
- ①国際緊急援助隊 ... 34
- ②国連平和維持活動 ... 34
- ③非政府組織 ... 35
- ④移民・難民・国際協力における医療 ... 36

3 変化する情勢 ……………………………………………………………………………… 38

A WHOとトラベルメディスン（大津聡子）…. 38
　①WHOについて ………………………………… 38
　②WHOとトラベルメディスン ……………… 38
B 途上国とその医療事情（中谷逸作，勝田吉彰）
　……………………………………………………… 39
　①アジア ………………………………………… 39
　②アフリカ ……………………………………… 41
C 国際協力のサポート（近　利雄，大津聡子）
　……………………………………………………… 44
　①国際協力機構・国連ミッション前健診 ……… 44
　②赤十字の派遣前研修体系と安全対策 ……… 44

各　論

4 海外渡航 …………………………………………………………………………………… 48

A 目的とリスク（近　利雄）…………………… 48
　①VFR …………………………………………… 48
　②仕事での渡航 ………………………………… 49
　③一般旅行者 …………………………………… 50
　④バックパッカー ……………………………… 50
B 安全の確保・情報収集（福間芳朗）………… 52
　①安全の確保 …………………………………… 52
　②情報収集 ……………………………………… 52
　③予防策 ………………………………………… 54
　④有事対応 ……………………………………… 54
C 渡航に伴う様々な事故（福間芳朗）………… 56
　①交通事故 ……………………………………… 56
　②航空機，船舶，鉄道 ………………………… 57
　③ホテル ………………………………………… 57
　④空　港 ………………………………………… 57
　⑤金銭の取り扱い ……………………………… 58
D 習慣・宗教，戒律・法解釈や生活の違い
　（近　利雄）…………………………………… 58
　①習慣・宗教 …………………………………… 58
　②法　律 ………………………………………… 60
　③トイレ ………………………………………… 61
　④停　電 ………………………………………… 61
　⑤日本での就労者・国内外で雇用する家政婦など
　……………………………………………………… 61
E 衛生動物学（三島伸介）……………………… 61
　①クモ綱ダニ目 ………………………………… 62
　②昆虫綱 ………………………………………… 63
F 環境医学（本間健一，近　利雄）…………… 67
　①熱中症 ………………………………………… 67
　②紫外線傷害 …………………………………… 68
　③寒冷による局所障害 ………………………… 68
　④低水温がおよぼす健康被害 ………………… 68
　⑤偶発性低体温症 ……………………………… 70
　⑥湿　度 ………………………………………… 70
　⑦高山病 ………………………………………… 71
　⑧船　内 ………………………………………… 72
　⑨潜　水 ………………………………………… 73
　⑩減　圧 ………………………………………… 73
　⑪プロフェッショナルダイバー ……………… 74
　⑫海水浴・遊泳の危険 ………………………… 75
　⑬レクリエーショナルダイバー ……………… 76
　⑭海洋生物による被害 ………………………… 77
G 人間の行動（黒田友顕，近　利雄）………… 78
　①アウトドア …………………………………… 78
　②性活動 ………………………………………… 79
H 航空医学（黒田友顕，近　利雄）…………… 81
　①乗物酔い ……………………………………… 81
　②機内環境による身体への影響 ……………… 81
　③時差症候群 …………………………………… 82
　④基礎疾患への影響 …………………………… 82
　⑤機内で有病者が発生した場合 ……………… 84
I 客船旅行（中谷逸作）………………………… 85
　①船上における健康障害の概要 ……………… 85
　②客船乗組員 …………………………………… 85
　③客船からの海上での避難 …………………… 86
　Column 3　小笠原諸島　―離島医療と急患搬送―
　（松平　慶，笠井あすか）…………………… 87
J 長期滞在者と精神神経疾患（勝田吉彰）…… 88
　①多彩なストレス源 …………………………… 88
　②海外でよく見られる精神疾患 ……………… 88
　③自殺（自死）問題 …………………………… 90
　④問題発生時の対応 …………………………… 90

- Ⓚ 旅行保険・医療搬送・支援事業と緊急撤退
  （安藤裕一）……………………………… 91
  - ①海外旅行保険 …………………………… 92
  - ②医療搬送 ………………………………… 93
  - ③支援事業 ………………………………… 94
  - ④緊急撤退 ………………………………… 97
  - **Column 4** 外務省医務官という仕事（仲本光一）
    ……………………………………………… 98
- Ⓛ 外務省医務官が遭遇する医療問題
  （古閑比斗志）…………………………… 99
  - ①医務官制度と感染症 …………………… 99
  - ②医務官と災害医療 ……………………… 100
- Ⓜ 帰国後の発症（三島伸介）……………… 101
  - ①帰国後の体調不良者 …………………… 101
  - ②見逃してはならない疾患 ……………… 102
  - ③帰国後体調不良者の訴える症状 ……… 102
  - ④帰国後に体調不良を起こさなかった者は？… 103

5 渡航医学で重要な感染症 …………………………………………………………………………… 106

- Ⓐ 感染対策（近 利雄，中谷逸作）……… 106
  - ①防蚊対策 ………………………………… 107
  - ②経口感染症の対策 ……………………… 107
  - ③渡航者下痢対策 ………………………… 109
- Ⓑ マラリア（狩野繁之）…………………… 110
  - ①日本国の輸入マラリアの動向 ………… 110
  - ②日本への迅速診断キット導入の必要性 … 112
  - ③日本に必要な新たな抗マラリア薬の導入 …… 112
  - ④薬剤耐性マラリアの出現と拡散 ……… 113
  - ⑤サルマラリア原虫のヒト感染 ………… 114
  - ⑥ロールバックマラリアの15年 そしてその先へ
    ……………………………………………… 114
- Ⓒ 渡航医学で重要な感染症 ……………… 116

6 検疫所（阪口洋子）………………………………………………………………………………… 144

- Ⓐ 国民を感染症から守る検疫所 ………… 144
  - ①検疫検査 ………………………………… 145
  - ②情報提供 ………………………………… 145
  - ③渡航関連相談 …………………………… 145
  - ④予防接種 ………………………………… 146
  - ⑤港湾衛生 ………………………………… 146
  - ⑥船舶衛生検査 …………………………… 146
  - ⑦輸入食品届出検査 ……………………… 146
- Ⓑ 検疫官の水際での対応 ………………… 147

7 ワクチン・予防内服薬 …………………………………………………………………………… 151

- Ⓐ ワクチンの適切な管理と接種（近 利雄）… 151
  - ①使用期限 ………………………………… 151
  - ②コールドチェーン ……………………… 151
  - ③保管方法 ………………………………… 151
  - ④理想的なワクチンの接種 ……………… 152
- Ⓑ ワクチンで防げる疾患（近 利雄）…… 153
  - ①疾病の予防 ……………………………… 154
  - ②ワクチンの限界と接種における
    時間的経済的拘束 ……………………… 155
  - ③VPDワクチンの選択 …………………… 155
  - ④必須ワクチン …………………………… 155
  - ⑤入出国で要求されるワクチン接種証明書 …… 157
- Ⓒ 個人の防衛・社会の防衛（近 利雄）… 158
  - ①個人の防衛 ……………………………… 158
  - ②医療従事者の防衛 ……………………… 159
  - ③Mass gathering（MG）………………… 159
  - ④DALYとQALY ………………………… 160
  - ⑤ワクチンと社会・国家防衛 …………… 161
  - ⑥まずは医療従事者から ………………… 161
- Ⓓ 開発が望まれるワクチン（三島伸介）… 162
  - ①住血吸虫症 ……………………………… 162
  - ②HIV感染症 ……………………………… 163
- Ⓔ 予防内服（中谷逸作）…………………… 163
  - ①代表的な予防内服の対象疾患 ………… 163
  - ②感染症 …………………………………… 164
  - ③非感染症 ………………………………… 167

8 途上国・新興国と医療 …… 169

- **A** 途上国・新興国への渡航と医療的課題（中村安秀） …… 169
  - ①渡航前の準備 …… 169
  - ②海外での健康生活 …… 170
  - ③帰国後の注意事項 …… 170
  - ④在日外国人の里帰り …… 170
  - ⑤外国人が参加できるシステムが必要 …… 171
- **B** 国際保健協力の潮流と取り組み（杉下智彦） …… 172
  - ①グローバルヘルスの潮流 …… 172
  - ②保健システム強化とは …… 173
  - ③異文化との遭遇 …… 175
- **C** Neglected tropical diseases と neglected zoonotic diseases（中谷逸作） …… 177
  - ①Neglected Tropical Diseases（NTD） …… 177
  - ②Neglected Zoonotic Diseases（NZD） …… 178
  - ③NTD および NZD のこれから …… 179
- **D** 感染症と文化・習慣・先進国によるネグレクト（浜田明範） …… 181
  - ①エボラウイルス感染症と文化 …… 181
  - ②人びとの嘘と勘違い …… 182
  - ③政治経済という視点 …… 183
- **E** 激変する途上国の医療事情（勝田吉彰） …… 183
  - ①富裕層および外国人向け医療の変化 …… 184
  - ②一般庶民向け医療の変化 …… 184
  - ③拡大する精神科医療の対象 …… 185

9 災害医療 …… 186

- **A** 感染症のアウトブレイク（田村 格） …… 186
  - ①災害と感染症 …… 186
  - ②災害時の感染症サーベイランス …… 188
  - ③災害時の具体的な感染症予防 …… 188
  - ④災害時の感染症アウトブレイク対応 …… 190
  - ⑤災害医療支援者の感染症対策における事前の準備と注意点 …… 190
- **B** 各自然災害と発生しやすい感染症（田村 格） …… 191
  - ①地 震 …… 191
  - ②津 波 …… 192
  - ③台風，洪水・水害 …… 193
  - ④火山噴火 …… 194
  - ⑤干ばつ …… 194
  - ⑥紛争地域における感染症と生物テロ …… 194
- **C** 海外緊急医療支援（大津聡子，本間健一） …… 196
  - ①WHO と赤十字の役割 …… 196
  - ②自衛隊の役割 …… 199
- **D** 生物テロ（本間健一，近 利雄） …… 202

10 情勢不安定・紛争地域への渡航 …… 206

- **A** セキュリティ・クリアランス（福間芳朗） …… 206
  - ①リスク・アセスメント …… 206
  - ②安全管理体制の構築 …… 207
  - ③最悪の事態に対する有事対応計画の策定 …… 208
- **B** 軍事医療・紛争地域でのストレス（本間健一） …… 209
  - ①紛争・軍事医療 …… 209
  - ②ストレス …… 211
  - ③感染症 …… 213
- **C** 難民や国内避難民の多い紛争地（中村安秀） …… 214
  - ①難民とは何か？ …… 214
  - ②難民・国内避難民への保健医療 …… 214
  - ③難民・国内避難民の居住地域への渡航 …… 216
  - ④渡航目的別の傾向と対策 …… 216
- **D** トラウマに対するメンタルケアとスクリーニング（勝田吉彰） …… 217
  - ①トラウマの原因となりうるもの …… 217
  - ②トラウマによって起こる疾患 …… 218
  - ③スクリーニング …… 218
  - ④ケ ア …… 219
  - ⑤惨事ストレス …… 219

11 日本への移住者に対する保健医療課題（中村安秀） ... 220

- Ⓐ 日本に定住化する外国人の増加 ... 220
- Ⓑ 外国人に対する保健医療の特徴 ... 221
  - ①言語・コミュニケーション ... 221
  - ②保健医療システムの違い ... 222
  - ③異文化理解 ... 223
- ④医療機関での診療の実際 ... 224
- Ⓒ 様々な移住者に対する医療への配慮 ... 224
  - ①非正規滞在外国人 ... 224
  - ②中国帰国者 ... 225
  - ③難 民 ... 225

12 医学的配慮を要する渡航者 ... 227

- Ⓐ 慢性疾患・外傷・手術歴のある渡航者（近 利雄） ... 227
  - ①糖尿病 ... 227
  - ②呼吸器疾患 ... 228
  - ③循環器疾患 ... 228
  - ④外傷・術後・内視鏡後の航空機搭乗 ... 229
- Ⓑ アレルギー患者（松本多絵） ... 229
  - ①気管支喘息 ... 230
  - ②食物アレルギー ... 230
  - ③食物・吸入アレルギーの提示ツール ... 231
- Ⓒ 小 児（松本多絵） ... 232
  - ①発 熱 ... 232
  - ②嘔吐, 下痢 ... 235
  - ③咳 嗽 ... 235
  - ④動物咬傷 ... 235
  - ⑤鼻血が止まらない ... 236
  - ⑥高山病 ... 236
  - ⑦渡航先での移動手段 ... 236
  - ⑧飛行機の中 ... 237
  - ⑨長期の渡航で考えておくべきこと ... 237
- Ⓓ 女 性（広田千絵） ... 238
  - ①非妊娠女性（授乳婦含む） ... 238
  - ②妊 婦 ... 239
- Ⓔ 高齢者（古閑比斗志） ... 242
  - ①予防接種 ... 243
  - ②身体の変化 ... 244
  - ③渡航形態 ... 245
- Ⓕ 帯同家族への配慮と注意点（野村志津子） ... 246
  - ①看護師の役割 ... 246
  - ②ワクチン接種内容の相談 ... 246
  - ③看護師の視点―年代別特徴― ... 247
  - ④看護師の視点―その他― ... 248
- Ⓖ 免疫不全者（白野倫徳） ... 248
  - ①免疫不全の分類 ... 248
  - ②免疫不全者に共通のリスク ... 250
- Ⓗ 宗教行事などにおける健康リスク（黒田友顕, 近 利雄） ... 251
  - ①ハッジとウムラ ... 251
  - ②クンブ・メーラ ... 252
  - ③ルルドの泉 ... 253
  - **Column 5** 慢性疾患などをもっている渡航者の処方薬持参について（近 利雄） ... 254

13 訪日者・帰国者（インバウンド） ... 255

- Ⓐ 外国人診療（近 利雄, 三島伸介） ... 255
  - ①開業医のセッティング ... 255
  - ②総合病院のセッティング ... 257
- Ⓑ 医療通訳の意義と限界（三島伸介） ... 260
- Ⓒ 帰国児童生徒への対応（大津聡子, 近 利雄） ... 262
- ①健康管理その他 ... 262
- ②ワクチンの調整 ... 263
- **Column 6** 帰国児童生徒の別の側面―帰国後インターナショナルスクールや外国人学校に入学したケースなど―（近 利雄） ... 265
- Ⓓ 帰国駐在員（帰国時健診）（古閑比斗志） ... 266

14 渡航前健診・海外赴任前健診（古閑比斗志） ... 268

- Ⓐ 健診にあたっての確認事項 ... 268
  - ①前提条件としての渡航前・赴任前治療の必要性 ... 268
- ②ビザ発給要件に伴う特殊検査 ... 268
- ③入国に必要な書類 ... 269
- ④大学・語学学校等留学生 ... 269

⑤海外企業への就職 …………………………… 269
⑥健康診断書および予防接種歴 ………………… 269
⑦帯同家族 ……………………………………… 269
⑧ロングステイ ………………………………… 270
⑨胸部エックス線撮影 ………………………… 270
⑩歯科健診 ……………………………………… 270
❸ 関連法規の解説 ……………………………… 270
　①海外派遣労働者の健康診断 ………………… 270
　②定期健康診断 ………………………………… 270

巻末資料

①渡航医学関連サイト ………………………… 274
②渡航関連感染症 ……………………………… 276
③インバウンドで考慮すべき主な感染症と
　その潜伏期間 ………………………………… 278
④深部静脈血栓（DVT）・静脈血栓塞栓症（VTE）
　のリスク軽減策 ……………………………… 279
⑤ヒマラヤ山脈の聖地巡礼の例一覧 …………… 279
⑥海洋生物による外傷と創部感染 ……………… 280
⑦感染性胃腸炎の病原体と潜伏期間 …………… 283
⑧主な魚介類食中毒 …………………………… 284
⑨急性高山病のリスク分類 …………………… 285
⑩高地への渡航で必要な条件と禁忌となる
　心循環器系異常 ……………………………… 285
⑪循環器疾患と航空機搭乗の是非 ……………… 286
⑫問題となる外傷・術後の航空機搭乗 ………… 287
⑬各国の処方薬・市販薬持参の際の
　制限・処方せん・処方証明書・診断書の要否や
　持ち込み制限の例 …………………………… 288
⑭処方証明書の書式例 ………………………… 290
⑮世界の花粉症と大まかなシーズンの例 ……… 291
⑯人工妊娠中絶を巡る各国の考え方 …………… 296
⑰妊婦のトキソプラズマ抗体陽性率の
　おおよその比較 ……………………………… 297

索　引 ……………………………………………………………………………………………… 298
略　歴 ……………………………………………………………………………………………… 305

■ 略語集

ACT	artemisinin-based combination therapy	アルテミシニンを基軸とした併用療法
ARD	acute respiratory disease	急性呼吸器疾患
ARI	acute respiratory infection	急性呼吸器感染症
ASD	acute stress disorder	急性ストレス障害/反応
AsMA	Aerospace Medical Association	米国航空宇宙医学会
CA	cluster approach	クラスターアプローチ
CBRNE	Chemical, Biological, Radiological, Nuclear, and Explosive	化学・生物・放射性物質・核・爆発物
CDC	Centers for Disease Control and Prevention	米国疾病予防管理センター
CE	complex emergencies	国家間や国内の武力紛争ないし政治的要因による緊急事態
DALY	disability-adjusted life year	障害調整生存年
DVT	deep vein thrombosis	深部静脈血栓症
ECDC	European Centre for Disease Prevention and Control	欧州疾病予防管理センター
EPI	Expanded Program on Immunization	（WHOの）予防接種拡大（普及）計画
ERIG	equine rabies immunoglobulin	ウマ由来抗狂犬免疫グロブリン
ERU	Emergency Response Unit	（赤十字の）緊急対応ユニット
GOARN	Global Outbreak Alert and Response Network	地球規模感染症に対する警戒と対応ネットワーク
GTSM	Global Technical Strategy for Malaria	マラリア世界技術戦略
HPV	human papillomavirus	ヒトパピローマウイルス
HRIG	human rabies immunoglobulin	ヒト由来抗狂犬免疫グロブリン
IASC	Inter-Agency Standing Committee	機関間常設委員会
IATA	International Air Transport Association	国際航空運送協会
ICRC	International Committee of the Red Cross	赤十字国際委員会
IDP	internally displaced persons	国内避難民
IFRC	International Federation of Red Cross and Red Crescent Societies	国際赤十字赤新月社連盟
IHR	International Health Regulations	国際保健規則
IMIA	International Medical Interpreters Association	国際医療通訳者協会
INCB	International Narcotics Control Board	国際麻薬統制委員会
ISR	International Sanitary Regulation	国際衛生規則
JDR法	Japan Disaster Relief	国際緊急援助隊の派遣に関する法律
JICA	Japan International Cooperation Agency	国際協力機構
JMIP	Japan Medical Service Accreditation for International Patients	外国人患者受け入れ医療機関認証制度
MERS	Middle East respiratory syndrome	中東呼吸器症候群
MERS-CoV	Middle East respiratory syndrome coronavirus	中東呼吸器症候群ウイルス

MG	mass gathering	集団行事，マスギャザリング
MIMMS	Major Incident Medical Management and Support	（英国の）大事故災害への医療対応
NAATI	The National Accreditation Authority for Translators and Interpreters	（豪州の）通訳・翻訳家の国家認定機関
NBC	nuclear, biological, chemical	核・生物・化学
NCD	non communicable diseases	非感染性疾患
NGO	non-governmental organization	非政府組織
NIH	National Institute of Health	米国国立衛生研究所
NPO	non-profit organization	民間非営利組織
NTD	neglected tropical diseases	顧みられない熱帯病
NZD	neglected zoonotic diseases	顧みられない人畜共通感染症
ORS	oral rehydration solution〔salt〕	経口補水液〔塩〕
OTC	over-the-counter（drugs）	市販（薬）
PHEIC	Public Health Emergency of International Concern	国際的な公衆衛生上の緊急事態
PKO	Peacekeeping Operations	平和維持活動
PTG	post traumatic growth	心的外傷後成長
PTSD	post traumatic stress disorder	心的外傷後ストレス障害
QALY	quality-adjusted life year	質調整生存年数
RBM	Roll Back Malaria（Partnership）	ロールバックマラリア（パートナーシップ）
RDT	rapid diagnostic tests	迅速診断キット
SARS	severe acute respiratory syndrome	重症急性呼吸器症候群
SDGs	Sustainable Development Goals	持続可能な開発目標
SFTS	severe fever with thrombocytopenia syndrome	重症熱性血小板減少症候群
TCCC/TC3	Tactical Combat Casualty Care	戦傷救護のガイドライン
TD	traveler's diarrhea	旅行者下痢症
UHC	Universal Health Coverage	ユニバーサルヘルスカバレッジ
UN	United Nations	国際連合
UNHCR	Office of the United Nations High Commissioner for Refugees	国際連合難民高等弁務官事務所
UNICEF	United Nations Children's Fund	国際連合児童基金
UNOCHA	United Nations Office for the Coordination of Humanitarian Affairs	国際連合人道問題調整事務所
VDPV	vaccine-derived poliovirus	ワクチン由来ポリオウイルス
VFR	visiting friends and relatives	（国境を越える）友人・親戚訪問
VPD	vaccine preventable diseases	ワクチンで予防できる疾病
WHO	World Health Organization	国際保健機関
WPROWHO	WHO Regional Office for Western Pacific	WHO 西太平洋事務局
WPV	wild poliovirus	野性株ポリオウイルス

患者の権利に関するWMAリスボン宣言. 世界医師会, 1981.

1. 良質の医療を受ける権利
    d. 質の保証は，常に医療のひとつの要素でなければならない．特に医師は，医療の質の擁護者たる責任を担うべきである．

9. 健康教育を受ける権利
    すべての人は，個人の健康と保健サービスの利用について，情報を与えられたうえでの選択が可能となるような健康教育を受ける権利がある．この教育には，健康的なライフスタイルや，疾病の予防および早期発見についての手法に関する情報が含まれていなければならない．健康に対するすべての人の自己責任が強調されるべきである．医師は教育的努力に積極的に関わっていく義務がある．

The Art of Travel and Global Health

総論

1. トラベルメディスンとは
 —「どこへ行くか」から「何をするか」—
2. 渡航とリスク
3. 変化する情勢

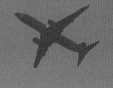

1 トラベルメディスンとは
—「どこへ行くか」から「何をするか」—

> 道に志し，我に依り，仁に依り，藝に游ぶ
> （人格者たらんと志を持ち，道徳に従い，仁の心に従い，技芸を楽しむべし．）
> 孔子

Ⓐ 渡航者は感染症媒介者になりうる

　　トラベルメディスン（渡航医学）は人類が移動しはじめた時から語られる．ペスト，麻疹，コレラといった伝染病の世界的拡大が人類の移動・交易などと大きく関連していることは他項でも触れられている．そこから検疫や熱帯医学などが研究されるようになった．

　　人類移動の経路を調べるにはミトコンドリア DNA などを用いた解析が有名だ．マラリアに焦点を合わせて人類の生活の変化などと照らし合わせると，別の次元でも人類の移動がトレースできる．本来類人猿でのサイクルのみだったマラリア原虫がヒトを介するサイクルを獲得したところから人類とマラリアの戦いは始まり，媒介蚊の変遷や G6PD 欠損症，鎌状赤血球症，α-サラセミアなどにも人類とマラリアとの競い合いの証と思われる形跡がある．ヒトは農耕を始め，4,000 年のうちに人口が 530 万人から 8,650 万人に激増したといわれる（図 1-A-1）[1〜3]．農耕はマラリア媒介蚊に適した環境を与え，また，マラリア原虫も媒介蚊を乗り換え，蚊も環

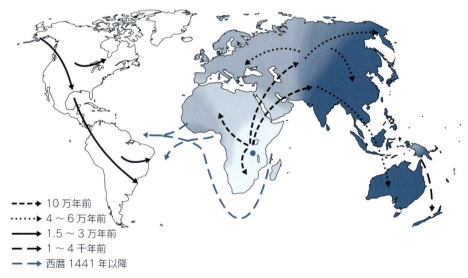

図 1-A-1　人類の移動と遺伝子解析による P. falciparum 原虫の起源
太平洋の孤島には類人猿は自力では行けないと考えると，農耕民族がマラリアを持ち込んだと推測できる．旧大陸における色の濃さは，遺伝子解析による P. falciparum 原虫の起源からの地理的距離と遺伝子多様性の相関性を示す．新大陸への進出は奴隷貿易以降であろうと考えられている．

（文献 1，2）より作成

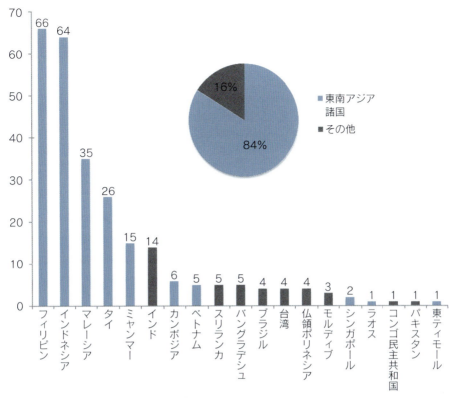

図 1-A-2　2015 年罹患国別デング輸入症例
東南アジアでの罹患者が目立つ.

（文献 5）より改変）

境変化に順応し，マラリアの世界拡散やヒトとマラリアの激動の歴史が始まるのである[4]．

　13,000 年ほど前から野生動物の家畜化がみられるようになり，家畜から感染微生物が人類と接触するようになったとされる．以降，種々の感染症はヒトの歴史とともに流行を繰り返し，上述の如く移動を行ってきたヒトは，現在でも感染症の重要な媒介動物と考えられる．

　例えば蚊が媒介する疾患の 1 つであるデングは，高率に不顕性感染を呈しうる．デングウイルスの媒介動物であるネッタイシマカやヒトスジシマカが不顕性感染者を吸血した場合，これら媒介蚊体内にデングウイルスが保有されることとなり，また周辺の人々に対してウイルスを運搬する担い手になるというストーリーが成立する．デングウイルスが流行するためには，宿主（ヒト）と媒介動物（ネッタイシマカ，ヒトスジシマカ）が共存している環境が必要であり，出発する地域・国と渡航先の両方において媒介動物が棲息している場合に，その両地を往来する人々が感染症媒介者（感染源）になりうる．日本には毎年デング流行地域から多くの方が入国しており（図 1-A-2），その中にはウイルス血症を起こしている方も一定数含まれていると推定できる．感染源となりえる"見かけ上"元気な渡航者が各国間を移動し，渡航先でデングウイルス感染の流行が起こるかもしれないという潜在的リスクを発生させる素地となっていることは明確に認識しておく必要がある．

　輸入感染症についてみると渡航者による帰国後発症も目立つが，例えば 2010 年のハイチ地

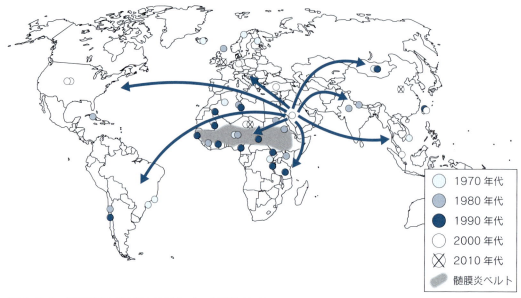

図 1-A-3　髄膜炎菌感染症の拡散とメッカ巡礼 Hajj

（文献6, 7）より作成）

震後にコレラが大流行したが，これは風土病としてのコレラではなく国際機関職員が支援に入った時に持ち込んだ可能性を示唆する報告がある．同様に，日本における災害時に海外から蔓延拡大が容易な感染症が持ち込まれる可能性も念頭に置かなければならない．

　2008年のジンバブエのコレラ大流行と周辺地域へ避難した人たちが隣国に持ち込んだ例，2015年からコンゴ民主共和国コンゴ川沿岸で上流から下流へと徐々に拡大したコレラ大流行も，人の流れで下流にある首都キンシャサにも伝播した．保健インフラが崩壊する内紛・テロリズムではコレラを含む感染症の動向がわからなくなり，そこから流出する難民が様々な感染症を近隣，もしくは受け入れ国に持ち込むことも考えられる．髄膜炎ベルトで髄膜炎菌感染症の大流行が頻繁に起きているが，その背後で肺炎球菌 S. pneumoniae（Spn）が猛威をふるい髄膜炎に拍車をかけることも忘れてはならない（図 1-A-3）[6,7]．

　トラベルメディスンとは，生まれ育った国・地域からそれ以外の地へ渡航した際に生じうる健康問題について研究する学問分野である．上述したデングやコレラはあくまでも一例に過ぎないが，種々の病原体の運び屋となりうる渡航者に対しては，やはり十分な医学的サービス，アドバイスが供与されなければならない．感染制御の観点からも感染源をいかにコントロールするかは最も基本的かつ有効な対策の1つであり，感染源となりうる渡航者に対する医療的啓発は，トラベルメディスンが担うべき重要な柱と言えよう．

〔三島伸介〕

1) Hume JC et al：Human migration, mosquitoes and the evolution of Plasmodium falciparum. Trends Parasitol. 2003；19(3)：144-9.
2) Tanabe K et al：Plasmodium falciparum Accompanied the Human Expansion out of Africa. Current Biology. 2010；20(14)：1283-9.
3) Coluzzi M：The clay feet of the malaria giant and its African roots：hypotheses and inferences about origin, spread and

control of *Plasmodium falciparum*. Parassitologia. 1999；41（1-3）：277-83.
4）Bruce-Chwatt LJ：Paleogenesis and paleo-epidemiology of primate malaria. *Bull* WHO. 1965；32：363-87.
5）国立感染症研究所ウイルス第一部第2室：デングウイルス感染症情報　http://www0.nih.go.jp/vir1/NVL/dengue.htm
6）Memish ZA：Meningococcal disease and travel. Clin Infect Dis. 2002；34（1）：84-90.
7）Mustapha MM et al：Global epidemiology of capsular group W meningococcal disease（1970-2015）：Multifocal emergence and persistence of hypervirulent sequence type（ST）-11 clonal complex. Vaccine. 2016；34（13）：1515-23.

B 渡航前のトラベルクリニック受診 Pre-Travel Consultation の重要性（アウトバウンド）―情報源によって内容が異なる―

　トラベルクリニックで診療を行う中，全国の医療従事者からの問い合わせで多いのは，「○○国に行く方がいるけど，どのワクチンが必要か」という内容である．トラベルクリニック業務の真髄は，渡航者の健康被害を最小限にくい止めることである．ワクチンが占める割合はかなり低く，それ以外にも受診者に提供すべき多くの重要事項がある．ヒトの移動による伝播は別であるが，感染症に政治的国境は一般的に関係なく，その渡航者が「いつ」「どこで」「何をするか」が問題となる．また，ワクチンが「必要」なケースは入国審査における黄熱ワクチンやハッジ（イスラームの大巡礼）のビザ取得のためのワクチン項目，米国留学時に要求されるワクチンやパキスタン出国時のポリオワクチン（2017年4月現在）のような場合だけで，それ以外のワクチンは「必要」なのではなく「受けてリスクを最小限にしたいかどうか」または「推奨されているか」が争点となる．

　一般的に日本のトラベルクリニックはワクチンに焦点を当てすぎている感じがあるが，本来ならワクチン以外の健康被害対策をすることが本来のトラベルクリニックである[1]．そのためには渡航前の医療相談に時間と力を注ぐこと，医師1名あたりの渡航外来従事時間などを改善しトラベルクリニックの質を上げることが重要である．

① 渡航者の健康被害を最小限にする

　ワクチンで予防できる疾病（VPD）はまだ限られているため，他の感染症や健康被害対策の話を口頭とプリントで行う．VPDは7-Bに記述されているが，日本ではワクチンギャップに悩まされることだろう．成書にある推奨表は時事的に変動する内容や感染症速報・流行状況を反映しにくい．最新の感染症速報や緊急事態などは巻末のウェブサイトなどを参照すると便利であるが，中には裏づけが必要な情報もありうる．

　狂犬病ワクチン接種に関しては，曝露後接種の十分な説明をしなければならないが，創傷管理が根底にあることや子どもたちには「動物でケガをしてもお父さんもお母さんも絶対に怒らないから，すぐに教えてね」という，曝露後接種のタイミングを逃さない工夫も必要である．

　下痢性疾患や発熱疾患に関しても，対応法を教授するだけで重症化を免れることが可能となり得る[2,3]．

　渡航先で何をするかによって，乗り物酔い，高山病，海洋における事故・健康被害など（4-F参照）のリスクアセスメントに対して様々な引き出しを巧みに使い分け外来診療を行うが，情報量が多く，渡航者のほとんどはその内容を記憶するのが困難であるため，口頭とプリントで解説する[1]．トラベルクリニックを受診した渡航者では，動物咬傷に遭う頻度が低く，適切

表 1-B-1 トラベルクリニックで提供されるべき情報

> 消化器疾患
> 高温地域への渡航，日焼け
> 低温地域への渡航
> 航空医学
> 海洋医学
> 標高と気圧
> 性行為
> 節足動物・衛生動物媒介感染症
> ワクチンで予防可能な疾患
> 外傷の手当
> 一般事項（下痢，感冒，咳嗽，応急処置）
> 慢性疾患を有する渡航者
> 帰国後の発症の注意点と受診先　　など

な処置ができ，渡航中や渡航後の有病者が重症化を免れる傾向にあったことが報告されている[3]．

トラベルクリニックで提供されるべき健康情報は表1-B-1にあるとおりである．これを網羅できない，または，しない医療機関での渡航準備は危険な場合もある．Brianらも提唱している[4]が，トラベルクリニックに紹介・依頼するタイミングは重要である（図1-B-1）．

② トラベルメディスンとは

トラベルメディスンを提供する医療機関をトラベルクリニックというが，その形態や包括分野は多岐にわたる．欧米では一般的には general practitioner（GP），family physician，熱帯感染症医などの総合診療医がトラベルクリニックとワクチン接種を行っている．渡航者が受診しやすいだけではなく，総合的な知識や経験があると基礎疾患や様々な状況下にある渡航者や家族を診ることが容易になり，「ワクチンだけ打って，行ってらっしゃい」という状況になりにくいというメリットがある．

しかし，英国のGPの8割以上が月10人以上の渡航者を診ていた[5]のと対照的に，濱田らが調査した結果，日本の内科専門医で月あたり5人以上診療経験のある者は1割未満であった[6]．失念してならないのは「ワクチン接種」はトラベルクリニックの主たる業務ではないことであり，トラベルクリニックは全身を診る医療チームが担当するのが理想的だ．

この大きな違いは歴史的背景にもあると考えられている．欧州諸国は大航海時代を発端に19世紀に世界中に植民地を所有しはじめ，統治者，行き交う者，現地人・駐在者などを通し，様々な熱帯病と対峙することとなる．ここから，熱帯医学などが発祥し，後のトラベルメディスンの礎となった．当然，これが初めての熱帯感染症との遭遇ではないが，古代ギリシャ時代などと比較しても，航海術，鉄道など交通の進歩，医学・生物学の発展なども寄与していると思われる．つまり，欧米では海外渡航には感染症リスクはあって当然のことなのである．日本は19世紀になって3世紀近くもの間継続した鎖国的な政策を取りやめる．それまで漢方や蘭学などは入ってくるものの，世界の諸地域に植民地を置き，大量の人員の配置などは行わなかった．マラリアなどは古来日本にも土着ではあったが，はじめて見聞きする熱帯病に出遭う頻度が急増したものと思われる．

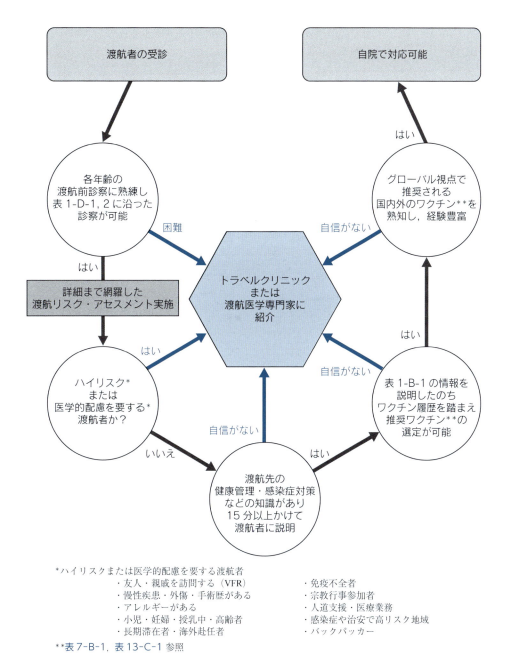

図 1-B-1　トラベルクリニックに紹介するタイミング
可能なところまで自院で頑張ろうとせず，早期に専門医療機関に紹介することが渡航者中心医療といえる．

　20世紀後半になると，航空機による長距離・短時間移動が可能となり，同時に様々な感染症と遭遇する機会が激増する．これにより，トラベルメディスンという分野の存在が明確になり，国際保健（global health または international public health）と同様に人類には欠かせない分野・視点が確立された．かつて，海外からの寄港船を着岸前に40日間港外で停泊させ，

ペストを持ち込ませないような政策（quarantine＝40日間）がとられていた時代とは全く異なるフェーズに入ったともいえる（6-A参照）．

③ トラベルクリニックにおいて必要な情報収集

　トラベルクリニックでは，問診と同時進行でインターネットを最大限に活用した情報収集が有用であろう．巻末に，渡航先の健康・医療情報，感染症速報，現地の医療機関（特にトラベルクリニック）の検索に有用なウェブサイトなどを紹介した．とかく，国内流通製品しか紹介できないウェブサイトよりも，海外の情報源のほうが実用的であり，国内のトラベルクリニックでは未認可ワクチンも取り扱っていることが多いので，それらとの早期の連携が肝要となる．自院がトラベルクリニックではない場合，ときには渡航者の時間・経済的不利益にもなりかねないので，トラベルクリニックと相談しながら連携するのが患者（渡航者）中心医療の倫理として正道と考える（巻頭のリスボン宣言ページ参照[7]）（図1-B-1）．

〔近　利雄〕

1) Bauer IL：Educational issues and concerns in travel health advice：is all the effort a waste of time? J Travel Med. 2005；12（1）：45-52.
2) Wilson ME et al：Fever in returned travelers：results from the GeoSentinel Surveillance Network. Clin Infect Dis. 2007；44（12）：1560-8.
3) Boggild AK et al：Environmental hazards in Nepal：altitude illness, environmental exposures, injuries, and bites in travelers and expatriates. J Travel Med. 2007；14（6）：361-8.
4) Brian AW et al：Travel medicine：What's involved? When to refer? Canadian Family Medicine. 2014；60（12）：1091-103.
5) Carroll B et al：Primary health care needs for travel medicine training in Britain. J Travel Med. 1998；5（1）：3-6.
6) 濱田篤郎：日本におけるトラベルクリニックの現状と課題．海外勤務と健康．2007；26：26-9.
7) World Medical Association：WMA Declaration of Lisbon on the Rights of the Patient, 1981. 34th World Medical Assembly, Lisbon, Portugal, 1981.　http://www.wma.net/policy/

C Mass gatheringとは，そして想定すべきこと

　Mass gathering（MG）の定義には緒論あるが，1,000～25,000人以上が限定された地域に同一の目的で集合した場合をいう[1,2]．多くの人が集まる例としてスポーツイベント，コンサート，祭り，選挙活動，宗教活動（12-H参照）などが挙げられる．具体的にはオリンピックやサッカーのワールドカップ，ハッジ（メッカ巡礼）などがある．米国で感謝祭後に行われるブラックフライデー（クリスマス商戦）や日本での花火大会や正月の有名神社への初詣なども，ある意味MGに含まれるかもしれない．MGは国外に限らず日本でも数多く開催されており，過密都市の多い日本やアジアでは古典的MGだけを特別視しない方が得策であろう．

　MGイベントが行われると，狭い空間に多くの人が押し寄せ会場が混雑する，または食品衛生やトイレを含む上下水道などの衛生環境が一時的に悪化することにより感染症の拡大や集団災害，事故など，必然的に個人に対し健康リスクが伴うことになる．参加者が増え，イベントの規模が大きくなればなるほど外傷・感染症・誤報によるパニックを含む被害の発症率が上がり，それらの患者を受け入れる医療機関が必要となる．医療人員的には医師は5,000～50,000人に1人，看護師は2,500～16,000人に1人配置することが望ましいとされている[3]．

表 1-C-1　Mass gathering イベントにおいて流行した感染症

年	国	Mass gathering イベント	流行した感染症
1997 年	ベルギー	サッカーイベント	髄膜炎菌性髄膜炎
2000 年	サウジアラビア	イスラム教徒の聖地巡礼（ハッジ）	髄膜炎菌性髄膜炎
2006 年	ドイツ	サッカーワールドカップ	麻疹
2007 年	米国	少年野球世界大会	麻疹（日本人少年から）
2008 年	オーストラリア	ワールドユースデー	インフルエンザ
2010 年	カナダ	冬季オリンピック	H1N1 インフルエンザ
2010 年	ドイツからフランスにかけて	キリスト教徒の聖地巡礼	麻疹
2013 年	ブラジル	ワールドユースデー	ノロウイルス感染症
2014 年	米国	ディズニーランド	麻疹
2015 年	日本	世界スカウトジャンボリー	侵襲性髄膜炎菌感染症

救急医学として MG イベントに対し，心筋梗塞や喘息などの急性疾患や熱射病，脱水症，低体温，日焼けなどに対処するための準備が必要となる．また多くの人が集まることにより，構造物の破壊や火災，暴力などが発生する可能性がある．このように，感染症・外傷以外にも集団心理学領域のリスクも伴うことも忘れてはならない．

ここではトラベルメディスンに関連した，MG に参加目的の渡航に関する注意点について書する．

① Mass gathering イベントにおける注意点

渡航先で MG イベントに参加するにあたり，渡航者は以下のことを考慮する必要がある．

・渡航先の感染症の危険性
・渡航先の環境，天気や気候
・狭いところに人が集まることによっておこる外傷や事故
・健康被害を宗教的試練と誤解してしまう可能性
・集団心理によるモラルや統制などの変化，暴動などのリスク
・参加者の年齢，集まる目的，飲酒やドラッグの流通・使用による暴力・外傷・精神障害や事件に巻き込まれる可能性（アルコールや薬物の品質や混入の問題も勘案する）

1）感染症

MG やそれに類似する状況では人口密集や食品・上下水路衛生の問題だけでなく，開催地域以外から持ち込まれ，その時点で流行している感染症についても対策が必要となる．MG をきっかけに感染症が流行した例はいくつもある（表 1-C-1）．19 世紀初頭のコレラのアジア各地へ拡散（12-H 参照）や，1997 年以降の集団行事でも，侵襲性髄膜感染症，麻疹，季節性インフルエンザ，H1N1 インフルエンザ，ノロウイルス性胃腸炎などが報告されている．さらに MERS 等を筆頭とした感染症への警戒も緩めることはできない．

渡航先では感染症に罹る危険性が必ずあり，ワクチン接種によって一部の重要な感染症を回避することが可能である．しかし，それ以外の健康被害リスクを軽減する措置を教育することもまた，トラベルクリニックとして必須の業務である．

2）渡航先の環境

渡航先での天気や気候によって，例えば熱帯地域での野外活動や空調管理のない屋内での活動であると疲労の促進や熱中症・脱水と関連疾患に罹患する危険性，雨に濡れることにより肺炎・低体温症に陥る危険性，寒冷地では凍傷・低体温症・呼吸器合併症，高地の MG イベントであれば高山病の危険性などを考慮する必要のみならず，それぞれの過酷な環境による苛立ちや暴動も想定したリスクアセスメントを行う．居住インフラが整っておらず，出入国時の感染症管理などもできない場所に人が集まるケースも十分に想定される．

3）集団心理

同じような嗜好・理由などで集まった人々では，集団意識が芽生えることが知られている．これは，「私」から「我々」に変化することを意味する．集団意識には相互協力などポジティブな効果[4]もあるなか，好ましくない効果にも注意が必要である．すなわち，集団になると個としての思考が働かず，自己を失うため，統制が効きづらく，過激になり，危険も恐れない行動をとりがちになる[4~6]．グループ行動をしていなくとも同じ目的意識で行動をとっている場合も同様である．宗教的巡礼（12-H 参照）などが例として取り上げられるが，その行動が個々人の中で「崇高」「憧れ」「目標」などである場合，集団心理が根幹となって自己判断が鈍り，健康・生命リスクを負ってでも参加・決行する．その結果，感染症罹患者または汚染飲食料の持ち帰りなどで感染症が参加集団内や地元で拡大する[6]．

4）その他

MG では現場での健康被害のみならず，交通麻痺のため緊急医療対応が困難になることも想定される．海外で開催される際には追加旅程として周辺地域への観光も予定，もしくは衝動的に決行される可能性があるため，目的地だけでなく周辺地域の安全についても示唆する必要がある．

イベントではないが，過密な人口の集積という意味では難民キャンプや被災者の仮設居住地区（施設）なども同様のロジックで考えることができよう（10-C 参照）．

② 健康被害の予防策

明らかに危険性を伴うイベント参加予定者が受診した場合，注意喚起もしくは渡航中止の忠告をする勇気も必要である．特に有病者は本人の病状悪化だけではなく，感染源となりうるので，適切な対応と個々人の正しい判断（モラル）が肝要である．慢性疾患を有する者，妊婦，小児，高齢者においてはそれぞれのケースに見合ったアセスメントを行い，本書各項を参考に外来業務を遂行していただきたい．集団心理で軽率・違法な行動をとり集団感染ではない個人的な感染症（性行為感染症など）に罹患してくるケースも考えられる．

渡航先の気温や気候を事前に調べ，服装や日焼け止め，日傘などを使用し，冷寒地や降水が予想されるならそれに見合った服装を準備する．交通事情も日本と異なることがある．例えば

日本は左側通行であるが，国によっては右側通行の国も多く，日本と同様に振舞っていると交通事故にあう確率が高くなる．必ず渡航先の交通事情などを事前に確認しておく．

渡航先の安全性を調べるために外務省の海外安全ホームページや米国領事局，そして MG イベントに関して具体的に調べたい場合はアメリカ疾病予防管理センター（CDC）の Traveler's Health に関するウェブサイトを利用することをお勧めする（巻末資料①参照）．

〔黒田友顯，近　利雄〕

1) DeLorenzo RA：Mass gathering medicine：a review. Prehospital Disaster Medicine, 1997, 12：68-72.
2) Arbon P et al：Mass gathering medicine：a predictive model for patient presentation and transport rates. Prehosp Disaster Med. 2001；16：150-8.
3) Franaszek J：Medical care at mass gatherings. Ann Emerg Med. 1986；15：600-1.
4) Hopkins. N et al：The psychology of health and well-being in mass gatherings：A review and a research agenda. JEGH. 2016；6：49-57.
5) Le Bon G：The Crowd：A Study of the Popular Mind. 1895. /Filiquarian Publishing, LLC. 2005.
6) Hopkins N et al：Adding a psychological dimension to mass gatherings medicine. IJID. 2016；47：112-6.

D ワクチン接種だけではトラベルクリニックとは呼べない

トラベルクリニックの多くはワクチン外来を兼ねており，「トラベルクリニック＝ワクチン外来」という認識をお持ちの方も多い．確かにトラベルクリニックにワクチン接種を目的に渡航者が来院するのは事実である．しかしワクチンはトラベルクリニックが占めるべき領域の一部にすぎない．そもそも渡航に関連する健康問題の中で VPD の占める割合は相対的に小さいため，ワクチン業務のみの「ワクチン外来」はトラベルクリニックとは厳密には言えない．ワクチン接種と渡航前診察の業務棲み分けは不適切で，離してはならないため，一部のワクチン接種のみ自院で行い，説明とその他のワクチン接種を他院に委ねるのは受診者中心医療とは言えない（表 1-B-1 参照）．この点を受診者にも周知してもらうことが肝要で，例えばワクチン接種料金をより安価に提供しているところが必ずしも良いとは限らず，「ワクチン以外の健康管理対策」の相談などが問診とは別に 15 分以上行われていることが，おおまかにトラベルクリニックとそれ以外の診療科を分けるところと考えられよう．

① トラベルクリニックの業務の分類

トラベルクリニックの業務はしばしば pre-travel consultation と post-travel consultation の 2 つに大別される．前者は渡航前の受診者に対し，主に予防医学的な観点からの医療を提供するもので，後者は渡航後の体調不良や健康上の懸念事項への対応が中心となる．

さらに，"pre-" と "post-" の中間に，渡航中の健康問題への対応（in-travel consultation と呼ぶこともある）がある．渡航先からの電話やメールによる遠隔相談や一時帰国中の渡航者に対する医療のほか，巡回診療等による現地での医療，そして，日本を訪問中の外国人に対する医療も含まれる．"post-" および "in-" についてはインバウンドとして包括し 1-E と 4-J，K，11〜13 の各章でも触れるため，ここでは "pre-" について紹介する．

表 1-D-1　Pre-travel consultation における主な業務

①健康診断	・労基法に基づく海外派遣者の健康診断 ・ビザ取得のための健康診断 ・留学生が受け入れ先の学校から要求される健康診断 ・スポーツの大会への参加に際し主催者から要求される健康診断 ・その他，本人が希望する，リスクを抱えている身体的因子 ・歯科検診や治療は完了させること（航空機搭乗・客船乗船ともに） など
②健康相談および健康指導	・各種感染症に関するリスクや予防策，罹患時の対応等に関する相談，指導 ・現地特有の気候や環境・行動（登山・潜水など）が関連する健康上のリスクに関する相談，指導 ・現地での生活習慣や活動内容が関連する健康上のリスクに関する相談，指導 ・渡航者が持病を有する場合や妊婦，小児の場合の相談，指導 など
③現地医療情報の提供	・現地の医療水準・医療機関についての情報提供 ・現地で困った時に役に立つウェブサイトの紹介 ・保険や医療アシスタンスサービスの存在や活用法についての紹介 など
④ワクチン接種	・何をどう接種すべきかの相談，決定，接種スケジュール作成 ・効果や副反応，接種後の注意点についての説明 ・実際の接種および接種記録（証明）の作成および発行 ・副反応（紛れ込み健康有害事象を含む）がでた場合の対応 など
⑤予防薬処方	・各種予防薬の必要性，選択肢についての助言と相談および決定 ・予防薬を使用する場合・しない場合の注意点の説明 ・実際の処方 など
⑥診断書作成（主に英文）	・各種診断書作成，母子手帳やワクチン接種歴の転記 ・他院で発行された診断書や紹介状の転記 ・黄熱ワクチン接種禁忌証明書の作成 ・常用薬の携行に関する診断書作成 など
⑦その他	・海外旅行傷害保険等への加入の確認や推奨 ・事故遭遇や犯罪被害のリスクを軽減するための助言 ・渡航先でのメンタルヘルスに関する助言 ・帰国後の体調不良に対応可能な医療機関の紹介 ・昆虫忌避剤やファーストエイドキット（絆創膏や置き薬のセット）等の販売 ・渡航者やその家族に過度な不安を抱かせない配慮 など

② Pre-travel consultation（渡航前診察）

　渡航前の受診者への対応がトラベルクリニックの業務の基本となる．表 1-D-1，2 に代表的な業務を列挙する．

　VPD については可能な限り全てのワクチン接種をアップデートしておくのが理想だが，費用等の諸事情によりそれが難しい渡航者も多い．また，ワクチンの効果も万能ではない．ゆえに疾患についてのアドバイスは，VPD もそれ以外も，予防や対処の方法についての助言が大切である．例えば，近年のデング等の世界的流行を考慮し，熱帯および亜熱帯地域への渡航者に対する防蚊対策の説明はおそらくほとんどのトラベルクリニックで行われていることと思われる．しかしそれ以外にも予防策や曝露/発症時の対策を伝えておくだけで罹患や死亡のリスク

表 1-D-2　問診内容の例

- 旅程，宿泊形態，衛生状態
- 滞在期間
- 滞在・旅行スタイル：バックパック，ファーストクラスのビジネス，接待やサプライズでローカルライフを経験，口外できない任務，駐在員の余暇の過ごし方，駐在員を訪問する渡航者なのかなど
- 渡航する季節：雨季，乾季
- 趣味：キャンプ，ダイビング，登山，ラフティング，史跡散策，ワイナリーツアーなど
- 健康状態，常用薬，依存物質の有無，体内金属など
- ワクチン接種歴
- 過去の渡航での各予防薬の経験
- 渡航経験値
- 妊娠・授乳・車椅子使用・杖使用・補聴器使用・眼鏡等使用など

を下げられる疾患は数多く存在する．

　また，渡航に際してリスクが上がるのは感染症だけではない．元来健康な成人渡航者であっても，予測のつかない急性疾患や外傷，不慮の事故，犯罪被害などに遭遇する恐れはある．渡航者の約 3 割は最低 1 つの慢性疾患を有するため[1]，こういった事象を含む緊急事態に備え，海外旅行傷害保険への加入は必須であるが，バックパッカー等の個人旅行者ではその認識が不十分なケースも見受けられる．保険加入についての確認と必要性の説明も pre-travel consultation の中では非常に重要である．また，クレジットカード付帯の内容では海外での医療費をカバーするには通常不十分であることに留意する（4-K 参照）．

③ トラベルクリニックでの業務の例

表 1-D-1 に挙げた業務について以下に解説する．

① **健康診断**：労基法に基づく健康診断はトラベルクリニックでなくても受けられる．しかし留学などに際しては，時に日本の医療機関での実施が難しい検査（例えば G6PD 欠損の有無など）を要求されることがある．そういったケースへの対応はトラベルクリニックの役割の 1 つである．例えば，日本では検査ができない旨や，診察上その疾患が否定的である旨などを注釈として記載するのも 1 つの手である．もちろんその場合は，書類の再提出や現地到着後の追加検査等を要求される可能性もあることを十分に受診者に説明しておく必要がある．

② **健康相談および健康指導**：最も話題に上がるのは感染症であるが，ほかにも例えば新興国と呼ばれる国や地域への渡航者からは，しばしば大気汚染に関する質問を受けることがある．トラベルクリニックでは医学的な事実やエビデンスに基づいた的確なコメントを返さなくてはならない．また，先進国でも留意したい感染症はたくさんあるので，その情報についても口頭説明とプリント配布を行う．待合室にプリントを閲覧用に置いておくだけで，口頭説明をしないのは望ましくない[2]．

③ **現地医療情報の提供**：専門家といえども全ての国や地域についてリアルタイムに把握しておくのは困難である．ゆえに現実的な手段として，有用なウェブサイトを受診者に紹介するのもよい．また，診療中に耳慣れない地名が出てきたら即座に調べられるよう，診察室に地図帳をはじめとする参考図書類は常備しておこう．海外老舗出版社発行の大きな世界地図は手元に必要である．さらに，担当医師が地理や 17～20 世紀の世界史・植民地地理そして民族史・宗教・生活習慣に明るいと緊急事態時の避難経路などを伝授しやすい．

④ **ワクチン接種**：添付文書やガイドラインに沿ったスケジュールで接種するのが原則であるが，様々な理由（受診者が多忙なために頻繁な受診が難しい，渡航日が迫っている，勤務先から渡航前の各ワクチンの接種回数を指定されている，追加接種すべき日が祝日などで休診にあたる，当日に体調を崩し受診できなくなる，妊娠が発覚する等）によりその通りに接種できないこともある．杓子定規にスケジュールを組むのではなく，柔軟な対応が求められるのでワクチンへの深い造詣が要求される．わからない場合，他院へ依頼することが正解である．

⑤ **予防薬処方**：マラリアと高山病が代表的であるが，そのほかにも処方を求められる疾患や処方を考慮すべき疾患がある（7-E 参照）．

⑥ **診断書作成**：トラベルクリニックでは英または仏文診断書の作成が重要な業務の１つである．受診者が米国への留学生の場合は，しばしば持参の英文フォームに必要事項を記入することになるが，英語に堪能な医師でも対応し慣れていないと複雑に感じる内容のフォームも多いので，全ての願書を持参していただき，医師が事前に熟読する必要がある．

⑦ **その他**：旅と健康にまつわるあらゆる相談に対応するのがトラベルクリニックである．渡航前診察では渡航中の危険に関する話題が中心になりがちだが，それによってむやみに受診者の不安を煽るべきではない．注意すべきポイントを押さえた上で，渡航に対する受診者の不安や心配事をできるだけ取り払うのがトラベルクリニックの本来の役割であろう．

駐在であろうと娯楽の旅行であろうと，海外渡航は人生の大切な足跡となる．免疫不全や人生の末期を迎えている渡航者，装具・車椅子利用者も含め，全渡航者が有意義で楽しい人生経験ができるように最大限の努力と手助けをするのが，我々トラベルメディスンに携わる医療者の責務である．

〔中谷逸作〕

1) Hill DR et al：Health advice for international travel. Ann Intern Med. 1988；108（6）：839-52.
2) McGuinness SL et al：Immediate recall of health issues discussed during pre-travel consultation. J Travel Med. 2015；22（3）：145-51.

E 帰国者・訪日外国人への対応

海外から日本に来た邦人・外国人に対する医療をインバウンド・トラベルメディスンという．最も多く遭遇するのは，海外から帰国後に発症した輸入感染または外国人診療であろう．総論部分である本項では，帰国邦人の対応を主体に対応法の要点をまとめた．

① 開業医の場合

1）帰国邦人の発病者を診療する

まずは，受診者全員に海外渡航歴を聴取するところはレジデントの頃の初心を忘れないのと一緒だ．症状や経過から，ごく一般的な疾患や外科的疾患を念頭におおよその目星を付ける（例

> **Column1** 友人・親戚訪問の渡航者　VFR

　渡航者の中で，健康被害リスクが高くなるため特別に配慮したリスク・アセスメント，リスク・コミュニケーション，リスク・マネジメントを要するのが友人・親戚訪問の渡航者 VFR である．古典的な VFR の定義は「居住国の主要民族と異なる背景をもつ渡航者が，自分の民族的背景の国などに渡航する場合をいう．このグループには友人や親戚を訪問し，熱帯感染症などを含む健康被害リスクが高くなる傾向にある」とされていた．VFR は一般的にマラリア，ウイルス性肝炎（例：E 型肝炎），HIV/AIDS，性行為感染症などのリスクが同地域への一般渡航者やビジネス渡航者よりも高いことが知られている[1,2]．また，VFR の特徴として，渡航前の健康アドバイスを専門医療機関などで得るのではなく，友人・親戚から得る傾向があることから，さらに健康被害リスクの増大が懸念される．

　しかし，交通網や渡航パターンの変化，そして複数の目的地を有するなど，最近めまぐるしい渡航の多様性が生じているため VFR の定義を見直す必要が叫ばれている．Barnett[3]らが提唱している VFR の新定義は「健康保健衛生面からの観点に立ち，民族・社会・経済的背景に束縛されず，異なった衛生環境に居住する友人・知人・親戚に渡航者として訪問する渡航者」とし，我々も実地診療で同様の意見をもつ[3]．例えば，駐在員家族を訪問する友人・親戚などもこれに当てはまることになる．

　このように，時代とともに変遷を遂げる感染症と渡航環境があるため，固定観念ではなく活きた医療と情報を提供する重要性を念頭におかれたい．

> 1) Fenner L et al：Imported infectious disease and purpose of travel, Switzerland. Emerg Infect Dis. 2007；13（2）：217-22.
> 2) Leder K et al：Illness in travelers visiting friends and relatives：a review of the GeoSentinel surveillance network. Clin Infect Dis. 2006；43（9）：1185-93.
> 3) Barnett ED et al：The Visiting Friends or Relatives Traveler in the 21st Century：Time for a New Definition. J Travel Med. 2010；17（3）：163-70.
>
> 〔近　利雄〕

として巻末資料②～⑧）．診療所レベルで満足のいく検査（保険点数稼ぎではなく，そこでやる意義のある検査のこと）やタイムリーな検査の実施が困難な疾患が頭をよぎったら海外の感染症に強い総合病院に紹介することが賢明であろう．その最たるものが，マラリアである．マラリアは救急疾患であることを忘れてはならない．検疫所の目をかいくぐって国内に忍び込む症例も否定はできないため，まずは，渡航先，行動，性活動，熱発の有無と熱型，嘔吐の有無などをチェックし，診療所レベルで対応できるかどうか検討しなければならない（5-B 参照）．

2）潜伏期間や基礎疾患

　診察時，各疾患の特徴や感染症の潜伏期間を念頭にプロブレムリストを作成していく．海外の感染症を詳細まで把握することは難しいが，感染症のアラートがどこで出ているかは厚労省や WHO のウェブサイトで日々知ることができ，耐性菌の特徴を地域別に知っておくか，専門医師と頻繁に連携することが大切である．

　有病帰国者では発熱疾患・消化器疾患・皮膚疾患がその多くを占める（図 4-M-2 参照）．その中でも皮膚疾患は snap diagnosis が可能なものも少なくないので覚えておくと便利であ

る．また，途上国でのホテル滞在者は腸管細菌感染が，バックパッカーでは腸管寄生虫感染が，比較的目立つと言われている[1]．盲点は一般的な疾患である（巻末資料②参照）．

3）外注検査会社への依頼

　マラリアは外注検査で診断しようと思ったら手遅れになる可能性があるので，マラリアの可能性を完全否定できない場合はスメアを取って自分で検鏡するか，即時スメアと迅速診断キットやPCRなどを含め，他の疾患も確実に除外・確定診断できる医療機関にすぐに転院してもらうことが重要である．仮に受診者がマラリア蔓延地域出身であっても，マラリア非蔓延国在住者であればマラリアに対する免疫は落ちているので，マラリアの除外とはならない．当然，その他の感染症に関しても同様である．もう1点は，大学病院や感染症研究所レベルでないと診断依頼しても「未経験なので受け付けられない」感染症（ことに寄生虫や日本にはない感染症）なども鑑別しなければならないことがある．しかも，大学によって検査できないところがあるので，特殊な感染症の検査可能な大学を調べておくことは重要である（5-B，巻末資料①参照）．

4）現地ですでに受診・加療されている帰国者・訪日者

　急性・慢性疾患の治療を現地で開始し，フォローアップを依頼されることもある．幸い，インターネットがあるため処方薬などを調べることは以前よりはるかに楽になったが，インスリンや慢性疾患の治療薬，低用量ピルの継続処方では国内に該当製剤がないことが多々ある．また，精神科領域の内服薬には国内持ち込みが禁止されているものもあるので苦労する．困った時は，それぞれの専門医にコンサルテーションを依頼することが最善だ．

5）開業医の限界

　総合病院とは異なり，特に無床診療所では可能な検査と医療通訳は限られる．症状に合わせX線検査，超音波検査などや，腹膜刺激症状など五感を使った診断となる．また，熱帯医学を主たる診療対象としていない診療所では新興感染症や近年急激に拡散している感染症などの情報収集，そして，海外の保険会社への請求書作成郵送（手数料の交渉も）まで実施することは多忙な診療の合間には困難であろう．その場合は，外国人診療の経験豊富な診療所や病院に紹介する．

6）医療連携

　現在，メーリングリストなど便利なツールが普及しているが，有病者を目の前にし，自らの手で診断・治療方針が立てられない場合，メーリングリストやSNSを使うのは即時回答やアドバイスを得られないことがあるので診療に役立たないことも考慮し，可及的速やかに輸入感染症対応医療機関との連携が必須となる．

② 総合病院の場合

　総合病院では医療通訳の雇用，育成，保険加算のない外国語対応のための準備費用など様々な面で，診療所とは異なる．また，隔離室・隔離待合室，陰圧部屋，救急入り口に全装備・患者洗浄装置などを設けられるのも総合病院ならではである．

1）日本でもよく診る疾患か，外国特有の疾患か

　2002年から2003年にかけて地球の広範囲でSARSが流行し，非常に大雑把であるが約8,000人が感染し，約800人が亡くなられた．当時，筆者は北京に滞在して主に在留邦人の診療にあたっていたが，38℃の発熱をきたした方の中には，周囲からはまるでお化けでも見るかのような目つきで見られた，という経験をした方もおられた．未知の病原体に対する人々の恐怖を示す事例であるが，いざ診察を行ってみると急性化膿性扁桃腺炎や尿路感染症であり，当時所属していた診療所内でSARS罹患者に遭遇することはなかった．新興感染症の流行といった特殊な事例が関連した疾患の可能性もその時々の状況に応じて当然考慮されなければならないが，日本国内で一般的にみられるような疾患であることも十分あり得る．まずはよく診る疾患を想定していくことになるが，海外渡航歴や生育歴などを考慮して普段遭遇する可能性が極めて低いような疾患についてもケースごとに検討する．こうした対応は受診者が帰国後体調不良となった日本人であっても，訪日外国人であっても同様である．

　帰国者，訪日外国人を問わず，渡航関連疾患の緊急対応疾患はマラリアであり，渡航歴などからマラリアが想定されるケースでは，ただちに検査・診断を進めなければならない（5-B参照）．三日熱マラリアや卵形マラリアのように休眠原虫なる形態をとるタイプでは，マラリア流行地から離れて数か月以上経過してから発症するといったことも考えられるため，これまでの渡航歴を洗いざらい聞き出すよう最大限の努力を注ぎ込む．しかしながら，アフリカの渡航歴を聴取しているにもかかわらず，マラリアではなく他の疾患が疑われ，最終的に死亡したというケースがある．決して見逃してはならないのがマラリアであるが，初診にあたる医療スタッフは常々こうしたエピソードに想い巡らし，帰国者・訪日外国人の診療に臨まれたい．また，マラリアでは入院加療を前提として対処する必要があり，近隣の熱帯病治療薬研究班に登録されている総合病院[2]との連携を迅速に行う．

2）訪日外国人への言語面でのサポート

　言葉が通じないことが診療を拒否する正当な理由とはならない（医師法第19条）が，日本語を十分に話せない受診者への対応として，国内の医療施設においては院内掲示板に英語やポルトガル語，韓国・朝鮮語，中国語などが併記された施設が増加しており，外国人受診者への対応の充実が図られてきている．それと同時に各言語に対応した医療通訳を雇っていたり，医療通訳を派遣する団体と連携を図ったりするなどして，言語コミュニケーションの障壁を取り除くための対策が取られている．総合病院は複数の診療科を併設していることも多いため，訪日外国人が受診した場合に診療所では無理に抱え込まず，ためらうことなく近隣の総合病院と病診連携を図るようにしたい．

〔近　利雄，三島伸介〕

1) Reinthaler FF et al：Diarrhea in returning Austrian tourists：epidemiology, etiology and cost-analysis. J Travel Med. 1998；5（2）；p.65-72.
2) 熱帯病治療薬研究班：薬剤使用機関と診療分担責任者．　http://trop-parasit.jp/HTML/page4.html

F グローバルな視点での診療

① 診察・診断・治療

　訪日外国人の診療だけではなく，邦人も現在は世界中で活躍しているため，邦人診療においても「海外渡航歴」の聴取は肝要であることは前項で触れた．ただし，邦人・外国人と分けるのではなく，個々の個性ある人間として診察し，海外を行き来した時にも困らないよう，処方薬なら一般名を書いて渡したり（長期処方なら処方証明書を英文で発行すると税関で没収されにくくなる）（巻末資料⑭），軽い症状の疾病罹患時の対応法を教授したりする．また，どの国や民族・宗教の方を相手にしていても，彼らが何に重きを置いているのか，また，食生活や日常生活を理解しておくか聞き出すことは非常に重要である．薬剤によっては宗教上禁じられている成分の含有や生成過程を経ているものもある．これらの行為を行うことによって，受診者との信頼関係を構築できるだけでなく，より的確な相談を行うことが可能となる．

　時間をかけて診療をし，受診者が持参した医療文書に目を通すことにより，受診者の状況のみならず，その国の医療慣習を読み取ることもできる．積極的にお互いがより密接になることで，望ましい形式での医療を提供できるのだと思う．欧米人の多くは40〜60分の診察・相談を期待している．これからは，日本でも海外と同様，ハーフやクオーターなどの受診者が増え，前述の価値観の多様性だけでなく，遺伝的背景の複雑化により治療薬の選択や，検査結果の解読に幅広い知識を必要とされる．日本ではめったに遭遇しないような基礎的疾患（13-A 参照）や，来日後に発症する可能性のある疾患（4-M, 巻末資料③参照）などに遭遇する可能性もある．また，治療薬が国内で入手可能ではなかったり，保険診療では用量の上限が海外の標準用量よりも低いケースは今でも散見される．昨今，多剤耐性菌の問題があるため抗菌薬の適正使用を厳密に行うことが大切である．海外の保険を使用する場合に医師の裁量の元で，海外の標準用量で処方をし，請求文書の作成を可及的速やかに行うことも検討する（保険会社のほとんどは，請求書の提出期限を設けている）．国民・社会保険持参者の場合は日本の医療システムから受診方法や処方ルール・規制などを十分に説明する（11-B 参照）．

② 診療態度：ベッドサイドマナー

　ことに米国・カナダで重要視されるのは受診者を最大限に尊重した診療態度と同様の文書作成である．笑顔だけでは不真面目ととらえられることもある．外来受診であっても，一般的にベッドサイドマナーという．まずは自己紹介や握手，イスラームの女性ならば男性医師は触れてはならず（宗派によっては医療スタッフ全員女性で揃える必要もある），いきなり症状を聞き出すことなく，お互いを人間同士として知り合うチャンスをつかむ．欧米的感覚からすると，

日本人はとかくプライバシーに踏み込みやすい傾向があるので注意は必要ではあるが，それが，医療上必要な情報であるならば，一言ことわりを入れてから質問するのもよいだろう．例えば，同性愛者であるかどうかがその診療で鍵となるなら，その旨を伝えてから聴取する．相手が不安を抱えていたり，日本の医療に不信感を抱いていることは多く（特に個人情報の取扱や，カーテン越しに他の診療状況が伝わるということは，自分の会話も伝わるという不信感），そのような場合には，受診者と同行者が心を開ける場所に移動するのも良いだろうし，これから新設する診察室・検査室なら，音の漏れなく男女別に診察できる設計を心がけるとよい．

　筆者の診療では受診理由がなんであれ，受診者が笑顔で帰宅するよう心がけている．笑顔のもとは，不安感からの開放の時もあれば，医師が放つくだらないジョークである場合もある．いずれにせよ，医師・看護師は常に受診者の前では紳士・淑女であることが望ましく，スクラブ（手術ガウンの下着）の上に白衣を纏い，ボタンを外して，サンダルで闊歩しているというのはもってのほかである．

　受診者に爵位などがあり，公職上家格がある場合は，Master，Mister，Miss，Misses，Father，Reverend，Sir，Doctor などから，Your Excellency，Your Holiness，Your Majesty など様々な敬称を付けて呼ぶことになる．もちろん，あえて，それを敬遠される受診者には無理強いする必要もない．階級制度が存在する国からの訪日者には地面に落ちた物は拾ってはならないクラスの方もいることを知っておきたい．

　診断までのプロセス，治療計画，今後の展望などもその方に理解できるロジックで診察することを忘れてはならない．有症状・不安などで来院されているため，診察・検査結果が正常範囲内でも本人にとっては「大丈夫」ではないため，無症状になるか安心されるまで初診医が誠心誠意向き合う必要がある．

〔近　利雄〕

G トラベルメディスンにおけるスタッフの役割

　トラベルクリニックに来院される方は1人として同じ状況の人はいない．それを認識した上で，個々の具体的な情報収集（問診）をする．受付スタッフや看護師が情報を収集した後に，担当医がリスク・アセスメントを行い，看護師とともにリスク・コミュニケーションのプランニングを行う．

　そのような業務内容の中，得た情報をチームで共有することが重要である．完全予約制を採用する最大のメリットは個々の渡航者や家族と十分なリスク・コミュニケーションの時間を設定できることである．リスク・コミュニケーションは看護師の活躍が最も期待される業務である．情報収集の例として当院のケースを紹介する．

① 受付スタッフ・看護師

電話予約時の聞き取り・来院受付時のチェックリスト記入
・渡航先（国・都市）や詳細な旅程
・渡航の目的

- 滞在期間
- 出発予定日時
- 希望ワクチンの種類（ならびに，会社指定か自己負担による自由選択か）
- 健康状態（検温・既往歴・服用中の薬など）

② 看護師

1) 幼稚園・小学校などの選択
（現地校・日本人学校・インターナショナルスクール）

　幼少時期に海外で育った子どもは海外生活への抵抗が少なく，また海外の友人も多いことから大学進学や就職など海外へ出るケースが多く見られる．そのため，おおよその国や施設に対応可能な海外基準でのワクチン接種が必要になってくることも補足説明したいポイントである（12-F 参照）．

2) 居住環境の確認

　高校・大学への留学や企業の単身赴任の場合，自宅・寮・ホームステイなど生活拠点がどこか，級友などと余暇に旅行する可能性・どこに旅行するのかなど入念に聴取する必要がある．

　渡航先・渡航形態・宿泊先・移動手段・季節・性別・年齢などの因子が，トラベルクリニックで提供する情報や予防策の選択・教育に大きく影響する．女性だけの渡航ではレイプを含む犯罪に巻き込まれる危険性は高くなり，小さな子のいる家庭であれば日本で幼児期に必要とされているワクチンの接種に加え，渡航先の国や都市で幼児に義務づけられているワクチンを検討しなければならない．幼稚園・学校などで接種すべきワクチンが指定されている場合もあり，ついワクチンに注目しがちだが，実際は交通事故や誘拐などのリスクについても注意喚起する．その点でも，ワクチン接種のみの外来受診はトラベルクリニックを受診した意味をもたなくなる（図 1-B-1 参照）．

　短期の旅行であろうと，長期赴任であろうと親，ことに母親はわが子に関してとても心配事が多いことだろう．ただでさえ，見知らぬ，または慣れない土地での生活が目前に迫っているのに，そこに自らを無条件に頼ってくる子どもが帯同するとなると神経質にならざるを得ない母親も数多くみてきた．また，渡航前の不安から必要以上に子どもを甘やかして過保護になりがちな様子もよく目にする．そのような母親に対して，心を込めた相談や心配事への配慮などは日頃から受診者や患者・家族に寄り添っている看護師であるからこそ対応できる最大のメリットなのだと確信する．

　インバウンド・アウトバウンド，いずれにせよ，人を対象とした医療サービスである以上，親身に対応することには変わらない．

　こういった内容は，トラベルクリニックのみならず各企業の健康管理室や検疫所，国際感染症を扱う医療機関でも必要かつ役立つ経験であると考える．そのため，健康管理室・検疫所・国際化する学校の保健室などの看護師・保健師は，コンサルテーションを大切にしているトラベルクリニック，または，外国人対応医療機関で少なくとも数か月は研修を積むことが重要だ

表 1-H-1 改正前後の IHR 比較

	旧 IHR	IHR（2005）
対象	決められた疾病	公衆衛生的な健康問題
対応場所	国境でのコントロール（検疫）	発生地での封じ込め
対応策	決められた対策	状況に応じた対応

といえる．

〔野村志津子〕

H 国際保健規則 International Health Regulations (IHR)

① IHR とは？

IHR とは国際的な問題となりうる感染症など健康危機が発生した時に各国が迅速に協力して対応するための法的な枠組みで，WHO 加盟国が世界保健総会で合意した国際規則である．IHR に強制力や罰則などはないが，加盟国の自発的な協力により運用されている．

② IHR の歴史

もともと IHR は 1951 年当時国際的に問題であったペスト，コレラ，黄熱，天然痘，発疹チフス，回帰熱の 6 疾患を検疫の対象に ISR として制定され，1969 年に IHR と改名された．その後，検疫対象疾患を黄熱，コレラ，ペストの 3 疾患に変更し，加盟国の報告義務と国際的な交通に対する制限を定めた．しかし，鳥インフルエンザの出現や 2003 年 SARS のアウトブレイクが起こり，その反省から世界に影響を及ぼす健康危機に対応する国際的な協力体制や各国の対応能力強化の必要性が指摘され，大規模な改訂が行われ，2005 年第 58 回世界保健総会にて現在の改正 IHR（2005）が採択され，2007 年 6 月 15 日から執行されている[1,2]．改正前後の IHR を比較すると 3 つの大きなパラダイムシフトがある（表 1-H-1）．

③ IHR の役割

IHR（2005）の目的を一言でいえば，「国際交通に与える影響を最小限に抑えつつ，疾病の国際伝播を最大限防止すること」である．IHR（2005）は「疾病」を疾患や原因に限定せず，原因を問わず「国際的な公衆衛生上の脅威となりうる全ての事象」PHEIC*に対して，国際社会が協力して対応することを提唱した．PHEIC は，① 重大な健康被害を起こす危険性のある事象か，② 予測不可能，または非典型的な事象か，③ 国際的に拡大する危険性があるか，④ 国際間交通や流通を妨げるか，の 4 つの基準のうち，2 つを満たす事象として定義され，各国は

＊：WHO 内では，「フェーイク」と発音されることが多い．

PHEIC の発生が疑われる場合，24 時間以内に WHO にその事象を通告しなければならない．PHEIC を満たすことが強く疑われる場合，WHO は専門家や加盟国の代表などを招集して専門家会議を開催し，その勧告を受けて，WHO 事務総長が PHEIC を宣言する．なお，IHR（2005）は，各国に IHR 担当窓口を設置し，常時 WHO との連絡ができる体制を確保することも規定している．さらに，PHEIC を早めに探知，対応するために各国が必要なコア・キャパシティ（例 サーベイランス，感染対策など）を強化することや，ほかの国際機関との連携や調整も規定している．2007 年以来，2009 年パンデミックインフルエンザ，2014 年野生型ポリオの流行，2014 年エボラウイルス感染症流行，2016 年ジカウイルス感染症流行時の 4 回，PHEIC は宣言されている．PHEIC が宣言されるような事象が発生すると，その国や地域への不要不急の渡航は自主的に控えられることが多く，渡航のみならず社会，経済に計り知れない影響をおよぼすことが多い．

④ 渡航と IHR

　IHR（2005）には渡航に直接関係する規定が 2 つある．1 つは，「旅行者に関する特別規定」，もう 1 つは黄熱ワクチンについてである．IHR（2005）は国際的な人の移動は感染症の伝播など潜在的な公衆衛生上のリスクがあるとして，「感染が疑われる渡航者が渡航する場合，加盟国は渡航先の国に通報し，渡航者は到着したときに関係当局に出頭しなければならない」（第三十条）と規定している．黄熱ワクチンは IHR（2005）が規定する唯一のワクチンである．IHR（2005）附録第七によると，到着して有効な黄熱予防接種証明書（イエローカード）を提示できない旅行者に対し，検疫拘束を要求できる．しかし，黄熱ワクチンは必ずしも義務接種ではなく，黄熱の感染の恐れのある国から入国する場合は，ワクチン接種を要求するかどうかは国によって異なる．また黄熱ワクチンは国で認定し WHO に登録された承認医療機関でのみしか接種することはできない．日本では厚生労働省・結核感染症課が検疫法に基づき，検疫所（支所，出張所を含む）および所定の医療機関にて黄熱ワクチンを受けることができる．なお，黄熱ワクチン接種証明書は，2016 年 7 月 11 日より 1 回の接種で生涯有効と認定されるようになった．

〔大津聡子〕

1) 厚労省：国際保健規則日本語（仮訳）．　http://www.mhlw.go.jp/bunya/kokusaigyomu/kokusaihoken_j.html
2) WHO：International Health Regulations（2005）second edition．
http://apps.who.int/iris/bitstream/10665/43883/1/9789241580410_eng.pdf

国際保健の実際と公衆衛生

① 国際保健とは何か？

　国際保健を定義することは難しい．Macfarlane らの定義によると国際保健とは「医療格差の軽減，そして政治・勢力的境界を越えることも視野に入れた国際的健康被害の縮小を目指す領域[1]」である．英語では以前は"international health"という言葉が使われ，主に開発途上

国の熱帯病や衛生，栄養，母子保健などの支援がそのコンセプトだった．日本でも，発展途上国への医療協力の情報交換をする目的で，1986年に国際保健医療学会 Japan Association for International Health が発足している．他方，2000年頃から海外における救援や開発支援などの現場では，"グローバルヘルス（global health）"という言葉がよく使われるようになってきた．近年のグローバリゼーション化に伴い，国際社会全体として取り組まなければ対応できない健康問題が出現している．そうした状況を受け，特定の国や地域を対象とした従来の概念では通用しなくなってきたとして，地球規模で協力して人々の健康を守る取り組みとして出てきたコンセプト[2]である．このように国際保健という言葉は，対象地域が開発途上国から地球規模に拡大し，活動の目的が支援，格差縮小，国際社会としての取り組みと変遷し，果ては研究・学問なのか取り組みそのものを指すのかといった違いがあり，論者や文脈によって多義的に使われている感は否めない．

② 公衆衛生とは何か？

それでは，公衆衛生とは何か．公衆衛生の概念はギリシア時代の水道工事の時からすでにあったが，19世紀中頃から欧米を中心に，① データやエビデンスに基づいた意思決定，② 対象は個人ではなく集団，③ 社会正義と公正を目的とする，④ 治療よりも予防中心，という4つの基本概念[3]が提唱され学術的な発達を遂げた．現在の公衆衛生は，人々の健康を守り，促進し，回復するための包括的な社会全体の活動で，母子保健・学校保健・成人保健・環境衛生・産業衛生・食品衛生・疫学活動・人口問題など多岐の分野にわたる．そのため，様々な職種の人々の関わりが必要とされ，また，その活動内容は時代や社会状況に深く関係している．日本では，公衆衛生は，厚生労働省や保健所などの仕事というイメージで，具体的な活動内容はあまり知られていないかもしれない．しかし，米国では，公衆衛生の目的は感染症や疾病の拡大防止，環境ハザードからの防御，障害予防，健康的な行動の促進，災害対応とコミュニティの復興支援，保健サービスのアクセスの公平性の保障にあり，これらの目的のために，アセスメント，政策作成，保障という3つの機能を軸に，10の必須活動を行うもの[4]という明確な指針があり，公衆衛生が健康な社会生活を営む上で大切な分野であると認識されている．また，欧州では，公衆衛生は社会全体・国民全体の健康を守るための仕組みと考えられており，臨床や治療も概念的には公衆衛生の中の専門分野に位置づけられている．

③ 国際保健の実際

この欧米の例を念頭に海外で救援や開発支援の現場で活動していると，グローバルヘルスと公衆衛生は，重なり合う部分が極めて大きくて，実は同じものを指しているのではないかと感じることが多い．そして，もし国際保健がグローバルヘルスと同義であるならば，これからの国際保健は，「従来の特定の国や地域に制限することなく，全ての人が健康を享受できることを目的に，国境を越えて直接的または間接的に影響するさまざまな健康問題に対して，保健医療の人々だけでなく多分野にまたがる組織や機関が協力して包括的に取り組むこと」[2]になるかもしれない．例えば「結核と低栄養」や「HIV・AIDSと貧困」など複合的に絡み合う健康問題もその対象となり，その解決のためには保健医療の専門家だけや単独組織が現地に渡航して

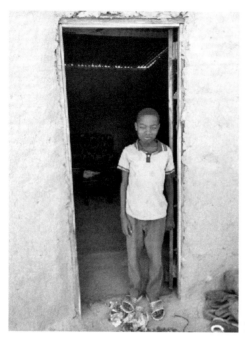

政府と赤十字の生活支援を受け学校に通う HIV 治療中の少年．ナミビアにて（著者撮影）

トップダウンで技術指導することだけでは達成は難しく，現地の人々とともに横断的な知識や経験の英知，疫学，医学，看護学，人類学，開発経済学，政治学，社会学，宗教など広範囲にわたる複合領域を結集し対応することが求められている．

〔大津聡子〕

1) Macfarlane SB et al：In the name of global health：trends in academic institutions. J Public Health Policy. 2008；29（4）：383-401.
2) Brown TM et al：The World Health Organization and the transition from "international" to "global" public health. Am J Public Health. 2006；96（1）：62-72.
3) Koplan JP et al：Towards a common definition of global health. Lancet. 2009；373（9679), 1993-5.
4) Committee for the Study of the Future of Public Health Division of Health Care Services Institute of Medicine. The future of public health. Washington, DC. National Academy Press. 1988.

Column2　WHOと赤十字

　WHOと赤十字について，私は各々の組織で働くまで何も知らなかった．World **Health** Organization（WHO）は，その名の通り「全ての人に健康を」をモットーに活動している国連機関である（3-A参照）．働く以前は「World **Holiday** Organization」と不遜な冗談を口にしたものだが，実際に働いてみると，その膨大な仕事量と責任の重さに休みをとるどころではなく，ただ圧倒された．赤十字は，ボランティア活動を中心とした世界最大の草の根の人道支援団体である．こちらも献血か病院という認識だけでいたが，その国際医療救援活動に派遣され，現地で目から鱗の経験をした．どちらも今も苦い思い出である．

　普段の生活で世界の健康や人道について考える機会は多くはなく，テロや災害のニュースを目にしても，珍しい感染症のアウトブレイクや未曾有の大規模災害が起こらない限り，WHOや赤十字の活動に興味を抱くことはまずないだろう．UNHCR事務総長として活躍された緒方貞子氏ですら，人道問題に関心をもったのは，彼女の「素地」ではなく「状況」におかれたからで，人はその「状況」におかれたり「責任を持たされなければ」，「実体化」しないし，関心が高まらないと回想している[1]．

　しかし，日本の海外渡航者の数が2015年は1,621万人[2]で右肩上がりにあり，世界の隅々まで日本人が渡航するようになったことを考えると，世界の健康や人道にかかわる「状況」におかれる可能性がある人の数は確実に高くなっている．そうなると，少なくとも渡航医学に関わる人々も「知らない」「興味がない」と言ってはいられない状況になってきているかもしれず，例えばWHOや赤十字の活動など，専門外のことにも関心をもち，理解しようと努力をしてもよいのではないかと，自戒を込めて感じているこの頃である．

1）東野　真：緒方貞子―難民支援の現場から．集英社新書．2003.
2）国土交通省観光庁：統計情報・白書．　http://www.mlit.go.jp/kankocho/siryou/toukei/in_out.html

〔大津聡子〕

2 渡航とリスク

> 事前に健康管理と安全管理について語ることに興味を持つ人は少ない，
> 実際に健康被害が起きて訴えられるまではね．
> エイドリアン・ジョージ

Ⓐ 交通手段・通信手段の発達

① インターネットが世界を変えた

　かつては，日本を離れ海外にでかけると，日本での仕事や雑用に追われることなく，海外での仕事に専念することができた．私がインドネシアで暮らした1980年代には，農村部に足を踏み入れると，電話さえ通じない世界が広がっていた．私の住居から車で数時間かかる病院に滞在していた時に，家族から急用を伝える手紙を持ったわが家の運転手が突然現れたことがあった．私は，その手紙に返事を書いて運転手に持たせ，彼は再び数時間の道を帰って行った．たかだか30年前までは，まさに「やぎさんゆうびん」のような，のどかな伝達手段しか持ち合わせていなかった．

　今，交通手段と通信手段が世界を変えた．かつては電話がなく，保健センターと病院を結ぶ無線電話を導入するプロジェクトが実施された地域において，今は医師も看護師も患者さんもあたりまえのように携帯電話を使っている．かつて鳴り物入りでプロジェクトの成果を誇った無線電話は，保健センターの片隅でほこりをかぶっていた．

　アフリカの奥地でも携帯電話が通じるようになっていた．小学校を卒業しておらず，ほとんど読み書きができないというスーダンの農村部で働く村落助産師が，不思議なくらい上手に携帯電話を使って仕事をしていた．

　タイやインドネシアの医師は，インターネットで最新の医療情報を入手し，日本でもまだ認可されていない治療薬について質問してくるようになった．インターネットで自由に情報にアクセスできる反面，高額の医薬品を実際に使用できないという不公平感がより増しているのかもしれない．

　一方，個人的な経験では，中国やスーダン共和国では，インターネットへのアクセス自体に制限がかかっていた．国によっては，情報へのアクセスの自由度が恣意的に制限されている．現状を把握するだけでなく，その制限が強化されるかもしれないという危険性を承知したうえで，利活用する必要がある．

② 交通アクセスが医療を変えた

　格安航空会社 low cost carrier（LCC）の存在が，世界のつながりのあり方を変えつつある．以前，アフリカの多くの国は，旧宗主国との間の航空便はあったが，アフリカの国同士の横のつながりに乏しかった．今はLCCの存在により，アフリカ同士，アフリカとアジアといったよ

うに横のつながりが豊かになった.

また,首都から地方に走る幹線道路が整備されると,患者の医療機関へのアクセスが改善され,救急患者や重症患者の搬送率が高まる.村に医師がいないという状況に変わりはないが,村に1台の車があれば,医療機関に行くことができる.すなわち,交通状況の改善が医療の改善につながるのである.

一方,途上国では,首都と地方の国内格差は広がるばかりである.大都市やその近郊では交通状況も医療状況も改善が見られつつあるが,その恩恵が遠隔地やへき地におよぶには気の遠くなる時間が必要である.多くの農村部の道路は,アスファルトには大きな陥没があり,雨季になれば四輪駆動でないと動かなくなる.その状況は,私が30年前のインドネシアの農村で見聞した状況と同じである.交通アクセスの改善が,国内格差をより鮮明にしつつあるという負の部分も忘れてはいけない.

③ 緊急時の対応を忘れてはいけない

紛争やテロなどの非常事態が発生した時は,当該国の判断で,固定電話や携帯電話の回線が遮断されるというリスクをあらかじめ考慮しておく必要がある.携帯電話は,現地で活動しているスタッフ全員(国際スタッフ,現地スタッフ)が持っていることが望ましい.また,プリペイド方式で通話料を支払うものは,非常時に備え,常に多めにチャージしておく.

治安面で懸念が生じた時には,国外脱出できるくらいの米ドルあるいはユーロの現金を持っておくことが重要である.緊急時には,銀行からの引き出しが一切できなくなるからである.また,チームや家族で活動している時は,緊急事態において最悪の場合は,お互いの通信がまったくできなくなることを想定し,緊急時に落ち合う場所をあらかじめ決めておくことが重要である(例えば,○○ホテルのロビー,といったように).

〔中村安秀〕

B 天災・感染症・異なる環境・テロ・紛争

① 自然災害のリスク

天災とは,地震や台風など自然現象に起因する災害を示すが,被害規模は,地域の防災機能や特性により変化する.国内の地震災害を例にとっても,都市直下型で建物崩壊や家具転倒などに起因した窒息・圧挫滅損傷が多かった阪神・淡路大震災と,津波による溺水が多くを占めた東日本大震災では患者の発生状況が大きく異なる.また,地震多発国である日本の地震災害に比べ,地震体験に乏しい国や途上国では被害が甚大となる.各自然災害の特徴を表2-B-1に示す[1,2].発災直後の急性期は,時間経過とともに要救助者の救命率が低下する.災害後の復興期は,感染症などの急性期疾患に加え,慢性疾患の増悪,心的外傷後ストレス障害 post traumatic stress disorder(PTSD)(4-J参照)など精神障害の対応が長期間必要となる.また,自然災害は地震と津波などが同時に発災(複合災害 complex disorders)する可能性がある.

表 2-B-1 おもな自然災害で発生する疾病と，その救援活動

	急性期疾患	復興期疾患	救援活動・予防
地震	・即死：頭/胸部の圧挫減損傷 ・早期死（数時間以内）：外傷性窒息，胸部圧迫，循環血液量減少性ショック ・遅発死：クラッシュ症候群，感染症，心疾患	・感冒，呼吸器疾患（喘息の増悪），胃腸炎，高血圧/心疾患と内科疾患が多数	・生き埋め後，生存者は24時間以内の救援で救命率が高く，時間と共に低下する ・交通網の遮断により，地域住民，家族による救出活動が重要
津波	・平均死亡率が高率（50〜80％） ・溺死が多く，子どもや高齢者が中心 ・低体温症，脱水症，誤嚥性肺炎を合併 ・漂流，残骸物による外傷	・衛生環境の悪化による呼吸器・腸管感染症 ・創傷部位の汚染による感染症	・救援医療活動が救命率向上に寄与することが少なく，救援者への事前教育と，活動後の精神的ケアが必要 ・防疫活動
洪水 水害	・溺死が多い ・冠水による自動車事故，転落による外傷 ・低体温症 ・土石流災害による，圧挫傷/窒息	・家屋の浸水・環境悪化により胃腸炎，水系感染症（レプトスピラ症など）の流行，呼吸器疾患（喘息，慢性閉塞性肺疾患）の増悪	・約60cm冠水で運転不能，死者が急増する ・浸水した家屋の清掃・乾燥 ・飲料水の安全，排泄物の管理，防疫などの公衆衛生管理
台風	・溺水・転倒・墜落・感電 ・沿岸部では高潮などによる溺水 ・内陸部では土石流などによる圧挫傷/窒息	・清掃中に発生した裂傷，挫傷，穿刺傷 ・環境悪化や，常備薬の紛失などにより，高血圧，糖尿病などの慢性疾患が増加	・高潮の発生による浸水が問題となる ・呼吸器感染症の予防が必要
竜巻	・建物の倒壊や飛散物による頭頸部外傷	・清掃中に発生した裂傷，挫傷，穿刺傷	・正確な警報と防災情報
火山噴火	・火砕流爆発による外傷 ・高熱による熱傷 ・ガスによる窒息	・火山灰降下により，喘息，気管支炎が増加 ・慢性閉塞性肺疾患の増悪 ・火山灰の上下水道への汚染による水系感染症 ・孤立した生存者や死者の捜索と救助 ・避難民の慢性疾患	・火山灰，火山ガスによる二次災害予防 ・窪地に停滞するCO_2やH_2S等の火山ガス対策 ・粉塵中は防塵マスクやゴーグルを装着 ・道路上の火山灰による交通事故
干ばつ 熱波	・子どもや高齢者を中心に多数の熱中症	・脱水，栄養障害 ・肺炎や赤痢など感染症	・栄養の改善，飲用水の確保，住宅環境の改善など社会的な改善が必要 ・途上国では，不随した飢饉が長期化
雪害 寒波	・雪による家屋の倒壊による圧挫傷/窒息 ・交通事故や車内での凍死，CO中毒 ・低体温症	・除雪作業による転倒・転落事故 ・交通事故 ・低体温症	・交通網の遮断，停電による救出活動が制限される ・除雪による二次災害に注意

（文献1，2）より改変）

② 感染症のリスク

　交通機関の発達により移動が容易となり，局地的な風土病と考えられていた感染症のグローバル化やアウトブレイク（9-A参照）が問題となっている．感染が成立する原因として，①病

原体，② 感染経路，③ 宿主（人）の感受性がある．
① 病原体：渡航地域における感染症の流行を確認する．また，新興，再興感染症，変異による強毒菌，薬剤耐性菌，生物テロ（9-D 参照）による人為的な病原体の散布など予期せぬ感染リスクがある．
② 感染経路：飛沫核感染，飛沫感染，接触感染によるヒト-ヒト感染，蚊やハエなどによる媒介や人獣共通感染症がある．
③ 感受性：小児や高齢者や妊婦は感染症への感受性が高い．また，疲労・体調不良者，基礎疾患のある患者や免疫抑制薬などの薬剤で治療中の患者などは，さらにハイリスクとなる．

③ 異なる環境のリスク

環境の急激な変化により，生体の調節機構の限界を超えた場合，各種の障害を呈する可能性がある．自然環境の変化に限らず，移動や渡航先の活動でも，あらかじめ発症リスクのある疾患の予防対策を行う（4-F 参照）．

④ テロリズム（人災）のリスク

人為災害には大きく分けて，事故やスリ・窃盗・誘拐とテロリズム（テロ）行為がある．テロリズムの定義は普遍的ではなく，ある社会にとってはテロリストでも，逆の立場からは英雄と見なされることがある．一般的には，ある政治的，社会的な目的を達成するため，それを達成しようとする者（テロリスト）が，不法な武力や暴力を行使する行為である．

テロの標的は，政府や軍関係の施設，企業とその支援団体，インフラ施設，人が集まる公共施設やスポーツ，イベント会場等，テロ行為によって注目をあびる場所で行われやすい．また，小人数によるローンウルフ型テロではバスや列車，エレベーターなどの狭所が標的となる．テロリストの特徴として，爆発物等を携行する場合には，コートなど厚着でゆったりとした服装をしており，臭いを香水等で隠す傾向がある．また，（爆発物の重さで）歩行が不自然である者，手に不審物（起爆装置）を握っている者，体（導線）を不自然に探っている者は，テロリストの可能性があるため，不用意に近づかない．テロに遭遇時の一般的な対応法（表 2-B-2）を示す．

テロの攻撃手段には化学剤(Chemical)，生物剤(Biological)，放射性物質(Radiological)，核兵器（Nuclear），爆発物（Explosive）などがあり，これらの頭文字から，CBRNE テロと総称されている．現場での兆候が不自然な場合は，化学テロや生物テロの可能性を疑う（表 2-B-3）．なお，CBRNE テロの標的となりやすい場所を表 2-B-4 に示した．

特に，原因不明の傷病者が緊急的に大量発生した場合，即効性のある化学剤や毒素による生物剤を疑う．現場で遭遇しうる主な生物剤（毒素），化学剤を示す（図 2-B-1）．

現場は剤により汚染されており，除染を行うことで被害の拡大を防ぐ．患者に対しては，汚染した衣服を脱がし汚染部位を繰り返し洗浄する．潜伏期のある生物剤では，無症状の患者の移動によりさらに被害は拡大する．そのため，患者は 1 か所に集め，被害を封じ込める必要がある．

生物剤については 9-D に詳細を記す．

表 2-B-2　テロ遭遇時の対処方法

状況	対応
どんな場合でも	・爆発音・銃撃音が聞こえたら直ちに伏せる ・頑丈な物陰に隠れる ・できるだけ速やかに現場から離れ，近寄らない ・群衆パニックに注意し，将棋倒しに注意する
爆発テロ	・カバン等で頭部を保護し，姿勢を低くして爆発地点から離れる ・爆発に遭遇時は，肺損傷を防ぐため「少し口をあけ」，首と鼓膜の損傷を避けるため「首の後ろを手の平で覆い，耳をふさぎ」，目を守るため「目を閉じる」 ・複数の爆発物が仕掛けられている可能性に注意
銃撃事件	・低い姿勢で，ジグザグに逃げる ・壁際から離れて逃げる ・安全に逃げるため，周りの動きをよく見る ・不用意に動くと狙い撃ちされるので叫ばない，目立たない ・防御物となる硬い物体を探す
隠れた，閉じ込められた場合	・（入らせない）出入口にカギをかけ，バリケード化する ・（被害に遭わないために）立たない．ドアや廊下側の壁際に近寄らない ・できるだけ頑丈な物陰に隠れる ・（気づかれないために）室内の電気を消す．カーテンを閉める．物音を立てない ・（着信音を消すため）携帯電話の電源を切る

（外務省：テロの特徴と対処方法　http://www.pk.emb-japan.go.jp/VisitingJapan/mofa.pdf を一部改変）

表 2-B-3　テロを疑う兆候

・発症時期，場所の一致した多数の傷病者
・同様の症状の患者の多発（神経，呼吸器，消化器，皮膚症状など）
・原因不明の動物の罹病あるいは死亡の多発
・曝露要因に共通性（爆発事故，事件，白い粉，煙，におい，不審な郵便物，スプレー散布など）
・犯行声明がある

表 2-B-4　CBRNE テロの標的となりやすい場所

・政府機関 ・軍・治安・警察施設 ・外国関連施設（大使館・領事館など） ・名所・有名な建物・観光スポット ・宗教施設（寺社院・モスク・教会・遺跡） ・人が大勢集まるイベント（特に記念行事など） ・郵便局 ・レストラン・ナイトクラブ ・ホテルのロビー ・市場・繁華街・映画館・遊園地・スタジアム・アリーナ	・ショッピングモール ・教育機関 ・公共交通施設（空港・駅・バスターミナルなど） ・病院（特に人工妊娠中絶を行っている医療機関） ・発電所 ・水源・上水道設備 ・企業本社 ・トンネル ・橋 ・給油所 ・客船（特に大型）

（文献 3〜7）を参考に作成）

⑤ 紛争のリスク

　紛争は民族，宗教や天然資源をめぐる対立，反政府勢力の武装蜂起，周辺各国の介入など様々な原因で生じる．紛争が長期化することで，地域の不安定化や貧困を招く．また，社会イ

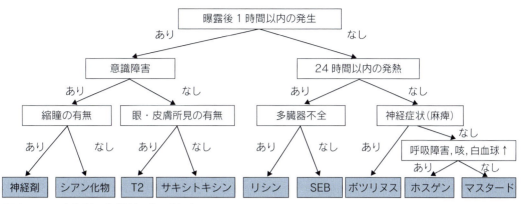

図 2-B-1 生物剤，化学剤の主な鑑別

応急治療として，除染と支持療法をまず行う．特異的治療としては，神経剤に対してアトロピン，PAM（Pralidoxime methiodide），ジアゼパムの投与，シアン化物に対しては亜硝酸アミル吸入，亜硝酸ナトリウム，チオ硫酸ナトリウムの投与，ボツリヌス中毒では抗毒素血清を投与する．
神経剤：タブン，サリン，ソマンなど，T2：トリコテセンマイコトキシン，SEB：ブドウ球菌エンテロトキシン B（staphylococcal enterotoxin B）
（作田英成：ホットゾーンないし当初段階における汚染した NBC 災害傷者への対応．防衛衛生．2014；61：107-16 より改変）

表 2-B-5 紛争におけるリスク

原因	リスク	リスクによる影響
政治経済体制の崩壊	治安の悪化	戦傷病者の発生 殺人・強盗・性犯罪が横行
	特定の分化・民族・宗教グループへの迫害	ジェノサイド
	社会インフラの崩壊	教育 公衆衛生の悪化と，感染症の流行・拡散
	国外避難民や国内避難民の多発	移動先での社会不適合・不安
	紛争の継続	世界からの注目がなくなり，支援が途絶する
貧困	栄養障害，感染症の蔓延	HIV/AIDS・結核・マラリアなどの蔓延 麻疹・ポリオなどの流行
医療上の問題	弱者（小児・女性・老人）が負うリスクの高さ	母子保健，乳幼児死亡率 予防接種，性犯罪
	メンタルヘルス	ASD/PTSD，不安神経症，抑うつ アルコール・薬物中毒の蔓延
	予防可能な疾患の流行	ワクチンにより予防可能な疾患の流行
安全性の問題	ジュネーブ条約や基本的人権の宣言への違反	NGO などの医療支援者の安全性が確保されない

ンフラの破綻による公衆衛生が問題となる．妊婦検診や予防接種などの母子保健が悪化することで，乳幼児や感染症による死亡が増加する．紛争地域の多いサハラ以南のアフリカでは，HIV/AIDS の蔓延，結核の流行が現在も続いている．また，麻疹やポリオなど予防可能な疾患の再興が問題となる．現地の情報は遮断または限られていることが多く，渡航前に可能な限り情報を収集する必要がある．紛争地における主なリスクを示す（表 2-B-5）．

いずれの場合も，渡航理由が何であれ上述のような状況下では，被害者になった場合の死体判別が困難または回収不能となることは覚悟しておく必要がある．

〔本間健一〕

1) 箱崎幸也：自然災害．災害・健康危機管理ハンドブック．石井　昇ほか編，p121-167，診断と治療社，2007．
2) 箱崎幸也：自然災害．防衛医学．防衛医学編纂委員会編，p178-193，防衛医学振興会，2007．
3) Heyer RJ：Introduction to CBRNE Terrorism：an awareness primer and preparedness guide for emergency responders. Number twenty in the DERA monograph Series, 2006. Disaster preparedness and emergency response association.
4) 外務省：海外安全虎の巻 2016.12（第15版）p14-6．
5) 外務省：海外旅行のテロ・誘拐対策
6) Security Service MI5：TERRORIST TARGETS　https://www.mi5.gov.uk/terrorist-targets
7) UK Government：National Counter Terrorism Security Office：Guidance：Crowded Places Guidance 2017.

C 渡航者にとっての異文化理解

① 渡航前の準備

最新情報の入手は，インターネットが非常に有用である．「自分の健康は自分で守る」というのが海外生活の基本である．必ず感染症と安全の情報を確認することが重要である．

また，できれば，渡航先に関するガイドブックや観光案内だけでなく，渡航先の人が書いた小説やノンフィクションの翻訳本を持参することをお勧めしたい．日本人が書いたものばかりを読んで情報収集していると，自分の視点に大きな偏りを生じていることにも気づかないことがある．現地のことを最も熟知しているのは，その土地の人であることを忘れてはならない．

② 海外での健康生活

海外で暮らすということは，ある程度のカルチャーショックは当たり前である[1]．到着直後の見るもの全てが新鮮で驚きと興奮で幸せな気分に浸れるハネムーン期を経て，孤独感，欲求不満，ひどいホームシックといったカルチャーショック期がはじまる．その後，時間とともに，日本との違いにも慣れ始め，対処方法もわかりはじめ，異国での生活や環境に適応できるようになる．カルチャーショックは避けるべきものではなく，異文化で暮らす時の当然の反応であり，自己への気づきと成長を引き出す体験であるととらえることができる．言い換えれば，異文化について学ぶ契機となるのがカルチャーショックである（図2-C-1）．

私の経験では，異文化理解のキーワードは，「ことば」「食事」「友だち」だった．赴任した国での食事を楽しみ，ことばも少しずつ話せるようになり，友だちができるようになるとしめたもの．知らず知らずのうちに，現地のいろんな情報も集まるようになってくる．時間に対する考え方も国によって大きく異なる．あせらず，のんびり，いい加減に過ごすうち，家族ぐるみで相手国の人たちとの付き合いが始まれば，精神的にもリラックスしてくる（図2-C-2）．

特にことばに関しては，海外で身体的にも精神的にも健康的な生活を送っている人は，現地のことばが堪能であるという調査結果もある．できれば，語学学校に通うなどして積極的に現地のことばを身に付けることを薦めたい．一般市民が話している言葉がわかるようになれば，

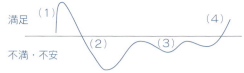

第1段階：Honeymoon stage
　見るもの全てが新鮮．
　驚きと興奮で幸せな気分．
第2段階：
　カルチャーショックのはじまり．
　孤独感，欲求不満，ひどいホームシック．
　渡航した国への怒り．仕事や勉強に行き詰まり．引きこもりやうつ状態が生じることもある．
第3段階：
　母国との違いにも慣れ始め，対処方法もわかりはじめる．
第4段階：Cultural Adaptation
　人間関係も安定し，異国での生活や環境に適応できる．

図2-C-1　カルチャーショック（異文化に適応するプロセス）

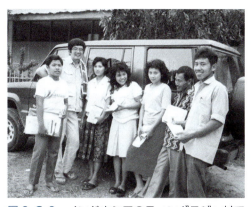

図2-C-2　インドネシアのティンギラジャ村でヘルス・ボランティアたちとくつろぐ（1988年）
彼らとはインドネシア語で話し，手を使っていっしょに食事し，子どもたちの健診をする仲間だった．

多彩な生活情報も入手でき，ショッピングや趣味などの楽しみも増えてくるはずである．
　また，健康に対する心構えとしては，「自分の健康は自分で守る」という意識をもつことが重要である．日本では，特に子どもの場合はちょっとした切り傷やカゼでも医者にみてもらうことも少なくない．しかし，海外では，先進国や途上国を問わず，カゼ，下痢，小さな外傷などは，家庭でケアすることがほとんどである．小児の発熱で夜間の救急外来に連れて行ったが，重症患者を優先的に診察するので，外来で数時間も待たされたという経験をする場合もある[2]．
　なお，途上国では，お手伝いさんや門番，運転手など，現地の人と生活をともにする場合がある．このような使用人の健康チェックも大切である．特に赤ちゃんのいる家庭では，同居人の結核は重大問題であり，使用人の胸部X線検査は雇主の責任で行っておきたい．

③ 郷に入れば，郷に従う？

　実際に海外で子育てしている母親にインタビュー調査した時に，切実な声に触れたので紹介したい．
　プレイ・グループに行くと0歳児からスナック菓子や炭酸飲料が与えられる．学校の友だちのお弁当にはポテトチップスとチョコレート．わが子には野菜を食べさせようと努力しても，周囲の環境に負けてしまうという嘆きが寄せられていた．特に子どもが学校で生活する時間が長くなると，日本風の食習慣を維持していくことは難しくなる．子どもたちにとっては，今暮らしている外国の地が，彼らの環境そのものなのだから．
　海外で暮らす時，どこまでその土地のやり方に従うのか，この悩みを一挙に解決するマジックはない．「全て思い通りにするのは無理だ」と割り切って，母親も子どももメイドさんから多くのことを学んだという事例は印象的だった．子どもにとっても，親にとっても，生活の全てを日本と同じようにすることはできないのだから，どこかで割り切ることが求められている．その上で，絶対に譲れないところは断固として意思表明していく強さをもって，現地での生活をエンジョイするのが賢明な方策のように思えた．

④ 帰国後の逆カルチャーショック

　実は，海外で楽しく過ごした後，帰国してからの方が大変だったという経験をもつ人は少なくない．帰国後に体調を崩したり，精神的にもやる気が起こらなかったりすることがあり，逆カルチャーショックと呼ばれている．帰国後，日本社会に適応するのに時間がかかる場合もあることを知っておく必要がある[1]．

〔中村安秀〕

1) 中村安秀：国際化社会における外来小児科の役割．外来小児科．2009；12（3）：311-22.
2) 中村安秀：海外母子保健マニュアル．母子衛生研究会．2007.

D 移民・難民・国際協力における医療

　災害や紛争・戦争により，地域が不安定になると難民（10-C参照）が発生し，その一部は移民となり現地住民の大量移動が発生する．その結果，地域のインフラは崩壊し，公衆衛生環境の急速な悪化を招き患者が大量に発生する．したがって，難民や移民の発生時には，患者の治療と同時に患者の発生要因を把握し，地域を組織的に支援する必要がある．

　日本から移民・難民・国際協力における医療に参加する場合，国際協力機構（JICA），国連PKO，赤十字国際委員会などの国際機関やNGOなどの民間団体などから参加することが多い．どの団体においても，日本からの参加では「オールジャパン」での国際協力が推進され団体間での連携例が増えてきており，相互の理解が求められる（9-C，10章参照）．

① 国際緊急援助隊

　日本政府は，世界各地で大規模な自然災害が発生した際には被災国政府や国際機関の要請に基づき，①国際緊急援助隊の派遣，②緊急援助物質の供与，③緊急無償資金協力といった国際緊急援助を行っている．

　国際緊急援助隊は，日本国政府（外務省）の指示により，JICAが実施する．①救助チーム，②医療チーム，③専門家チーム，④自衛隊部隊の4チームから構成され，災害の種類や規模，被災国の要請に応じてJDR法（国際緊急援助隊の派遣に関する法律）に基づき派遣される．各チームの特徴を示す[1]（表2-D-1）．

② 国連平和維持活動 Peacekeeping Operations（PKO）

　紛争地域で当事者による停戦の合意成立後に，国際連合が停戦や軍の撤退を監視することで，紛争解決が平和に実行されることを支援する活動である．宗教対立や民族対立に基づく内戦や紛争が増大し，国連の役割が見直されるにつれてPKOの任務も多様化している．現在は停戦の監視といった伝統的な任務に加え，選挙の実施，文民警察の派遣，人権擁護，難民支援から行政事務の遂行，復興開発まで多くの分野での活動を任務とするPKOが設立されている[2]．

表 2-D-1　国際緊急援助隊　派遣チームの特徴

派遣チーム	編成	活動内容	派遣決定から出発までの時間	派遣体制・期間
救助チーム	外務省，警察庁・消防庁・海上保安庁・JICA（医療班・構造評価・業務調整）標準編成 69 名	被災地での被災者の捜索，発見，救出，応急処置，安全な場所への移送	24 時間以内	2 中隊（2 か所）24 時間体制で 10 日間活動可能
医療チーム	（JICA に登録されている）医師・看護師・薬剤師・検査技師 外務省（団長），JICA（業務調整）標準編成 23 名	被災者に対する応急診療活動，疾患の感染予防や蔓延防止の活動	48 時間以内	2 週間程度
専門家チーム	関係省庁，地方自治体や，民間企業の施術者・研究者 災害の内容に応じて編成を決定	災害に対する応急対策と復旧活動について被災国政府等と協議・助言 新しい感染症対策に対して，被害の拡大を抑制するための助言	状況に応じて	4 日～2 週間程度
自衛隊部隊	自衛隊部隊 編成は派遣内容による	救助・医療活動 艦艇・航空機を用いた輸送活動，給水活動，医療・防疫活動	先遣隊 48 時間以内 主力部隊 5 日以内	3 週間程度

　PKO では，被支援国作戦地域の司令部衛生部門に所属する医務官が，派遣されている多国籍の衛生部隊を全てコントロールしている．医療施設は，国連が定める医療基準によってレベル 1～4 まで定められている．現地で隊員が負傷した場合には，まずレベル 1 の自国施設に収容されるが，重症度により後方施設へ搬送される．また，任務・要請により，現地施設等における医療支援や，防疫活動を行っている（9-C 参照）．現在派遣中の南スーダン PKO である United Nations Mission in the Republic of South Sudan（UNMISS）を例に，国連における標準的医療支援を述べる[3-6]（図 2-D-1）．

③ 非政府組織 Non-governmental Organization（NGO）

　NGO は貧困，飢餓，環境など世界的な問題に対して，国境や民族，宗教の壁を越え，利益を目的とせずにこれらの問題に取り組む民間団体である．NGO の活動対象は，途上国の貧困問題に取り組む国際協力 NGO や地球環境問題に取り組む環境 NGO，平和協力や人権問題に関わる NGO など多岐にわたり，共通して人道性，中立性，公平性を尊重している．自然災害の発災地域や紛争地域などにおいても，積極的に医療活動を行っている．

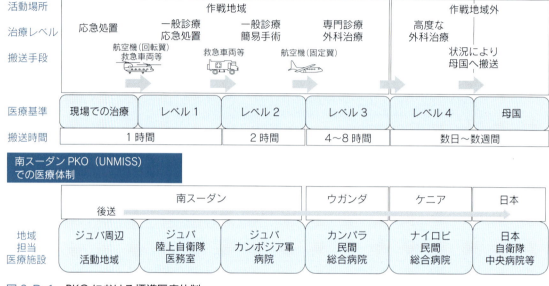

図 2-D-1　PKO における標準医療体制

④ 移民・難民・国際協力における医療

1）渡航前の準備と対応

　自然災害発災時の緊急援助では，要救助者の生存期間を考慮し，派遣決定後早期に出発する．その一方で，渡航には入念な事前準備が必要なため，派遣要請に備え日頃から準備の徹底と家族や職場の理解を得ておく．

2）派遣地での準備

　最初に，活動予定地域の被災状況や患者の発生状況を確認する．現地の保健省や調整機関などから必要な情報を入手する．情報や輸送手段の確保が最重要である．また，現地では多くの国による緊急医療活動が行われており，現地・他国との協力や連携が欠かせない．習慣，宗教，言語，人種が異なる被災者・支援者間の信頼関係を構築し，現地の法を遵守することが必要である．

3）医療支援について

　感染性疾患ではマラリアなど現地の流行疾患を確認する．開発途上国における死亡例の多くは，先進国で予防や治療が可能な疾患である．災害や紛争直後の急性期では，感染症を含む急性期疾患が中心となるが，復興期では生活習慣病等の慢性疾患，精神科疾患が増加する．また周囲の流行に合わない急速な感染症のアウトブレイクでは，新興感染症や生物テロ（9-D 参照）

の可能性まで考え，情報収集に努める．医薬品や医療物質・機器の不足を考慮した治療が求められ，過剰な治療は支援撤収後，自国への医療不信にもつながる可能性がある．感染の拡大防止のため，現地住民・医療者に対する感染予防教育は有効である．長期化した移民・難民のストレス対策や，慢性疾患への対応はいまだ不十分であることが多く今後の課題である（10-C 参照）．

4）安全の確保

NGOは，軍との関係は持たないことで中立性を維持し，安全性を確保していた．しかし近年，地域紛争が激化・複雑化する中でテロ行為も含めNGOが攻撃対象となる例が生じている．国際NGOと軍の民軍連携，日本のNGOと自衛隊との連携については多様な考え方があるが，被災者の救出・医療，地域の安定化という最終的な目的は同じであり，現地の状況に合わせた個別対応や判断が望まれる．

5）その他注意すること

支援に参加する本人の健康診断，予防接種（団体負担・自己負担の問題）など自己を守るブリーフィングが研修中に十分ではないことがあるため，渡航前診察で再度確認する（9章参照）．健康診断後なら，その結果の評価も含め，日本の健康診断で漏れやすい「支援者が過酷なストレス下に耐えうるか，ストレスによりい痩やPTSDになる可能性」などを考慮に入れた評価も必要となる（10-D 参照）．また，米国の海外支援ボランティアであるピースコープ Peace Corp 参加者では5人に1人が性的暴行を受けたと2015年11月のタイムズ紙が報告しているなど，個々人（団体内）の性行為への意識（開放感のみならず，現地での人災）への注意喚起も重要である[7]．

〔本間健一〕

1) 外務省：国際緊急援助隊の評価（第三者評価）
   http://www.mofa.go.jp/mofaj/gaiko/oda/shiryo/hyouka/kunibetu/gai/jdr/sk12_01_index.html
2) 防衛省：国際平和協力活動への取組．平成27年度版日本の防衛　防衛白書．p297-305，防衛省，2015．
3) United Nations：Medical Support Manual for United Nations Field Missions 3rd edition.
   http://repository.un.org/bitstream/handle/11176/387299/2015.12%20Medical%20Support%20Manual%20for%20UN%20Field%20Missions.pdf?sequence=4&isAllowed=y
4) United Nations：Medical Support Manual for United Nations Peacekeeping Operations 2nd Edition.
   http://reliefweb.int/sites/reliefweb.int/files/resources/D196C0B0FF3A637BC1256DD4004983B9-dpko-medical-1999.pdf
5) 松下芳太郎：国際平和協力業務．自衛隊医官のための国際協力活動ハンドブック，大鹿芳郎ほか編，p12-16，防衛医学振興会，2013．
6) 梶原由規：患者後送（1）活動地域からの患者後送．自衛隊医官のための国際協力活動ハンドブック，大鹿芳郎ほか編，p88-89，防衛医学振興会，2013．
7) Moore J, et al：HIV risk behavior among Peace Corps Volunteers. AIDS, 1995；9：795-799.

3 変化する情勢

> 本当のところ，子どもたちを含むすべての人々は，変動・改革そのものなんか恐くないんだよ．
> 彼らが恐れているのは，その変化の準備ができていないからなんだ．
> サー・ポール・スミス

A WHO とトラベルメディスン

① WHO について

　WHO は「全世界の人々が可能な限り最高の健康水準に到達すること」を目的として活動している国連機関である．本部はスイス・ジュネーブにあり，6 つの地域事務局＊（アフリカ，米州，南東アジア，欧州，東地中海，西太平洋地域）が設置され，そのいずれかに 194 か国の WHO 加盟国が属している．日本は 1951 年に加盟し，フィリピン・マニラに拠点を置く西太平洋地域事務局に属する．WHO というと，天然痘撲滅やパンデミックインフルエンザ対応など感染症対策のイメージが強いかもしれないが，1948 年に設立されて以来，保健制度や慢性疾患対策などの感染症以外の分野においても，国際基準の設定，研究の促進，倫理やエビデンスに基づく政策提言，技術的支援，健康状況のモニタリングなど様々な分野で活動している．また，2005 年に改正決議された感染症を扱う唯一の国際規則である IHR により，公衆衛生緊急事態を国際的に検知，集約，対応する機能が与えられている国際機関でもある．

② WHO とトラベルメディスン

　渡航には，健康に関わる様々なリスクに直面する可能性がある．例えば，安全でない水や非衛生的な環境，不適切な医療サービス，不慮の事故，現地の感染症の罹患などである．WHO はこうした人や物の国際的な移動に関する潜在的な公衆衛生上のリスクについても加盟国と協力して対応しており，情報を出版物やウェブサイトで発信している．

　「International travel and health. WHO」はトラベルメディスンに関する WHO の代表的な出版物である．エビデンスに基づいて渡航に関する健康情報をまとめた本で，刻々と変化するマラリア流行地域などは WHO のトラベルメディスンのウェブサイト上で適時改訂版を掲載している．WHO のトラベルメディスンのウェブサイトには，各国で留意すべき健康問題や流行している感染症情報，世界で注目されている感染症，例えばマラリア，デング，HIV 感染，狂犬病，エボラウイルス感染症などについて，その発生状況や対応ガイドライン，さらに，メッカの巡礼など大きな行事に行く際に入国に必要な（健康に関する）準備情報など，渡航に関連する最新情報を掲載している．また，狂犬病ワクチンの曝露後接種についての箇所も咬傷の評価とカテゴリー分類，そしてそれに対しての対処法がわかりやすく書かれている．また，

＊：UNICEF 事務局の担当地域分けとは異なる．

WHOは加盟国や他の国際機関と協力し，定期的に黄熱の感染リスク地域をアップデートし，入国時に黄熱予防接種証明書（イエローカード）を要求する国のリストも公開している．なお，黄熱ワクチンは2016年7月11日をもって，終生有効となった．

WHOのトラベルメディスンのウェブサイトは，CDCやECDCのウェブサイトと比べると使いにくいという印象は否めないが，国際水準であることと，WHOのネットワークを通じて得た，その地域特有な情報をカバーしていることは強みである．特に，日本も所属する西太平洋事務局のウェブサイト[1]は，南アジアを除くアジアの国々や西太平洋諸国で発生している感染症動向の最新情報が掲載されており，渡航地域の状況を知る情報源としては有用である．

〔大津聡子〕

1) WHO西太平洋事務局　http://www.wpro.who.int/en/

B 途上国とその医療事情

① アジア

途上国の多くは，国際協力の現場や企業の生産拠点および新規マーケット，あるいは観光地として外国からの人の行き来がどんどん盛んになっている．ここではまず日本から身近なアジアの途上国の医療事情について，ラオス人民民主共和国（ラオス）を例にとって述べたい．

1）ラオスについて

236.8 km^2（日本の本州くらい）の国土に，約680万人（2015年推計）[1]の人口を擁するラオスは，中国，ベトナム，カンボジア，タイ，ミャンマーという5つの国に周りを囲まれた内陸国である．熱帯性気候に属し，季節は雨季（5〜10月ぐらい）と乾季（11〜4月ぐらい）に大別される．国土は南北に細長く，首都ヴィエンチャンや第二の都市パクセはメコン川を挟んで隣国タイと接している．2014年の国内総生産 Gross Domestic Product（GDP）は120億米ドル[1]で，アジア最貧国の1つに数えられている．

2）医療と外国人

ヴィエンチャンには複数の国立総合病院および専門病院があり，地方には県病院，郡病院（図3-B-1），そしてその下に地域の保健医療を担うヘルスポストが置かれている（図3-B-2）．そのほか，ヴィエンチャンには外資系の小規模病院と診療所がある．外国人は国立総合病院の国際外来や外資系医療機関で英語（またはタイ語やフランス語など）による診療を受けられるが，これらは主にプライマリ・ケアであり，受けられる医療の範囲は限定される．ラオスの医療水準はヴィエンチャンにおいても決して高くないため，軽症でない場合には富裕層や外国人は隣国タイへ搬送される（ヴィエンチャンからタイ東北部の地方都市ウドンタニへは自動車で2時間ほど，バンコクへは飛行機を使えば1時間で行ける）．先進国出身の外国人がラオスで出産

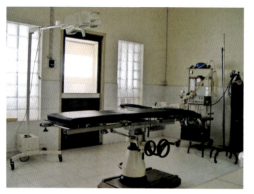

図3-B-1 ラオスのとある郡病院の手術室
一応の設備を有するが,マンパワーや技術の問題があり,実際にはほとんど使われていない.

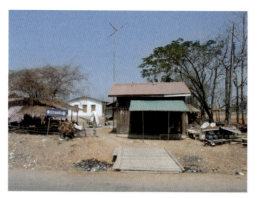

図3-B-2 ラオスの農村部のヘルスポスト
手前中央の小屋がヘルスポストで,準看護師が1～2名程度駐在している(左奥は小学校).

したり手術や歯科治療等の観血的処置を安心して受けるのは難しい.他方,タイでは首都バンコクの医療レベルは先進国と比べても遜色なく,地方都市でもそれなりに高度な医療を受けることができる.特にバンコクに拠点を持つ大手民間病院の分院の場合は,バンコクの本院との連携もスムーズなので心強い.ただし治療費や搬送費は高額なため,当然ながら海外旅行保険等の加入が必須である.なお,ラオスには精神科医は数名しかいない上に,精神科疾患に対しては海外旅行保険の類は通常は適用されないため,在留邦人がうつ病等を現地で発症した場合には帰国するのが現実的で望ましい(4-J参照).

3) 薬 局

様々な薬が処方箋なしで安く手に入る.解熱鎮痛薬として使いやすいアセトアミノフェンは諸外国同様にparacetamolという名で流通している.経口補水液oral rehydration solution (ORS)も販売されており下痢の際には頼もしい.輸液ボトルや翼状針などがパックされた点滴セットも購入できるが,医療者でないと使いづらいだろう.抗菌薬や抗マラリア薬も買えるが,これらが本当に必要なケースは限られる上,耐性の問題もあるため,医療者以外による安易な購入や使用は控えるのが望ましい.

4) 衛生事情

都市部を中心に上水道が整備されてきているが,水道水をそのまま飲むのは控えたい.ミネラルウォーターは地方でも安く簡単に手に入る.トイレは水洗式がかなり普及しているが,個室は薄暗いことが多く,用便中に忌避剤塗布がされていない箇所を蚊に刺されることがあるため注意が必要である.なお,大気汚染はさほど深刻ではないが,乾季の空気は埃っぽい.

5) 外傷について

経済発展に伴い自動車通行量が増加の一途をたどっているが,インフラや法の整備および交

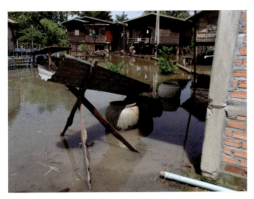

図 3-B-3　雨季のラオスの農村風景
井戸水のほかに雨水を水瓶に貯めて利用する（撮影時は洪水で村全体が浸水していた）．

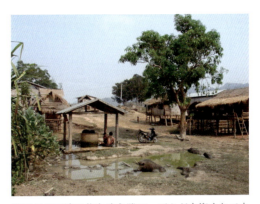

住民が井戸端で体を洗う隣で，ブタが水溜まりで水浴びをしている．ニワトリも歩き回っており，日本脳炎や鳥インフルエンザのリスクが身近にある．

通マナーがそれに追いついていない．このため交通事故が大きな脅威であるが，現地の救急医療にはほとんど期待できない．治安はおおむね良好だが，近年は観光客を標的とした銃撃などが散見される．

6）その他の健康リスクについて

外国（タイを除く）からの渡航者のうち 1％が，平均 16.3 日間のラオス滞在中に何らかの動物咬傷を受けたという報告がある[2]．狂犬病が危惧されるが，地方では迅速に適切な曝露後処置を受けることは難しい．

また，例年 3〜4 月にかけては特に猛暑のため，熱中症のリスクが高まる．雨季には洪水が起こることもあり，その場合はレプトスピラなどの感染リスクが高まる（図 3-B-3）．内陸国で海がないぶん，河川や池で遊ぶ旅行者が（特にバックパッカーには）少なからずいるが，そのような淡水曝露は避けるのが賢明である．南部のメコン川流域はメコン住血吸虫症の流行地でもある．

以上，ラオスの医療事情の概要を記したが，内容はアジアの他の途上国にもある程度共通する．アジアの途上国は今後めまぐるしい発展を遂げていくと予想されるが，その一方で環境破壊やそれに起因する健康リスクの増大，さらに，医療を含む多方面での格差拡大による駐在員の感染症対策の盲点などが懸念される．

② アフリカ

アフリカには 54 か国の途上国がある．その文化的経済的背景は大きく異なる．サハラ砂漠より北に位置するモロッコ・チュニジア・アルジェリアのマグレブ Maghrib，Maghreb（西方を意味する）と呼ばれる国々では比較的豊かで，十分とはいえないがアフリカの中では相対的に医療機関は整っている．対してサハラ砂漠より南，サブサハラと呼ばれる地域では，その貧困が医療機関不足に反映されている．多くの途上国と同じくアフリカにおいては富裕層や外国人向け医療と一般庶民向け医療との間に大きな格差があり，一等車の医療と二〜三等車の医

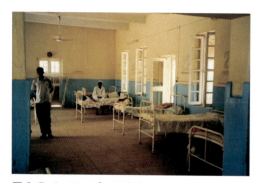

図 3-B-4　スーダンの病室
最高気温 50℃のなかエアコン設備がなく開け放たれた窓からはマラリアを媒介するハマダラカが侵入してくる（Tigni Mahi 病院）．

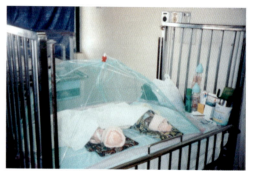

図 3-B-5　セネガルの小児科病棟
1 つのベッドに 2 人寝かされ，食卓用ネットがかぶせられている．

療に例えられる如く，それぞれが全く別物のように存在している（図 3-B-4，5）（8-E 参照）．

1）戦乱と医療

　アフリカ諸国の多くでは，内戦やクーデターなど戦乱が多発する．これは医療機関にも多大なダメージを与える．例えば筆者が外務省在勤中に大使館員健診のため定期的に通ったコンゴ民主共和国は，現地情勢の緊迫により何度も出張が中止になり，その間，クーデターによる政権交代のためザイールからコンゴと国名まで変わってしまった．このような状況下，建物の多くは外壁に銃痕が残り，電気の供給が止まって昼間でも薄暗いゴーストタウンのようなビルもそこかしこに見られた．このような騒乱下では徹底的な略奪が発生するので，医療機器も持ち去られてしまう．図 3-B-6 は首都キンシャサの病院の臨床検査室であるが，わずかに電気コンロとメスシリンダーと少数の試薬が見られるのみである．

　アルジェリア出張ではテロが横行しており，被弾リスクを減らすため空港から高い塀で囲まれた大使館まで防弾車で全力疾走＊，毎日のルートと時間帯の変更などをしていた．帰国日まで高い塀から外出できず，滞在中もしばしば窓外から聞こえてくる銃声を耳にしていた．テロが頻発する国では警備が手薄になりがちな医療機関もターゲットになる．筆者が通っていた当時は救急車テロが問題となっていた．救急車に偽装した車に爆弾を積み込み，病院敷地に入ったところでスイッチが入り爆発するというもので，受診にも危険が伴う．

2）医薬品の問題

　アフリカにおける医薬品には，偽医薬品の問題と保存状態の問題がある．前者は文字通り，医薬品の偽物が流通している問題で，明らかな犯罪行為である．後者は，医薬品が適切な環境で保存されていない問題で，要冷蔵医薬品が常温で置かれていることなどである．これは明らかなミスでそうなることもあれば，冷蔵庫に収納されたものの，頻発する停電で庫内の温度が上昇してしまうこともある．例えば筆者がスーダン在勤中は，最長で 1 日 20 時間停電した（4

＊：未舗装道路を全力疾走すると横転事故のリスクが増すが，速度を下げると銃撃に遭う可能性が高まる．

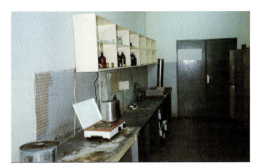
図 3-B-6　コンゴ民主共和国首都キンシャサの臨床検査室
検査器具がほとんど見当たらない（1996 年撮影）.

時間しか電気がこなかった）日があったほか，数時間程度の停電は日常的に経験していた．このような状況下，富裕層向け医療機関の一部では医薬品を欧州先進国から個人輸入して使用しているところもあるが，それぞれの医療機関に照会しなければわからない．

3）アフリカの医療機関とどう付き合うか

　このような条件下，我々外国人がアフリカで受診の必要が生じた際の行動はどうすれば良いだろうか．まず，軽症レベルでは，現地で富裕層や外国人向け医療機関を受診する．その受診すべき先は，加入している海外旅行傷害保険のハンドブックに載っている電話番号に連絡して相談するのがベストであるが，日本国大使館の置かれている国では大使館に照会する方法もある．大使館の情報は外務省ウェブサイト内「世界の医療事情」にも掲載されている．
　日本国内なら二次医療機関に紹介するレベルのケースであれば，医療先進地への緊急移送となるので，やはり海外旅行傷害保険の緊急連絡先に連絡を入れることとなる．移送まで当面の現地入院先の手配，モニタリング，航空機の手配，航空機と病院間の救急車手配，先進国側での手配等を提携アシスタンス会社が行う．保険加入がなければ，これらを自力で行わねばならず，極めて煩雑であり，海外旅行傷害保険に十分な額加入しておく必要性がここにもある．

4）アフリカの医療費

　上述のようにアフリカでは一般庶民向け医療機関（二〜三等車の医療）の利用が不適切なので，富裕層向け医療機関を利用するほか実質的に選択肢がない．したがって，日本国内に比べて負担すべき医療費はすこぶる高額になる．さらに二次医療機関レベルの重症度では医療先進地への緊急移送が必須となりエアアンビュランス利用では1千万円相当以上の費用がかかる．日本の公的保険の給付では到底足りないこととなり，アフリカ行では海外旅行傷害保険の加入が必須である．

〔中谷逸作，勝田吉彰〕

1）THE WORLD BANK　http://data.worldbank.org/country/lao-pdr

2）Piyaphanee W et al：Incidence and spectrum of health problems among travelers to Laos. J Travel Med. 2014；21（3）：163-8.
・勝田吉彰：ドクトル外交官世界を診る 第1版．p53-83，星和書店，2008．

C 国際協力のサポート

　国際協力を医療従事者が行うことを想像すると，現地に出向く医療支援を想像するだろうが，出向するスタッフの準備をする裏方の仕事もある．まずは，そのようなミッションに就く前に通る健康診断や準備について簡単に触れる．

① 国際協力機構（JICA）・国連（UN）ミッション前健診

　JICAの健康診断は指定された医療機関でなくても行えるが，役職やボランティアによっては，健診費用の支給額に制限があり，その予算内で実行することは困難なことが多い．また，予防接種に関してもグローバルスタンダードで推奨されるものと若干ずれが生じている場合もある一方，未承認ワクチンが推奨されていることもあり，これも様々な都合で施行できないことがある．健康管理対策のブリーフィングが詳細かつ実用的な情報として出国前・現地でも提供されていない可能性があるので，渡航前相談に主力を置き，国際機関と長年連携してきた医療機関を受診されたい．
　UNの健康診断は，UN本部が指定する健康診断医（医療機関単位ではなく，医師個人の指定）のみ行える．指定医師以外の場合は，最終段階で落とされる可能性がある．UNのミッションは部署やプログラム，任地先によりリスクやストレスレベル，医療アクセスレベルが千差万別であるため，それらを勘案した健康診断のコメント・結果を報告することになっている．当然，候補者自身の経験値や役職によっても異なるが楽な任務ではないことには違いないので，問診も診察と共に慎重に行う．診察も紛争地域などへの出向の可能性があるかないかで，記述方法と内容に気をつける．セキュリティー・ブリーフィングを含むプロトコールはしっかりたたき込まれ，かつ，紛争国経験者が多いため本職員は適宜指定医が臨機応変に対応するが，日本政府から国連関連機関への出向の場合はJICA同様，十分なリスク・コミュニケーションが必要とされることは珍しくない．したがって，指定医以外を受診することは考えられないが，地方や状況によっては，そうではない医療機関を受診するリスクが懸念される．

② 赤十字の派遣前研修体系と安全対策

　赤十字で要員として海外派遣されるまでに，受けなければならない研修がいくつかある．オンライン研修で最も基礎的な知識を学ぶ「World of Red Cross（WORC）」と基礎危機管理を修了し，その後，外国で派遣員として活動するための「IMPACT」と呼ばれる集合研修（日本を含む世界各国で開催）を修了する．これらは日赤だけではなく，国際赤十字全体で開発された研修プログラムでもあり，赤十字の諸原則に従って支援に赴くために必要な共通の知識を得るためのものである．そのほか，国際救援チームとして現場に派遣されるための基礎保健緊急対応ユニット研修や，日赤独自の中級危機管理研修などが用意されており，一通り修了する

と派遣要員として登録され，機会に応じ，国際赤十字の派遣要員，日赤の二国間事業，基礎保健緊急対応ユニットチームなどとして海外に派遣される．その後も，個人の知識と技量の向上のため，熱帯医学研修や国際赤十字・赤新月社連盟や赤十字国際委員会（ICRC）が主催する海外専門研修に参加する機会がある．

　日赤では要員が海外に長期派遣される時，派遣前健康診断を受けることを勧めている．健康診断は要員が所属している病院や日赤の国際医療救援拠点病院で行う．また派遣時には様々な感染症にかかるリスクがあるため，派遣前に必要なワクチン接種を終了するように推奨も行っている．また，要員が帰国したら派遣後健康診断と派遣中および帰国後の心的ストレスに対するケアとして，外部専門家によるカウンセリングを受ける体制がある．

〔近　利雄，大津聡子〕

The Art of Travel and Global Health

各 論

4 海外渡航
5 渡航医学で重要な感染症
6 検疫所
7 ワクチン・予防内服薬
8 途上国・新興国と医療
9 災害医療
10 情勢不安定・紛争地域への渡航
11 日本への移住者に対する保健医療課題
12 医学的配慮を要する渡航者
13 訪日者・帰国者（インバウンド）
14 渡航前健診・海外赴任前健診

4 海外渡航

> プロジェクトは壮大なものである．
> その中で自らの関与すべき箇所で独創的な対話を
> より簡潔に行わなければならない．
> エイドリアン・ジョージ

A 目的とリスク

渡航目的・形態によって健康面での注意点や個々人の健康情報収集先が変化することはよく知られている．海外赴任であれば健康管理室・検疫所，個人旅行なら目を通したとしてもウェブサイトやガイドブック，友人・親戚訪問なら現地の方の話を聞くなどが良い例であるが，トラベルクリニックで認定医療職から適切なアドバイスを得る習慣は日本ではまだ少なく，予防策に関する正しい認識も乏しい[1]．これは根拠のない誇張されたワクチンの副反応に対する恐怖感であったり，プロフェッショナルよりも知人・同僚の意見を重要視するという国民性が見え隠れする．本項では，代表的な渡航形態別にそれぞれに潜む問題点と打開のための考察を指南していく．

① VFR

VFRとは厳密には社会経済的観点から定義され，途上国などの出身者が先進国などで生活し，家族をもち，相当な期間を経て母国に一時帰国などをすることにあてられていた用語であるが，筆者はBarnettらと同様に「健康保健衛生面からの観点に立ち，民族・社会・経済的背景に束縛されず，異なった衛生環境に居住する友人・知人・親戚に渡航者として訪問する渡航者」という新たな定義[2]に賛成する（コラム1参照）．

いずれの場合でもVFRでは表4-A-1のような疾病罹患リスクが高くなるとされているが[3]，ことにマラリアと腸チフスの発症率が上昇するため，予防薬とワクチン接種が肝要である．さらに現地友人・知人からの情報を頼りにするのではなく，トラベルクリニックから情報を得た方が安全である．しかし，現実は専門家のアドバイスよりも友人・知人のアドバイスに従い，そのような情報源があるため費用を払ってまでも情報を得ようとしないハイリスクな渡航者が多いと考えられる．ただでさえVFRの狂犬病曝露リスクは増加するうえ[4]，子ども連れのことも多い．子どもは体が小さいため，咬傷部位が中枢神経系から近い距離になりやすく，咬傷の

表4-A-1 VFRでハイリスクとなる疾病

熱性疾患（マラリアなど）
非下痢性消化管寄生虫
呼吸器疾患
結核
性感染症

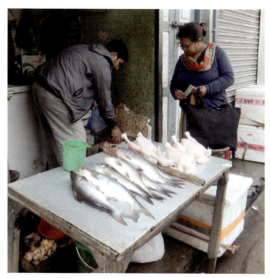
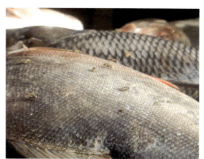
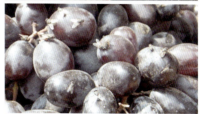

スーパーマーケットのない国では露天での買物となる．魚も鶏もこの場でぶつ切りにして手渡される．まな板と包丁の衛生状態は推して知るべし．まな板の使用方法は先進国でも注意が必要である（12-D E型肝炎，トキソプラズマの箇所参照）．　　　　　　　　（近 利雄撮影）

ハエは当然たかるものである．節足動物媒介経口感染症への注意を忘れてはならない．　　　　　　　　　　（近 利雄撮影）

表 4-A-2　海外出張で想定されるリスク

- 辞令発布から出発までの日数が短いため強く推奨されるワクチン接種ができない
- 会社指定の医療機関でベルトコンベア式にワクチン接種を受けたり，プリント手渡しのみといった健康管理教育の不備により生じる現地での健康被害
- 短期間の出張を頻回に繰り返すことで積算リスクとしては長期滞在同様となる事実が軽視されがち．さらに時差を解消する時間がない．短期滞在こそ，現地で病気になる時間的ロスを避けるべき，といった独特のリスクもある
- 通常は都会で高級ホテル滞在だが，なかには郊外への出張やレクリエーションもありうる（マラリア，日本脳炎，狂犬病などのリスク）
- 現地を満喫するために屋台や風俗店を利用する可能性
- 不慣れな場所での治安上の問題
- 受け入れ国の法律・風習を知らずトラブルに巻き込まれる可能性
- 本人は事件に巻き込まれていないが，会社・同僚にはそのような情報が伝えられる「架空誘拐」などもある

事実を隠すため，狂犬病発症リスクは成人の4倍とも報告されている[5]．また，子どもの経口感染症にも注意を要することが多い（12-C 参照）．

② 仕事での渡航

　仕事での出張で想定される健康被害を表 4-A-2 に示す．個人旅行とは異なり，予防措置に対して企業がある程度費用負担をしてくれるので罹患者は比較的少ないはずだが，未承認ワクチンが企業負担でない場合，個人の意識の高さと予算が罹患者数と関係するだろう．仕事での渡航の最も特徴的なことは，健康被害が入院費と企業の大きな損失となることである[4]．海外出張者に対してトラベルクリニックがやってはいけないのは，小児期からのワクチンのアップ

デートの確認を怠り，そのほかの健康被害の説明や対処法の伝授もなしに，VPD のワクチン接種のみを行うことである[6]．その他，企業の予算による縛りがある場合や，推奨される予防策として日本国内で承認されている医薬品のみが指定されていたり，楽観視による接種回数の不足や「出向先」しか対象とされず「接待や生活の上で必然的に脚を伸ばすであろう周辺の感染症高リスク地域」が勘案されていないことなども課題である．また，情勢不安定・紛争地域への渡航は 10 章を参照されたい．

1）長期赴任

　長期赴任者に対する海外赴任前健康診断は重要である．また，長期滞在者が罹患する疾患で最も多いのがうつ病を含む精神疾患であるため，社会順応性と精神スクリーニングなども行う必要がある（10-D 参照）．帰国者に対しては，帰国後健康診断を行うが，法定で定められている項目以外でも赴任地に応じて臨機応変にスクリーニング項目を勘案する必要がある．また，長期赴任者本人には明かされていない，もしくは医療機関受診時に開示できない渡航先・勤務内容も十分にあり得るので周辺国や劣悪な生活環境についても話し合う必要がある．なお，長期赴任者を訪問することになればVFRの新定義に該当するため，渡航前診察を受けることは必須だ（コラム 1 参照）．

2）短期出張

　短期出張の場合でも一般的な予防策は長期滞在者とは大まかには変わらず，積算リスクで考えておくと経済効果が良いことが多い[5,7]．このため今後数回以上の出張が想定される場合は積算リスクを念頭に置き，企業としての良い投資と考えるべきである．また，狂犬病に関しては渡航期間の長短がリスク因子にならない[8]ことや，短期出張こそ半日たりとも罹病している猶予は許されないため，渡航者下痢（腸管毒素原性大腸菌感染症）ワクチン接種や適切なアセトアミノフェンの使用法と自己衛生管理の徹底を教育する．

③ 一般旅行者

　ツアー旅行もしくは高級リゾートなどで旅行を楽しむ場合は一般的な細菌感染症や節足動物媒介感染症，人炎などの注意喚起と検討すべきワクチン接種，発病時の対応法の教育が不可欠である．

④ バックパッカー

　バックパッカーは上記旅行者に比べ，全体的に渡航者下痢の罹患が多い．また，寄生虫感染[9]のリスクが上がることと，旅費関連予算の限度で推奨ワクチンや予防薬への投資ができないことが多い．その分，健康管理・安全情報など入念な診察・リスクコミュニケーションが肝要となる．ワクチン接種は大概，最低限もしくは「なし」での渡航となるので，医療機関受診の際には十分に時間をかける必要がある．

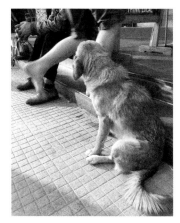

裸足歩行・半ズボン着用は外傷のみならず狂犬病曝露リスクを上昇させる．靴やハイカットブーツと長ズボンの着用は大切である．

（近 利雄撮影）

　狂犬病に関しては，東南アジアへのバックパッカーの約半数が到着後 10 日以内に動物咬傷にあっていること[10,11]と，十分な医療アクセスが得られない可能性を勘案し狂犬病ワクチンの曝露前接種はＡ型肝炎・腸チフス両ワクチンと共に積極的に勧めたい．

　狂犬病リスクの高い地域は，とかく医療アクセスが不十分で，かつ飼い犬などにも狂犬病ワクチンの接種をしていないことは珍しくない[12]．しかも，衛生状態の悪い可能性が高いのでワクチン選択と衛生教育に甲乙はつけられない．

　健康問題以外に途上国では停電は日常茶飯事であるため，各種電化製品の予備電池を多めに携行する渡航者がいる．しかし，国によっては出入国で個数制限またはアンペア数制限で没収・事情聴取の対象になりうることも忘れてはならない．そのため，電池切れになった携帯電話が緊急時に使用できなくなることも念頭に置きたい．

〔近　利雄〕

1) Namikawa K et al：Knowledge, attitudes, and practices of Japanese travelers on infectious disease risks and immunization uptake. J Travel Med. 2010；17（3）：171-5.
2) Barnett ED et al：The visiting friends or relatives traveler in the 21st century：time for a new definition. J Travel Med. 2010；17（3）：163-70.
3) Leder K et al：Illness in travelers visiting friends and relatives：a review of the GeoSentinel Surveillance Network. Clin Infect Dis. 2006；43（9）：1185-93.
4) Gautret P et al：Rabies exposure in international travelers：do we miss the target? Int J Infect Dis. 2010；14（3）：e243-6.
5) Di Quinzio M et al：Rabies risk among travellers. CMAJ. 2008；178（5）：567.
6) Chen LH et al：Business Travelers：vaccination considerations for this population. Expert Rev Vaccines. 2013；12（4）：453-66.
7) Bunn WB 3rd：Risk and burden associated with the acquisition of viral hepatitis A and B in the corporate traveler. J Occup Environ Med. 2008；50（8）：935-44.
8) Leder K et al：Aggregate travel vs. single trip assessment：arguments for cumulative risk analysis. Vaccine. 2012；30（15）：2600-4.
9) Reinthaler FF et al：Diarrhea in returning. Australian tourists：epidemiology, etiology and cost-analysis. J Trav Med. 1998；5（2）：65-72.
10) Gautret P et al：Rabies vaccination for international travelers. Vaccine. 2012；30（2）：126-33.
11) Piyaphanee W et al：Rabies Exposure Risk among Foreign Backpackers in Southeast Asia. Am J Trop Med Hyg. 2010；82（6）：1168-71.
12) Bharti OK et al：Pup Vaccination Practices in India Leave People to the Risk of Rabies—Lessons from Investigation of Rabies Deaths Due to Scratch/Bite by Pups in Remote Hilly Villages of Himachal Pradesh, India. World Journal of Vaccines. 2014；4（1）：7-10.

Ⓑ 安全の確保・情報収集

生まれ育った母国を離れて渡航する場合，様々なリスクが伴う．軽犯罪，交通事故，自然災害など日本でも発生している事象もあれば，突発的なデモや暴動，誘拐，テロ，汚職警官による賄賂要求等，日本では想像もできないような事件・事故が海外では多く発生している．ここでは海外渡航時の身体安全維持の観点から，海外安全対策の基本的な考え方，そして特に情報収集について具体的な対応策についてご紹介する（図 4-B-1）．

① 安全の確保

「水と安全は無料（ただ）」と言われた時代は日本でもすでに終わったと考えられているが，しかしそれでもなお，今日，日本は最も安全な国の1つに数えられている[1]．

海外渡航時に事件・事故に巻き込まれると，その渡航目的が観光であっても業務目的であっても大きな影響が生じる．途半ばで帰国せざるをえなくなったり，外傷治療などにより余計な出費が必要となることもある．時には大規模テロや誘拐事件のように政府による何らかの対応が必要な事案もあれば，最悪の事態として命を奪われる事件もある．

世界各国の外務省は自国民保護のために日夜情報収集や対応を行っているが，海外渡航時，頼りになるのは究極的にはやはり自分自身である．海外安全対策の原則としては事件・事故に遭わない，巻き込まれにくくする「予防」が重要であり，加えて，それでも万一，事件・事故に巻き込まれた場合に最小被害で切り抜けられるように有事対応の準備をしておくことが肝要である．

② 情報収集

「予防に優る治療なし」とはよく言ったもので，これは安全対策にも当てはまる．全ての事象を100％予見し防ぎきることは不可能だが，しかし十分な事前準備，情報収集により事件・事故に巻き込まれにくくすることは十分可能である．

その第一は「渡航先を知ること」にある．慣れ親しんだ母国と渡航先では必ず差異（ギャップ）があるが，そのギャップを知らないこと，そして知らないがために適切な予防策を取れないことで事件・事故に巻き込まれてしまう．それらギャップには渡航先に特有の要因もあれば，渡航者本人や組織のプロフィールからくる渡航者に特有の要因もある．

渡航先に特有の要因としては，犯罪，テロ，デモ・暴動，紛争といった脅威もあれば，政治的経済的安定性，法制度，通信・交通機関等の社会インフラ充実度，警察等の司法執行機関を含めた公的機関の信頼性（汚職度合い），自然災害発生の蓋然性，交通ルール，そして言語・文化・宗教的な差異などもあげられる．

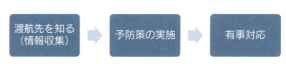

図 4-B-1　海外安全対策の基本

一方，渡航者に特有の要因としては，渡航者本人の渡航経験値や言語能力，時差や移動に伴う疲労，そして渡航目的によるリスクプロファイルの変化などがある．

　情報収集というと，大多数の渡航者は渡航先の犯罪発生状況やテロなどのメディアで目に付きやすい項目に意識が向かうかもしれない．一方で，渡航しようとする都市や街に特有のリスク，渡航予定時期に何かイベントや事件の発生，自然災害の発生状況，交通事情といった項目は見過ごされがちだが，実際の渡航においては極めて重要な項目となる．例えば，旧正月の中国，ラマダン時期のイスラム系諸国，新興国における全国労働者ストライキなど，渡航時に移動の障害になるような事案が起きていると予想外に時間のロスや交通機関の遅れなどが発生し，目的地への到着が遅れる，といったことも発生し得る．さらにはこういったイベントがあると治安状況が変わる国々もある．インドネシアでは断食（ラマダン）明けの大祭（レバラン）時に軽犯罪が増える傾向にある．大祭に伴って何かと出費が増えるため，ひったくりや置き引き，路上強盗などが増えるのだ．また，この時期は公務員も休業となり，パスポート紛失に伴う諸手続きについてもレバラン休暇が終わるのを待たねばならなかったりする．このようにたとえ一度行ったことがある国だとしても，油断していると時期によっては思わぬ治安の悪化に加えて現地機関の対応遅れなどが重なり，事件・事故に巻き込まれるといつも以上に対応に苦慮する事態となる．

　また，例えば東南アジア諸国内でもカンボジアでは，長年続いた内戦の影響により銃器が比較的簡単に手に入りやすい状況にあることから，軽犯罪の犯人であってもほぼ確実に銃を持っている．隣国ベトナムやタイでスリやひったくりといった犯人が銃まで持っていることは少ないが，カンボジアではひったくりに遭った際に思わず抵抗すると銃で撃たれてしまう可能性が高い．「東南アジアはタイやベトナムに何度か訪問して知っている」という思い込みが危険を招くパターンと言える．

　新興国では首都や大都市と地方都市の間ではその治安環境に大きな差があることも多い．首都の方が観光客が集まり犯罪発生率が高いこともあれば，地方によっては近隣国との係争により武力衝突があったり，中央政府に対する分離独立過激派によるテロがあったりと，現地事情を調べるにあたっては，渡航時期と具体的な訪問先に特有の事情やリスクについて調べることが重要だ．

　これらの情報を日本人が最も手軽に調べるにはやはり外務省の海外安全ウェブサイトが便利である（巻末資料①参照）．各種観光ガイドブックも現地の「空気感」を知るには効果的だが，治安情勢についてはあくまで観光ガイドのレベル，伝聞レベルのものが多いので鵜呑みは禁物である．また，渡航経験者からヒアリングするのも有効だが，その場合，渡航者個人特有の経験や知識によりバイアスが掛かるため「思っていたより安全だったよ」といったコメントは注意深く受け止める必要がある．

　渡航先によっては外務省のウェブサイトにさえも詳細な情報がない場合もある．そのような場合は外国政府の同様のウェブサイトに行くとより詳細な情報があることがある．当然，英語やフランス語となってしまうが，英国，オーストラリア，米国，フランスといった政府のウェブサイトでは，中東やアフリカ，中南米についての有益な情報が得られることがあるため，日本外務省のウェブサイトに加えて参照してみることをお勧めする．

　次に渡航者本人に特有のリスクとしては，例えば，日本人であることで他の外国人よりもリスクが高くなることがある．これは日本-中国間のように国同士の関係性に因るものもあれば，

表 4-B-1　情報収集チェックリスト

□ 治安情勢（犯罪，テロ，デモ，ストライキ）
□ 紛争（国際，国内）
□ 交通事情
□ 文化・宗教的差異と注意事項
□ 自然災害
□ 選挙

特定の日本企業が労働争議や環境問題などを原因として現地コミュニティから恨みをもたれている場合があったりすると，たまたまその地域を通りがかった日本人というだけで投石を受けたり暴力騒動に巻き込まれてしまうことがある．また，中国など他のアジア諸国の国籍と間違われて被害に遭うケースもまれではあるが発生しているため，注意が必要だ．さらにビジネス出張者であっても，例えば会長や社長といった役職者が渡航先で記者会見やメディア発表を行うといったように，特定の日時場所に居場所が特定されやすい渡航の場合には，誘拐や恐喝といった標的型犯罪のリスクも決して無視できないものとなる．表 4-B-1 の項目を国のレベル，訪問予定の都市・街レベル，渡航時期にあわせてできるだけ調べておくこと．

③ 予防策

渡航先についての情報収集が済んだ後は，適切な予防対策の実施が重要となる．

予防策の基本は「複数の対策を重ねる」ことにある．犯罪の多いところを避ける，夜間の 1 人歩きは避ける，徒歩移動よりは車両移動を優先させる，路上強盗にあった時用の「強盗差出用の財布*」を準備しておく，ホテル部屋番号や滞在スケジュールをタクシー運転手やガイドといった第三者には開示しない，バーでは目を離したドリンクには口をつけずに注文し直す（睡眠薬強盗対策），必ずシートベルトは締める，ホテルなどでは周囲に人がいないことを確認してから開錠する，等々，これら 1 つ 1 つは地味な対策ではあるが，多くの対策を着実に重ねて実行していくと，犯人側から見て「狙いにくい」人物に映る．「周囲の人よりも狙いにくい人物に映る」ことが，事件に巻き込まれるリスクを大きく下げることにつながる．

犯人がその標的を探す場合，周囲の人に比べて狙いやすい人，隙のある人を狙う．例えば，小柄で華奢な女性，地図片手に単独行動をしている外国人，少し話せばホテルの部屋番号まで開示するタクシー乗客，路上の ATM で夜間に現金を引き出す渡航者…といった具合だ．現地の事情を知った上でいかに犯人の目線で「狙いにくい人物」に自分を仕立て上げられるかがポイントとなる．

④ 有事対応

渡航先と自身に特有のリスクを知り，適切に予防策を実施しても事件・事故に巻き込まれてしまうことはある．「命を守る」ために最低限必要な行動を知っておくことで，いざという時の生存率を高めることが可能となる．

---

*：いらない財布に期限切れのポイントカードや返却忘れのホテルのルームキーなどを入れておくと，クレジットカードが入った財布に見える．少々の現金も入れてよいだろう．

海外渡航時の犯罪対応の基本は「逆らわない」ことにある．どんなに相手が弱そうに見えても，犯人は極度に興奮している可能性があるため，そういった中では急な動作を避け相手の要求に全て従うことが重要だ．

　不用意な言動により当初金銭被害だけだったものが傷害事件に発展することもある．ビジネス渡航者にありがちだが，財布やパスポートは差し出しても社の機密が入ったカバンやパソコンだけは抵抗して差し出さず刺されてしまうということが時折発生している．命あっての仕事である．犯人の要求には従うべき，という通達を組織は職員に対して能動的に指導しておくことも重要であろう．

行うべきこと：
- 落ち着いて行動すること
- 財布，鞄など，犯人が求めるものは全て差し出す
- 急な動作は行わない

避けるべきこと：
- 抵抗する
- 反抗的態度・言動を取る
- 突然動く

　また，被害最小化のために渡航前の重要な準備事項として，下記があげられる．
- 緊急連絡カードを作成し常に携帯しておく
  （氏名／本国連絡先／大使館連絡先などを英語で記載しておく）
- 携帯電話に予め緊急連絡先番号を登録しておく
- 家族や所属先と渡航スケジュールをシェアしておく

　犯罪事件に巻き込まれた場合，被害者は一時的に気が動転したりパニックに陥ることもある．そのような時にメモした緊急連絡先が見つからないこともあるため，現地で使う携帯電話には予め緊急連絡先の番号を登録しておくことが重要だ．また，意識不明の外国人が見つかっても周囲にとっては「どこの誰なのか」がわからない．そういった時に備えて緊急連絡カードを英語で作成し，そこに渡航先の日本大使館の電話番号なども記入しておくことで，被害直後の適切な初動の大きな一助となり，個人渡航者であっても救護を得やすくなる．

　2015年11月のパリ，そして2016年1月のジャカルタ，2016年3月のブリュッセル，2016年7月のバングラデシュやサウジアラビア（同時多発）におけるテロ事件にみるように，市中で銃の乱射や爆弾テロのような事案に巻き込まれてしまった場合はどうであろうか．基本対応としては① 逃げる，② 隠れる，③ コミュニケーションを取る，という3段対応が重要だ．

　無差別銃撃や爆弾テロがあった場合には，まずは身を伏せ，姿勢を低く保ちながらその場から逃げることだ．連続，またはほぼ同時に発生するテロもありえることから，決して物見遊山で見物などせず，遮蔽物に身を隠しながらその場を離れる．

　しかし例えば滞在先のホテルや施設で賊が侵入し乱射するような状況では，逃げるに逃げられない状況もあり得る．その場合には部屋のドアをロックし，チェーンを掛け，テーブル等をドアの後ろにおいてバリケードとし，とにかく身を隠す．身を隠した後は，携帯電話をサイレントモードにした上で，メール，SMS等で知人に居場所を知らせる．篭城は数時間から場合によっては一昼夜を越すことも考えられるため，バッテリー維持のために電源を切り，以後は1〜2時間ごとに電源を入れてメッセージを確認するようにし，できる限り通信手段の維持に

努めることとする.

なお,ホテルでのテロ事件で最も死傷者が多く発生するのは,ロビー,1階レストラン,コーヒーショップ,ラウンジ,ボールルーム等のホテル入口から近い誰でもが入りやすい公共スペースとなるため,警備体制が強固なホテルであっても公共スペースで過ごす時間は最小限にし,ビジネス渡航の場合は打ち合わせは部屋の中や階上の会議室などを利用するとリスク低減に繋がる.

〔福間芳朗〕

1) UNODC(国連薬物犯罪事務所):GLOBAL STUDY ON HOMICIDE 2013
https://www.unodc.org/documents/gsh/pdfs/2014_GLOBAL_HOMICIDE_BOOK_web.pdf
p151 Fig 8.3. Homicide rates:Most populous city rate versus national rate, Asia(2012 or latest year)

C 渡航に伴う様々な事故

海外渡航中は思わぬ事件,事故に巻き込まれることがある.日本のような電気,ガス,水,通信といった社会インフラが行き渡った国でのみ生まれ育った人間にとっては思いもしないような事件・事故が後を絶たない.

① 交通事故

海外渡航者が最も被害に遭いやすい事故としては交通事故があげられる.新興国ではそもそも運転免許の難易度が日本のそれとは大きく異なっていることがあり,簡単な実地教習のみで取得できたり,ひどい場合だと賄賂を渡せば取得できる国もある.また,タクシーの商業ライセンスも親族で使いまわしていたりといい加減なことがある.そのようなことから交通法規の遵守状況も日本に比べると悪く,速度超過,飲酒運転,急ブレーキ,割り込み,ウインカー無しの車線変更,車線逆走などは日常茶飯事だったりする.

また,道路や排水路の整備状況も悪く,雨が降るとすぐに洪水が発生したり陥没していることも少なくない.車両自体もバックミラーが無いなどの整備不良から,トラックでは過積載が頻繁にあり,過度の疲労の中で運転している長距離運転手の存在,その上で保険未加入者も多く,日本の常識では想像し得ないような悪環境であることから犯罪やテロ対策以上に,交通安全対策は極めて重要である.

国にもよるが乗り合いタクシー,バスは避け,タクシー利用の場合はホテル等で手配をするようにし,路上で拾うことは避ける.また,タクシー・手配車両にかかわらずドライバーをしっかりとコントロールすることも重要だ.速度を出しすぎている場合には,"SLOW DOWN PLEASE!"というようにしっかりと対話を保ち,一定のコントロールを効かせる.また,ほかの乗客を相乗りさせようとする運転手もいるが,そのような場合もきっぱりと断ることが重要である.シートベルトを締めることはもちろん,見るからに事故車両だったり整備不良が疑われるような車両には躊躇せずに乗らないようにする.お人好しであってはならない.

一度の妥協が命に関わることもあるため,特に新興国の地方部や,長距離移動の前には運転手の疲労状況やアルコールを摂取していないかなども確認する.日本ではタクシー乗車時に寝

てしまうこともあるが，海外ではどんなに親しみのわく運転手やガイドであっても乗り物では決して寝てはいけない．どこに連れて行かれるかわからないし，ドライバーの管理もできなくなり，万一の事故の際にも咄嗟の対応が難しくなる．

② 航空機，船舶，鉄道

　航空会社や航空機の安全性評価は専門的な知識が必要となるが，例えば欧州連合（EU）では，安全管理体制に問題があるとする EU 域内乗り入れ禁止航空会社の一覧を発表しているため，1 つの指標になり得る[1]．

　また，海外で船舶を利用する場合には，個人でその安全性評価を行うことは難しいため，信頼できる旅行会社等を通じて手配し，事故履歴を問合せたり，ライフジャケットの有無の確認，乗船時には避難経路の確認を必ず行う．

　鉄道は航空機や船舶に比べると乗客の ID 管理も緩いため犯罪発生率は高く，新興国では，2 等席における犯罪発生がいわば「常識」となっていることもある．そのような国々では外国人は可能な限り 1 等席の利用が望ましい．

③ ホテル

　旅の疲れを癒すホテルでも事件・事故は起きている．建築基準や安全管理規定が遵守されていないホテルでは，火災警報器やスプリンクラーに不備があったり，避難経路が正しく表示されていないことさえある．国にかかわらず（日本においても！）入室時には必ず避難経路を館内図だけではなく実際に行って確認することを習慣づけておくとよい．

　また，旅慣れた人でも犯罪被害に遭うことがある．グループ旅行において，チェックイン時に部屋番号を交換することがよくある．その際，近くで立ち聞きしている日本語を理解できる犯罪者がいると，部屋番号を聞かれてしまい，例えば「502 号室の使いで来たフロントの何某です」と言って訪問されるとついついドアを開けてしまい，強盗・強姦被害に遭ってしまう．このような事例の被害者は航空会社のフライトアテンダントにも少なくない．同様にタクシー運転手や旅先で知り合った人に安易に部屋番号を教えてしまい，同様の被害に遭う事例も発生している．ホテルの部屋番号は重要な個人情報であると捉えて，第三者には非開示として慎重に取り扱うことが重要だ．

　また，ホテルのロビーラウンジやバーは公共スペースである．その場で仲良くなった第三者に気を許してドリンクを共にしているとトイレに立った隙に睡眠薬を入れられてしまい，財布を取られる，部屋の鍵を取られるといったこともある．公共スペースであることを肝に命じ注意しておくことが重要だ．

　火災や自然災害での倒壊が懸念される場合には建物の 2〜4 階の部屋を確保する．

④ 空　港

　空港は一般的に安全度の高い施設と考えられているが，2016 年 3 月のベルギーのブリュッセルにおけるテロで示されたように，誰もが立ち入ることのできるエリアでは，テロの脅威は

ゼロとは言い切れない．そのため，空港利用時のテロ対策としては，公共スペースで過ごす時間はできるだけ短くし，出発時にはチェックイン完了後，速やかに保安検査を受けより安全度の高い出発ゲートや出国手続き後の出発エリア内ラウンジへと進むことが望ましい．

また到着時に荷物をピックアップした後は，到着ゲートを出て公共スペースに進む前に出迎え者が来ているか電話をして確認をし，出迎え者には自身の氏名をボードに書かせないように指示しておくなどの安全対策を行うと安心できる．なお，渡航者氏名などの個人情報はボードに載せず，ドライバーのファーストネームを書かせ，本人にはファミリーネームを言わせる，などの方法で本人確認を行う．

⑤ 金銭の取り扱い

海外では，財布を取り出す際や，ATMで現金引き出しの瞬間，緊張を伴う．路上のATMは強盗のリスクが高まることからその利用は避け，警備員がいるような大きな銀行店舗内のATMやホテル内のATMを日中に利用する．また，ATMにカード情報を読み取るスキャナーのような装置を外付けし，巧妙に情報が抜き出されるスキミング被害も時折発生している．ATM利用時はカード挿入口あたりを注意深く確認し，怪しいものがついていないか確認を行う．また，できるだけ渡航前に小額の現金を両替し，到着後に空港などのATMを利用しないで済むように事前に手配しておくとよい．現金を全く持っていなかったために強盗被害時に腹いせに撃たれてしまった事例もあるため，いわゆる「強盗差出用財布」（4-B-③参照）とともに，常に事前に小額現金は用意しておくことが肝要だ．ATM出金後，後をつけられ，人通りの少ない場所に来た瞬間に強盗に遭うケースも報告されている．メキシコやコロンビア，ベネズエラなどではカード限度額いっぱいまで引き出し終わるまで，賊にATMを連れ回される短時間誘拐も多数発生している．

〔福間芳朗〕

1) The EU Air Safety List　https://ec.europa.eu/transport/modes/air/safety/air-ban/search_en

Ⓓ 習慣・宗教，戒律・法解釈や生活の違い

世界は広く，渡航者と渡航者を送り出す医療従事者は多種多様な風習・宗教などを尊重する必要がある．全てを本書に列挙することは不可能であることと，法律に関することは改正などによって変化するので，ここでは一部のみ紹介する．渡航前の診察時に渡航者に，最低限，医療関連の情報は提供するべきである．また，海外からの訪日者を診察する際にも本書に紹介されている内容をヒントに調べ，受診者にとって快適な医療を提供していただきたい．巻末資料などを参考に掘り下げていただけたら幸いである．

① 習慣・宗教

習慣や宗教の違いによる礼儀作法はそれぞれの地域によって異なる．握手の仕方1つをとっ

ても，欧米と西アフリカでは異なる．さらに，渡航者に悪意はなくとも相手には失礼，またはタブーである行為かもしれない．本書は比較文化論ではないのでそれらを列挙・紹介はしないが，渡航先・駐在先での礼儀作法は調べた方がよい．欧米では上品な言葉使いと服装で，受けるサービスはカジュアルファッションよりも格段に上がる．可能ならトラベルクリニックでそれを伝授することも良いサービスである．笑顔で採血すると不信感をいだかれ，真剣な話をしている時に笑顔を見せるとふざけていると解釈する文化圏もある．人前で叱咤してはいけない国，頭を撫でてはいけない国，寺院に入る時に跪く宗教など様々で，尊重遵守することをお勧めする．

1）ヒンズー教

ヒンズー教の聖地巡礼でヒマラヤ山脈のいくつかのスポットがあるが，交通手段が多様化し，経済的余裕のある人も増えたため，一気に高地まで移動してしまい，順応ができず高山病になる巡礼者が急増すると共に，基礎疾患（特に南・東南アジアの糖尿病罹患者数急増）を有する巡礼者が増えている．このため気づかず，または，発症しても宗教上の試練と敬虔な宗教観で 5,000 m 超の山々に入り命を落とすケースがあとを絶たない[1]．また，クンブ・メーラ Kumbh Mēlā という沐浴の宗教行事はマスギャザリング Mass Gathering（1-C，12-H 参照）の最たるものである．巻末資料⑤に高山聖地巡礼箇所を記す．

2）仏　教

仏教国ではノースリーブ，靴下・ストッキング着用での寺院への入館，仏陀像のタトゥーが腰よりも下に存在することなどは宗教への侮辱罪となる．過剰な肌の露出も禁物である．
ネパール仏教・チベット仏教などではヒンズー教と同様にヒマラヤ山脈の聖地巡礼が行われる．健康被害に関しては上述同様である．

3）イスラーム教

宗派や国によりバリエーションはあるが，原則として観光客でもイスラームの風習に倣った行動を取ることが礼儀正しい．飲酒が禁じられている地域や女性の服装規律などは有名であるが，ラマダーン（日の出から日没までの間の絶食：ガムを噛むことも禁じられている）の時期ではそれに倣い公共の場での飲食は観光客向け飲食店でも避けるか，受け入れ国を尊重して人目のつかないところで摂食する．授乳は例外的に許されることはあるが，渡航先の情報を収集しておく必要がある．また，この時期は夜間に家族・親友と食事をとることに重きが置かれているため，その時間帯の外出・移動はお勧めできない．

4）キリスト教国

カトリックとプロテスタントで若干の違いはあるが，基本的にミサ（プロテスタントでは礼拝）の最中と直前後の教会への立ち入りは控えた方がよい．信者であればミサが始まる時間ま

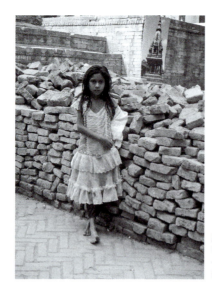
慈悲心で子どもたちに金品を渡してはならない．国によっては，おとなしく乞うのではなくヘッドフォンや携帯電話，ネックレスを強引に奪い去っていくこともある． （近 利雄撮影）

でに入館し，終了するまで退出しないことは心がけたい．以上を守れば，信者でなくてもミサの参加は自由である．プロテスタントは宗派により戒律が異なるため入館ごとに質問・許可取得をするとよいだろう．

② 法律―薬の持ち込みに関する税関について―

　小児・成人関係なく長期滞在・旅行を行う場合，持参する薬剤が規制薬物かどうか，持ち込み量の制限がないか，処方証明書（時には渡航前に大使館・領事館で処方証明書の公証を取ることが必要な可能性もある）の持参が義務化されているか確認が必要になる．多くの場合，長期滞在者である駐在員と帯同家族は出発前に主治医ないしはトラベルクリニック受診の際に診療情報提供書を英文か仏文で作成することになる．当然ではあるが，常用薬は一般名で記載し，万が一滞在国で未承認の可能性を勘案し，代替薬品と用量を記載することが大切である．インスリン使用者は針の持ち込み個数制限がある可能性もある（コラム 5 参照）．

　参考までに，少々古いデータも混ざっているが巻末資料⑬に常用薬持ち込みの規制を国別に一部紹介しておく．詳細を記載していないのは，各国薬物ごとに詳細が決まっていることや，大まかな情報しか得られない場合が多く，それぞれの規制も変化することがあるからだ．帰国時に，海外で処方された治療薬，薬局で購入した薬（OTC）などが日本に持ち込めないこともある．頻繁にあるのが鼻炎の時に使用される pseudoephedrine が入っている OTC の経鼻インヘイラーは米国の薬局で購入できるが，日本への持ち込みは違法である．現地で麻薬類が街中で簡単に入手できたとしても，違法な場合が多いので手を出さない方がよい．

　このように，健康維持に必要不可欠な薬を所持していることで法的処罰を受けないための教育もトラベルクリニックの職務であると同時に，渡航者自らも入念に調査すべきである．

③ トイレ

　途上国に限らず，先進国の地方などでも水洗式トイレが整備されていないことは多い．そして，トイレットペーパーの使用ができない（排水管を詰まらせるか，紙自体の使用ができない）ことも珍しくない．詳細は旅行ガイドブックなどに譲るが，糞口感染症の原因となりうるため適切な手指消毒・衛生管理を渡航者に知らせる必要がある．

④ 停　電

　途上国では珍しくない停電ではあるが，理由は様々である．計画的または突発的に起こる場合もあるが，災害や紛争とは関係なく，もとの発電量が不足し近隣諸国から電力を購入していても停電が起きる．高級ホテルや主要医療機関は自家発電を行っている場合もあるが，燃料の高騰や不足により停電を免れないことは珍しくない．他項でも述べられているが，医療機器・薬剤冷蔵庫などへの影響で薬剤や医療の質が保てないこともあり得る．このような国での長期赴任者はガソリン購入渋滞・喧嘩の可能性を念頭に置く．

⑤ 日本での就労者・国内外で雇用する家政婦など

　まず，就労前に各種感染症（結核・腸チフス・パラチフス，消化管寄生虫感染症など）のスクリーニングや，各種ワクチン接種歴を含めた健康診断を行ってから本採用するとよい．家庭内で無症候性保菌者などが被害を広める可能性もあるので可能ならその同居人・家族や親族にも施す．そうすることで信頼関係構築の良いツールともなる．休暇などで一時帰国を許可する場合はVFR（コラム1参照）となるため，帰国後の健康診断も怠ってはならない．

〔近　利雄〕

1）Basnyat B：High altitude pilgrimage medicine. High Alt Med Biol. 2014；15（4）：434-9.

E 衛生動物学

　衛生動物とは，ヒトの体表面に寄生したり，吸血行為などによりヒトに対する病原微生物を媒介したりしてヒトへの健康被害をもたらしうる動物の総称である．衛生動物の体内にある毒性物質により健康被害をきたす場合もある．文字の如く"生を衛ってくれる"動物ではなく，むしろ逆にヒトの健康を害する可能性があることに留意されたい．主たる衛生動物として蚊，ハエ，ダニ，ノミ，シラミ，ブユ，アブ，ゴキブリ，ガ，ハチ，サソリ，ネズミ，ヘビなどが挙げられる．これらの名前を聞いただけで不快感をおぼえる方も多かろう．しかし，いずれもヒトの生活との距離が非常に近しい動物であることがわかる．衛生動物は世界中に広く分布しているので，海外渡航の際には渡航先情報はもちろんのこと，渡航者が活動する内容や時期などを考慮して，必要な予防施策の助言が必要となる．しかしながら衛生動物の全ての種がヒトに害をおよぼすとは限らない．ダニを例に挙げると，チーズを作るダニがいる一方，ヒトを吸

血する種はダニ全体のごく少数派なのである．また，蚊の全てがヒトに対する害虫ではないことを念頭に，蚊の一部のみがヒトの健康に悪影響をもたらしうることを紹介する．ヒトの健康問題との関連で特に重要なものを以下に記述する．

① クモ綱ダニ目

1）マダニ科

　全世界的に広く分布し，動物を吸血する種として知られている．ヒトに対してライム病 Lyme disease, Q熱 Q fever, 回帰熱 relapsing fever, 野兎病 tularemia, 日本紅斑熱 Japanese spotted fever, ロッキー山紅斑熱 Rocky Mountain spotted fever, ダニ媒介性脳炎 tick-borne encephalitis といった疾病の病原体の媒介動物として重要である（5章参照）．近年話題となった重症熱性血小板減少症候群 severe fever with thrombocytopenia syndrome（SFTS）もマダニによってヒトに媒介される．マダニの活動期間は春先から秋にかけてであり，その期間に吸血されないよう注意が必要である．日本では一般的に市街地ではなく山間部，いわゆる"けもの道"に生息するとされるが（図4-E-1），北海道では平地部でもみられる．また，諸外国の地域によっては街中でも生息している場合もあり油断できない[1]．

2）ツツガムシ科

　東南アジアを中心に，カザフスタン・日本・オーストラリア北端の3点を結ぶ三角形の領域に分布が見られる．日本では北海道や沖縄の一部を除いて全国的に分布する．生息しているのは草原や雑木林などである．ツツガムシ科のダニに吸血されてヒトに発症するのがツツガムシ病で，病原体はツツガムシリケッチア *Orientia tsutsugamushi* である．ツツガムシ病を媒介するダニを「ツツガムシ」と呼んでいる．日本では以前，「恙虫（つつがむし）」という妖怪に咬まれて発症する原因不明の致死的な病気であると信じられていたが，現在，日本での媒介種としてはアカツツガムシ *Leptotrombidium akamusi*, タテツツガムシ *L. scutellare*, フトゲツツガムシ *L. pallidum* などがある．病原体であるリケッチアは卵巣を介して継代され，卵から孵化したツツガムシの幼虫は一生に一度だけ吸血するが，リケッチアを受け継いだ幼虫に刺されると感染が成立する．「ツツガムシ，恙虫」は夏の季語である．

3）ヒゼンダニ科

　全世界的に広く分布している．ヒゼンダニ *Sarcoptes scabiei* は疥癬 scabies の原因となるダニで，皮膚内にトンネル（疥癬トンネル）を掘って寄生する．雌成虫はそのトンネル内で産卵し，卵は10日から2週間ほどで成虫となり，皮膚内の虫体の増加に伴って掻痒感が増強する．顔以外であればどこの皮膚でも寄生する．感染者のヒトから他者への接触感染で伝播し，感染者の下着などの衣類，寝具との接触も避けるべきである．また，性行為に伴う接触感染にも要注意である．

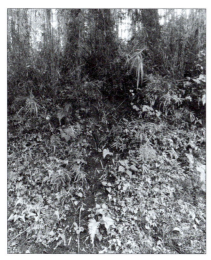

図 4-E-1　けもの道
(国立国際医療研究センター病院国際感染症センター忽那賢志氏ご提供)

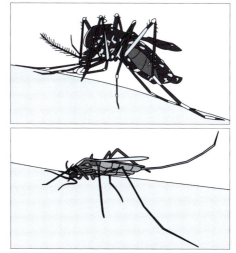

図 4-E-2　カ（上）とハマダラカ（下）の特徴

② 昆虫綱

1) ハエ目カ科

　全世界に広く分布し，実に 3,250 種類以上（日本には 100 種類以上）の蚊が生息しているとされる[2]．ヒトに対してウイルスや寄生虫など多種多様な病原体を媒介する動物として極めて重要な動物である（巻末資料②参照）．執筆時点では海抜 2,000 m を越えるような高地には生息していない．トラベルメディスンにおいて最も注意が必要な蚊は，診断が遅れることによって致死的となる可能性があるマラリア（特に熱帯熱マラリア）を媒介するハマダラカ属 *Anopheles* spp. であろう．日本や欧米などのマラリア非流行地域からマラリア流行地域への渡航者は毎年 3 千万人前後であり，流行地への長期滞在者はもちろんのこと，数日の短期滞在であったとしても必要十分なマラリア予防対策を講じなければならない．蚊は吸血する時，腹部が垂れ下がった状態，横から見ると片仮名の「への字」のような姿勢であるが，ハマダラカ属は腹部が後上方に向いており，片仮名の「ノの字」のように見えるのが特徴である（図 4-E-2）．ハマダラカ属は国・地域によって生息する種が異なる．一般的に夜間吸血性とされるが，日没から午前 9 時頃まで吸血活動する種，午前 11 時以降に吸血が活発化する種などの存在が知られている．発生源は基本的には自然豊かできれいな水域であり，森林など人里離れたところであることが多い．しかし，中にはサハラ砂漠以南のアフリカで跋扈するガンビアハマダラカ *A. gambiae* のように街中の汚い水域をはじめあらゆる水域から発生しうる種も存在する．マラリア流行地への渡航者に対しては，もし発熱など体調不良で医療機関を受診することになった際，医師から渡航歴を聞かれなかったとしても自分から必ず申告するように指導しなければならない．蚊は環境順応・適応能力に長けており今後も生息域や媒介する感染症を想定外に拡大するポテンシャルをもっている．おそらく，衛生動物の中でもヒト・類人猿との共存を最も好む節足動物の 1 つであろう．「カ，蚊」は夏の季語である．

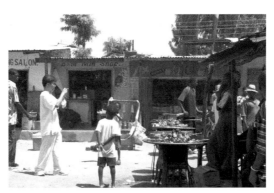

図 4-E-3　防蚊対策で白色系の衣類に身を包んでいる東洋人（マラウイ）
（三島伸介撮影）

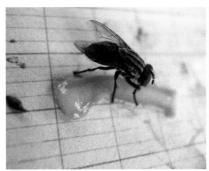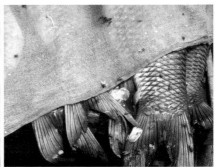

図 4-E-4　ハエは蛋白源を摂取する
左：無鉤条虫体節に飛びついているハエ（ラオス）（三島伸介撮影）
右：露天商で販売されている鮮魚に群がるハエ（ネパール）（近 利雄撮影）

2）ハエ目ハエ科

　病原体をヒトにもたらすルートとして吸血性と非吸血性の種に大別できる．また，ヒトの皮膚に直接寄生する種もある．吸血性の代表種はツェツェバエ *Glossinidae* だろう．ツェツェバエはアフリカトリパノソーマ症（アフリカ睡眠病）の病原体であるトリパノソーマ（ガンビアトリパノソーマ *Trypanosoma brucei gambiense*，ローデシアトリパノソーマ *T. b. rhodesiense*）を媒介する．低地の森林や河や湖沼の畔の茂みに生息する種や，サバンナのような乾燥地域を好んで生息する種がある．日中の日差しの強い時間帯に盛んに吸血する．黒系統の色で良く動くものに集まってくる性質がある（図 4-E-3）．薄手のシャツや靴下だと，その上からでも吸血してくるため，厚手の衣類を準備しておいた方がよい．

　一方，非吸血性でもヒトに健康被害をもたらす場合がある．ハエは蛋白源を摂取（図 4-E-4）するために糞便に集まるが，感染症の中には糞便中にその病原体が排出されるものもあり，したがって糞便に集まるハエには"病原体の運び屋"という側面を持ち合わせていることを忘れてはならない．糞便に排泄される病原体として，ポリオウイルス，A 型肝炎ウイルス，サルモネラ属菌，病原性大腸菌，回虫卵，鞭虫卵などが挙げられる．

　最後に，皮膚に寄生するハエ（ハエ症 myiasis）について言及する．ハエの幼虫がヒトに寄

生する病態で，食べ物とともに幼虫を飲み込んで腹部症状をきたすものと，幼虫が皮下に寄生して発育するものとがある．アフリカに分布するヒトクイバエ Cordylobia anthropophaga の雌は糞尿などで汚染された土の上に産卵するが，干している下着や肌着などに産み付けることもある．卵は1～2日で孵化し，幼虫はそうした衣類で皮下に寄生する機会を伺う．ヒトの皮膚に到達した幼虫は頭部を皮下に潜り込ませ，尾部にある呼吸器官で息をしながらヒトの皮下組織を摂食して成長する．寄生初期には幼虫が小さいので症状を自覚しにくいが，成長すると体長25 mm程度まで大きくなるものもあり，ヒトはかなりの痛みに苦しむことになる．中南米ではヒトヒフバエ Dermatobia hominis が低地の森林地帯に生息している．予防するためには，裸足やサンダルなどで歩かないこと，洗濯物を干す際に地面や木の枝に干さないようにすることである．万一野外に干してしまった場合には，アイロンをかける．「ハエ，蝿」は夏の季語である．

3）ハエ目ブユ科

　ブユの幼虫は渓流や河川の岸で発生するため，このような清流のないような都市部ではブユに遭遇することはない．ブユは雌成虫のみが吸血し，朝と夕暮れ時に盛んに吸血する．渡航者が吸血される機会としては，登山やトレッキングなどで森林地帯に入った時などに最も気をつけなければならない．ブユ吸血によりヒトにもたらされる重要な感染症は回旋糸状虫症（オンコセルカ症）である．失明する可能性のあるフィラリア症で，河川盲目症 river blindness とも呼ばれる．サハラ砂漠以南のアフリカや中南米に渡航する際には十分な注意喚起が必要である．昆虫忌避剤（DEET）や蚊帳などで吸血を予防する．「ブユ，蚋」は夏の季語である．

4）ハエ目アブ科

　体長6～20 mm程度で，比較的大型の吸血昆虫である．口器で皮膚を切り裂いて，にじみ出てくる血液を吸引する．幼虫は湿地帯や水田などで生息し，そうした水域のない場所（特に都市部）ではアブにはあまり出くわすことはない．アブの吸血によるヒトへの感染症としてロア糸状虫症 loiasis というフィラリア症がある．サハラ砂漠以南のアフリカの熱帯雨林地帯で流行しており，移動性皮下腫脹（カラバール腫脹 Calabar swelling）がみられたり，体長3～5 cm程度の成虫が眼球結膜下を爬行するが，本疾患は失明に至ることはないとされる．「アブ，虻，蝱」は春の季語である（図4-E-5）．

5）ハエ目チョウバエ科

　サシチョウバエがヒトとの感染症において重要な種と考えられる．ブユと同じように皮膚を傷つけてにじみ出た血液を吸う．吸血時間帯は主として夜間なので，日が暮れてからの外出や夜間の野外活動は基本的に避けておく．人家内や家畜小屋に潜んでいる場合もある．体長2 mm前後で，ハエの呼称が付いているが，カの仲間である．中国，東南アジア，南アジア，中東，地中海沿岸部，アフリカ，中南米と広範囲にわたって生息しており，森林地帯に多く都市部ではほとんど見られない．サシチョウバエは焚火などの煙に寄せられる．サシチョウバエが

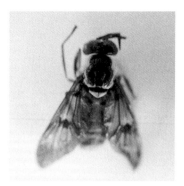

図 4-E-5 キンメアブ *Chrysops* spp. （三島伸介撮影）

ヒトに媒介するのはリーシュマニア症 leishmaniasis という原虫感染症である．

6）ノミ目

　吸血により局所的皮膚掻痒をもたらすほか，ペスト plague（*Yersinia pestis*）や発疹熱 murine typhus（*Rickettsia typhi*）の媒介動物として重要である．ペストの媒介動物として重要なのがケオプスネズミノミ *Xenopsylla cheopis* である．ペスト菌 *Y. pestis* のヒトへの感染は，ペスト菌に感染した野生動物の死骸や患者と接触した際に経口的もしくは経気道的に感染するルートと，感染ノミがヒトを吸血することで感染するルートがある．ペスト菌はノミの糞便中にも排泄される．発疹熱はドブネズミが保菌動物で，ノミの糞便中に *R. typhi* が排泄される．ノミに吸血された皮膚が痒いために皮膚をボリボリ掻くことによって，皮膚の傷口や粘膜に *R. typhi* が擦り込まれて感染が成立する．

　また，ネズミ類に寄生する小形条虫 *Hymenolepis nana*，縮小条虫 *Hymenolepis diminuta* という条虫類 Cestoda は，ノミを介してヒトに感染することがある．ノミはこれらの条虫の中間宿主であり，条虫の幼虫（擬嚢尾虫）を含むノミを経口摂取すると感染が成立する．手指を介した経口感染が起こりやすいので，こまめに手指を石鹸や水流で洗うことで予防に繋がる．

7）咀顎目シラミ科

　発疹チフス epidemic typhus（*Rickettsia prowazekii*），回帰熱 relapsing fever（*Borrelia recurrentis*）を媒介するコロモジラミ *Pediculus humanus* ほか，直接的に外部寄生するアタマジラミ *Pediculus capitis*，ケジラミ *Phthirus pubis* が重要である．回帰熱は一般的にダニ媒介性のものより重症化しやすいとされる．コロモジラミの糞便中にリケッチアやボレリアが排泄され，シラミ吸血により皮膚が痒くなり，皮膚を掻破することによって皮膚の傷口や粘膜に病原体が擦り込まれて感染成立する．つまり，シラミの場合はリケッチアやボレリアがシラミの唾液腺には移行しないということであり，ダニとはこの点で異なっている．世界中で分布しているため，衣服を常に清潔に維持し，シャワーやお風呂で体を清潔に保つよう心がける．アタマジラミの場合，旅行中のタクシーの背もたれや航空機内や空港内のヘッドレストに接触

して感染する可能性もあり，公共交通機関を用いる際にも海外ではなかなか気が抜けないのが実情である．ケジラミは性的接触による感染であり，これについては渡航中であろうとなかろうと，普段から気をつけておかねばならない．なお，航空機内や空港内のヘッドレストでアタマジラミを拾う可能性は十分にあり得る．

8) カメムシ目トコジラミ科

トコジラミ *Cimex lectularius*（南京虫）は，その名称からシラミの仲間と混同されがちであるが，シラミとは異なるカメムシ目に属し，捕まえようとすると悪臭を放つ．昼間は家屋内の寝具や壁・柱の隙間や畳に潜み，夜間に活動して吸血する．吸血部位は強い掻痒感と痛みを伴う．「トコジラミ，南京虫」は夏の季語である．

9) カメムシ目サシガメ科

サシガメ reduviidae により *Trypanosoma cruzi* という原虫がヒトに媒介され，アメリカトリパノソーマ症 American trypanosomiasis，いわゆるシャーガス病 Chagas disease を発症する．中南米でその流行が見られる．サシガメは体長 20〜30 mm 程度のやや大型の昆虫である．Assassin bug または kissing bug（呼気に引き寄せられ口周辺での吸血が多いため）とも呼ばれ，普段は家屋内の天井や壁や板の間の隙間に身を隠しており，夜間に這い出してきてヒトを吸血する．サシガメの吸血部位は掻痒感が強く，吸血とともに排便も行われる．病原体はサシガメの糞便中に排泄され，皮膚を掻破することによって病原体が傷口や粘膜に擦り込まれて感染が成立する．家屋内に殺虫剤を撒いて，就寝時には蚊帳などで虫の侵入を防ぐ．

〔三島伸介〕

1) Tick-Borne Encephalitis Monograph（TBE, FSME）. Baxter AG, March 2009, Project Number：BS-VA-087.
2) 津田良夫：蚊の観察と生態調査．北隆館，2013．

F 環境医学

① 熱中症

高温の環境下で，体温の調節障害によって起こる障害を総称して熱中症という．患者の症状から熱失神，日射病，熱けいれん，熱疲労，熱射病と分類する．また，日本国内では1つの症候群として，重症度から3群に分類している[1]．

熱中症の発症時には，深部体温が 38 ℃台に下がるまで病院搬送前から積極的な冷却処置を行う．予防と治療については専門書に譲る[2]．高体温の持続により予後が不良となるため，現場で体温を下げるためにできることから始める．

表 4-F-1　凍傷の症状

分類		深度	症状	経過
表在性	1度	表皮	発赤・腫脹	熱傷の1度に相当．5〜7日で治癒．
	2度	真皮	浮腫・水疱	熱傷の2度に相当．2〜4週間で治癒．
深在性	3度	皮下組織	壊死・潰瘍	上皮化が期待できず，多くは手術が必要
	4度	骨・筋肉	筋肉や骨の壊死	分界線に沿って脱落組織の手術が必要

（岡田芳明：寒冷環境．防衛医学．防衛医学編纂委員会編．p453-4．防衛医学振興会，2007 より）

② 紫外線傷害

　渡航医学において紫外線傷害は寒冷地・熱帯地・高地など様々な環境で遭遇するため非常に大切な項目であり，渡航前診察ではほぼ必ず教育する必要がある項目である．紫外線の影響は皮膚障害，角膜障害，結膜障害などがあり，標高 300 m 上昇するごとに紫外線の影響による日焼けが 4 ％上昇する[3]．機序や対策は専門書に譲る．

③ 寒冷による局所障害

　寒冷による局所障害を凍瘡，凍傷という．凍瘡（しもやけ）chilblain は，末端から症状が出現し，手指，足趾，頭部（鼻・耳）に好発する．組織の凍結は伴わない．雪山登山での発症が多く，冷所での強風への曝露や，金属を直接触ることなどでも発症する．決して衣服などは濡らしてはならない．応急治療として皮膚の感覚が表れるまで早期に温め保温する．患部のマッサージも良い．凍傷 frostbite は，寒冷による細胞障害と循環障害により発症する．組織の凍結を伴い障害部位の深度により 1〜4 度に分類する．凍傷の応急治療として，患部を 40〜42 ℃のお湯で急速に温める．皮膚組織損傷を防ぐため，過度のマッサージや火で直接温めない．重症の低体温症合併時には，末梢の加温やマッサージにより心室細動を誘発する可能性があるため，低体温症の治療を優先する[4]（表 4-F-1）．

④ 低水温がおよぼす健康被害
　　―水難・船舶・航空事故を想定して―

　次に浸水時の水温と身体障害について触れる．水温が低いほどより速く意識障害や完全体力消失を起こすため，推定される生存時間はそれに相関する．また，一定の水温域であっても，その時の装備や行動によって生存時間が大きく変わる．

　そのため，渡航医学では，船舶事故・航空事故などにより大洋の海面や湖水面に避難することも想定した知識が必要である．水温が健康におよぼす被害を図 4-F-1，2，表 4-F-2 に時系列的に掲示した．また，水の中にいる場合は体温喪失軽減体位 Heat Escape Lessening Posture（HELP）や複数人数で群がる方が生存帰還率が上がると考えられる（図 4-F-3）．日本周辺の夏月と冬月の年平均水温が気象庁から公表されているのでそちらも参照されたい[5]．

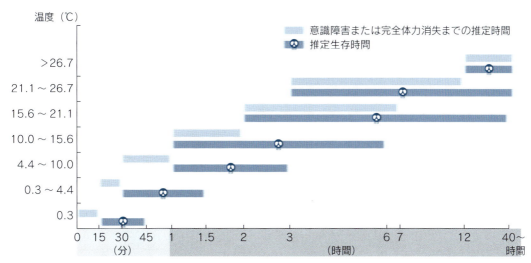

図 4-F-1　水温と意識障害や生存時間との関係*
*生存時間が個体差，意識の強さ，行動パターン，装着衣服などによってかなり格差が出る．
（Minnesota Sea Grant. http://www.seagrant.umn.edu/coastal_communities/hypothermia より作図）

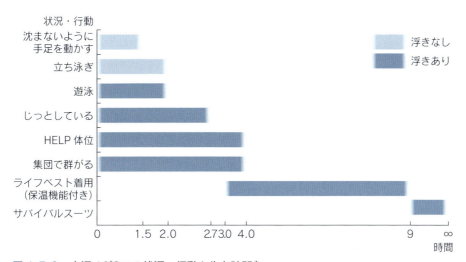

図 4-F-2　水温10℃での状況・行動と生存時間*
*装着衣服・装備，BMIなどにより格差が生じる．
（Minnesota Sea Grant. http://www.seagrant.umn.edu/coastal_communities/hypothermia より作図）

表 4-F-2　低温水へつかることによる身体への影響

・呼吸を止める能力が半分以上の低下
・低温反射による過呼吸によるアルカローシス
・握力が毎分 2％ずつ低下
・空気よりも水のほうが熱伝導率が 25 倍あることを念頭に

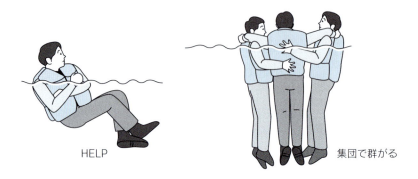

HELP　　　　　　　　　　　　集団で群がる

図 4-F-3　水中で生存率を上げる体位

⑤ 偶発性低体温症

深部体温が 35 ℃以下になることを低体温症という．事故や疾患等による低体温症を，低体温療法などの意図的な低体温と区別するため，ここでは偶発性低体温症という．冬山登山や水難事故で多く，特に津波などの水害では患者が大量に発症する．体温が 35 ℃を下回ると，震えや呼吸循環の促進などの体温の上昇を図るための生理的反応（寒冷反応）が始まる．表 4-F-2 にあるように，低温反射による過呼吸からアルカローシスなども起き，意識障害や完全体力消失などの影響を最小限にするため，早期の救護と治療が求められる[6]．発症現場では深部体温の測定が困難なことも多く，意識と振戦の症状の有無で分類し，治療を早期に開始する[7]（表 4-F-3）．低体温症の予防として，防水と遮風の服装を重ね着して防寒する．脱水，低血糖の予防のため，水分，糖分の多い食事の摂取を心がける．アルコールや喫煙は避ける．冬山登山ではビバーグ（テントやツェルトという登山用小型軽量三角テントや雪洞による休憩）をこまめに行う[8]．

⑥ 湿　度

至適湿度は 40〜70％である．高湿度の環境では，汗が蒸発しにくく熱の放散が減少し，熱中症のリスクが高まる．また，真菌やダニが増殖しやすくなり，これらを原因や媒介とするアレルギーや感染症の原因となる．

低湿度の環境では，咽頭や鼻粘膜の防御機能が低下すると共に，インフルエンザウイルス等の生存時間が延長し，ウイルス感染に罹患しやすい状態となる．しかし，5,000 m を越える高地では低湿度と低気温のため，ダニ・ゴキブリが生息しないため，これらによる喘息発作が起

表 4-F-3　低体温症の症状と治療

分類	深部体温	症状	治療
1度	32〜35℃	意識清明 震えあり	暖かい部屋と衣服，温かくて甘い飲み物 （可能であれば）積極的な運動
2度	28〜32℃未満	意識障害あり 震えの消失	不整脈予防のため，体動を最小限にして，水平位で固定 化学的・電気的・温風・毛布による復温 加温（38〜42℃）した輸液
3度	24〜28℃未満	意識不明 生命兆候あり	2度の治療に加え，必要に応じて気道確保 循環が不安定であれば，ECMO，CPBを行う
4度	24℃未満	生命兆候なし	2度と3度の治療に加え，心肺蘇生を行う エピネフリン1 mgを3回まで投与．電気的除細動 ECMO，CPB，体内外からの復温を行う

ECMO：extracorporeal membrane oxygenation（体外式膜型人工肺）
CPB：cardiopulmonary bypass（人工心肺）
（Brown DJ et al：Accidental Hypothermia. N Engl J Med. 2012；367（20）：1930-8 を和訳改変）

きにくいともいわれている．

　現行の多くのアルミ製機体の航空機内では，機体腐食防止のため離陸後早期に湿度を20％以下にするため，ドライアイや口腔・気道内の乾燥に注意を要する．カーボン機体であると5〜10％ほど（気温と共に）高くすることも可能である．

⑦ 高山病

　急性高山病は高所順化していない状態で高所（おおむね2,400 m以上）に到達した時，数時間から3日以内に発症することが多い（図4-F-4）．吸入酸素分圧が低下するために起こる低酸素，低温，低圧，登山活動による運動負荷が重なって起きる．

　急性高山病は，頭痛がまずあり，さらに，① 食欲不振，吐き気，② 疲労感，③ めまい，ふらつき，④ 睡眠障害のうち1つがあるものをいう．高山病の評価としてはレイクルイーズLake Louise急性高山病評価システムがある．急性高山病で死亡することはなく，急速に悪化した場合に高地肺水腫，高地脳浮腫へと進行して死亡につながる（表4-F-4）．極端な例では，日本の燕岳（標高2,637 m）で高地肺水腫を発症し，上高地（標高1,500 m）まで搬送しても改善なく，入院加療を必要とした症例報告があり[9]，症状があれば躊躇なく下山させる．

　ガモウバッグGamow bag（携帯型加圧装置）は膨らませると内部を高圧に保つことができる携帯型のバッグで，急性高山病が進行して，脳浮腫や肺水腫を発症した患者を収容する（図4-F-5）．高圧に保たれたバッグ内部は酸素分圧が上昇し，患者の血中酸素分圧も上昇するため状態を改善する．下山が一番の治療だが，重症な患者の搬送を待つ間に使用することで救命率の上昇につながる．

　高山病の予防としては，高地順化するために緩やかに高度を上げていくことが一番である．そのほかにも，高所では低温もあり口渇を感じにくいが，意識して水分摂取して脱水予防に努めること，睡眠不足は高山病になりやすいので避けること，アルコール摂取は避けることなどがあげられる．アセタゾラミド（ダイアモックス®）は換気を促進することで血中酸素濃度を上げるため，保険適用外となるが，予防薬として使用することがある（7-E，巻末資料⑨，⑩

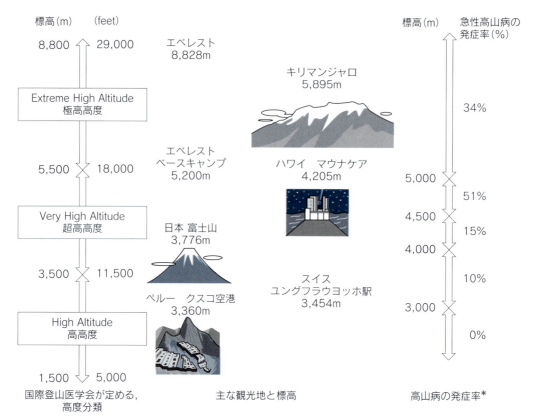

図 4-F-4　高度の分類と主な観光地および急性高山病の発症率
＊：Vardy J et al：Acute mountain sickness and ascent rates in trekkers above 2500 m in the Nepali Himalaya. Aviat Space Environ Med. 2006；77（7）：742-4.

参照).

⑧ 船　内

　クルーズ旅行の流行と共に，船舶で移動する渡航者が増えている．船上では入港するまで，医療的に孤立状態となる．閉鎖環境の中では，食中毒やインフルエンザなどの集団発症の予防が重要である．また，船上では外傷が多く，転倒・転落による頭部外傷や腰痛等の整形外科疾患の発症が多い．歯科治療用具がないことが多く，乗船前に必要な歯科検診・治療は済ませておかなければならない．

　出航前の準備として，航海期間に合わせた持参薬の準備や，行動する地域の医療情報，入港場所の検疫事項の確認，緊急時の連絡先等を確認しておく．基礎疾患があれば，病状を説明できる用紙をあらかじめ作成しておく．船内では，感染予防のため手洗いや消毒を行い，自身の体調管理に注意するだけではなく，周囲の体調不良者には安易に接触しないようにする[10]．また，海外のクルーズでは特に，室内でのトコジラミやノミに注意する（4-E, I 参照）.

表 4-F-4　高山病の症状

分類	臨床症状
急性高山病（山酔い） Acute moutain sickness（AMS）	頭痛，倦怠感，食欲不振 嘔気，嘔吐，浮腫（顔面・手・足等） 高地に到着後 6～12 時間後に始まる
高地（所）脳浮腫 High-atitude cerebral edema（HACE）	AMS の症状に加え，倦怠感の増悪 縦列歩行（タンデム）テストで陽性（運動失調） 精神錯乱，昏睡
高地（所）肺浮腫 High-atitude pulmonary edema（HAPE）	単独，または HACE と合併 運動時の息切れの増悪 ⇒安静時呼吸困難 咳，全身脱力感，歩行困難 胸部圧迫感

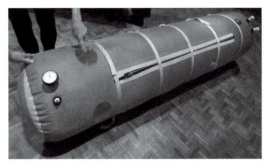

図 4-F-5　ガモウバッグ Gamow bag
ビニール窓から患者の様子をみたり，コミュニケーションを取れる

⑨ 潜　水

　潜水によって起こる障害を潜水障害という．高圧による急性酸素中毒や窒素中毒（窒素酔い），高圧神経症候群などの神経異常（⑪ **プロフェッショナルダイバー** 参照），潜水時における知覚・感覚異常，緑膿菌等による外耳炎や皮膚感染症等が問題となる．また，汚染水域での潜水では，細菌性赤痢などの水系感染症の感染にも注意する必要がある[11]．④ で低水温と健康被害を示したが，ダイバーではドライまたはウェットスーツを着用しているため条件がやや異なる．また，水面下では深度により水温が急速に低下するため，低体温症の危険性も勘案する必要がある[12]．

⑩ 減　圧

　減圧環境により，減圧障害 decompression illness（DCI）を発症する．これは減圧症 decompression sickness（DCS）と，動脈ガス塞栓症（空気塞栓症）を含む概念である（表 4-F-5）．減圧症は，水中に深く潜った後（高気圧下）に，浅いところまで急速に戻った際（低気圧下）に，減圧によって過飽和状態になり，気泡が組織内や血管内に形成されることによって発症する．

表 4-F-5 　減圧障害 Decompression illness（DCI）の症状

疾患	分類	臨床症状
減圧症 （Decompression sickness：DCS）	Ⅰ型（軽症）	皮膚の発赤（大理石斑） 四肢の関節痛 浮腫・むくみ
	Ⅱ型（重症）	脊髄型：知覚・運動・膀胱直腸障害 脳型：意識障害・けいれん・片麻痺・脳神経症状 肺型：胸痛・咳・前胸部違和感・息切れ・血液を含んだ泡沫状の痰 内耳型：めまい・嘔気・嘔吐・耳鳴り・聴力低下 その他：Ⅰ型に含まれないもの全て
動脈ガス塞栓症 （Arterial gas embolism：AGE）		脳：意識障害，けいれん，片麻痺，視力低下 心臓：心停止，不整脈 その他：肺胞の過膨張あるいは破裂による症状を伴うことがある． 　　　　皮下および縦隔気腫，気胸，血痰など．

　減圧症の予防として体調管理を行い，ダイビング直後は高所を避けるため，飛行機での移動や山道などの移動は避ける（⑬ レクリエーショナルダイバー参照）．現場や応急治療として，① 救急救命処置，② 水平仰臥位（昏睡体位），③ 100％の酸素投与，④ 水分補給，輸液などを行いながら，再圧治療可能な施設へ輸送する．根本治療は再圧治療であり，発症後 2 時間以内での治療開始を目指す．そのため，事前に医療施設の連絡先を確認しておき，一般的な救急救命処置を行いながら再圧治療可能な施設への連絡・搬送を行う必要がある．輸送時には ① 酸素投与，② 高度 300 m 以下を保ちつつ，③ 症状・バイタルの変化を確認しながら輸送する[13,14]．

⑪ プロフェッショナルダイバー（職業潜水）

　ダイビングを大きく分けると，レクリエーショナルダイバー（⑬ レクリエーショナルダイバー参照）とプロフェッショナルダイバーに分かれる．プロダイバーの活動内容としては，水中での作業や調査，捜索や救難活動などを目的とした種々の職業潜水がある．日本国内において職業としての潜水活動には潜水士免許が必要で，海外でも国により同様の免許の取得が求められる．職業潜水では勤務内容によって，より深く，長時間の潜水が求められる．そのため目的に応じて，呼吸ガス（空気，混合ガス）（表 4-F-6），潜水方式（潜水装備），減圧方式（空気，酸素）等を選択して潜水を行う．高気圧環境下での長時間の潜水では，潜水計画を立てて安全管理を徹底して行う必要があるが，深深度の潜水により下記のような特異的な疾患を呈する．これらの症状は潜水中に出現するため，本人または同行しているバディの臨床判断の下，減圧障害を避けつつ，計画的かつ速やかに浮上する必要がある．

1）窒素中毒（窒素酔い）

　潜水によって，高分圧の窒素を吸入することで発症する．症状がアルコール飲用時に似ていることから，窒素酔いとも言われる．深度とともに症状が変化し，30 m 程度の深度で多幸感やめまいを生じるようになり，90 m 以上の深度に至ると，意識喪失に至る．

表 4-F-6 呼吸ガスの主な種類と特徴

呼吸ガス	組成例			特徴
	酸素	窒素	ヘリウム	
空気	21%	78%	微量	・レクリエーションダイビングで一般的 ・国内では法律上，深度40mまでのダイビングで使用可能
ナイトロックス （NITROX）	40%未満	60%以上		・窒素酔いのリスク減少，無減圧潜水時間が長くなる ・酸素濃度が高く，浅深度のレクリエーションダイビングで使用可能 ・深度30m程度までで使用可能
トライミックス （TRIMIX）	21%未満	78%未満	目標深度による	・酸素，窒素を減らし，ヘリウムで代替 ・（ヘリウムにより）高価 ・深度40m以上で使用可能
ヘリオックス （HELIOX）	21%未満		目標深度による	・深度40m以上で使用可能 ・窒素を含まず，窒素酔いのリスクがないため深深度潜水が可能 ・酸素も目標深度に合わせて減量 ・（ヘリウムにより）非常に高価

（窒素中毒のリスク ↑）

目標深度，潜水方法により呼吸ガスの組成を変更して使用する．
深深度の潜水では複数の呼吸ガスを準備し，到達深度により呼吸ガスを変更する．

2）酸素中毒

潜水によって，高分圧の酸素を吸入することで発症する．顔面蒼白，唇のふるえ，発汗，徐脈などから始まり，tunnel vision といわれるトンネルの中から出口を見たような特徴的な視野異常，耳鳴り，嘔気，筋肉の攣縮，気分の変調，めまいなどの症状が出現し，けいれん発作に至る．これらの結果，溺水することが多い．

3）肺酸素中毒

長時間の酸素呼吸により，呼吸器症状が出現することが警告されている．肺水腫症状から，呼吸不全となる．

4）高圧神経症候群

窒素麻酔を生じる潜水深度の限界を超えるため，ヘリオックスなどを用いて潜水する際に発症する症候群である．深度150m前後から，めまいや嘔吐，疲労感や注意力の低下などの神経症状を呈する[14,15]．

⑫ 海水浴・遊泳の危険

睡眠不足や疲労，想定外の冷たい海流（河川も）などで足をつり，溺死につながることがある．また，水に浸かっている状況はプールであっても体温維持のため予想以上の体力喪失を伴

う．素潜り（シュノーケリング等）は泳力がついてくると深く潜れるようになるが，水温の急激な低下と水面とは異なる方向と強さの海流を忘れてはならない．不眠・疲労・満腹・空腹・不安などは乗り物酔いの誘因となりうる．年齢と体力に合わせた遊泳・渡航計画が肝要である．

　穏やかな波にしか見えない，一見安全そうな海岸でも入水前1時間は潮流の観察は欠かせない．ライフセーバーや地元の常連がいれば，その時の海洋情報を聴取することを忘れてはならない．潮流は穏やかに，しかし力強く遊泳者を沖合いにさらう．突然の波が遊泳者を襲うことも珍しくない．

　海外の管理されている砂浜・海岸の入り口付近に注意事項などが記載されているので熟読すること，管理されていないところでは自己責任で行動することが求められる．有事の際に的確かつ迅速な対応を取ることのできる知識と能力も大切であるため，医療者として事故を未然に防ぐ教育を怠らないようにする．

⑬ レクリエーショナルダイバー

　レクリエーショナルな潜水にも事故や死亡などは無視できない．潜水希望者が健康であることを確認することは非常に重要であるが，スキューバダイビングという貴重な体験をわずかな身体・健康・精神状態で禁止することは望ましくない．よって，担当医は該当渡航者がスキューバダイビングをしたい場合，潜水による事故や死亡などのリスクを慎重に検討し是非を決める必要がある．レクリエーショナルダイビングで有名なPADIはライセンス制度を設けているが，その健康診断結果の潜水条件に「中等度リスク」「一過性リスク」「重症リスク」に分類した一覧表を作成している[16]．当然，重症リスク者には潜水は推奨できないが，中等度・一過性リスク者に関しては状況により quality of life を尊重して慎重な検討，投薬コントロールにより潜水許可を出し，ダイビングにより美しく壮大な世界の経験を許可する努力が望まれる．より詳細な潜水禁忌疾病リストは Diver's Alert Network（DAN）が公開しているが，一般的には PADI のもので十分であろう．DAN よりも PADI のほうが過酷な条件が少ないため，PADI 基準なら健康身体的制限のある渡航者でもしっかりとした体制を整えることができれば，海中世界を体験する手助けを我々医療人が行える．渡航者や有病者は機械でも病気でもないのである．一人の人格者として，海中であろうと高山であろうと人生を全うするまでに最上級のQOLを慎重に提供するのがトラベルメディスンの真髄である．

　なお，スキューバダイビング後12時間，複数回の潜水や減圧を要する潜水後は，24時間以内の航空機搭乗と，高地（標高約2,400 m以上）への移動は減圧症と関連疾患予防のため，避けなければならない（WHO ITH，DAN）．

　例えば，マウナケア山（標高4,205 m，ハワイ島）やハレアカラ山（標高3,055 m，マウイ島）で夜空（天の川など）の観測と日の出を観るツアー，さらには，そこからマウンテンバイクで山麓を降りるアトラクションがある．よって，ハワイでは減圧を要するダイビング後の深夜・翌朝にこのようなツアーに参加しないように注意喚起することはとても大切である．海外旅行は「自己リスク管理」が鉄則なので，現地のツアー会社は注意・確認してくれないことを念頭に置いて渡航前診察をすること，渡航先がハワイであろうと，トラベルクリニックで教育すべきことはある．減圧症のある渡航者は航空機による移動はできないことも周知が必要である．

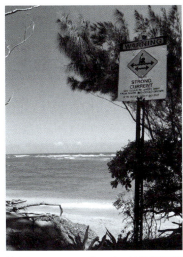
管理されているビーチでは監視員がいなくてもこのような警告板が設置されていることがある．

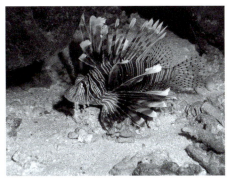
図 4-F-6　ハナミノカサゴ
毒棘による外傷・傷害に注意したい
（聖路加メディローカス　渡邉　直先生ご提供）

⑭ 海洋生物による被害

　国内外を問わず，海水浴から水泳，シュノーケルやスキューバ，サーフィンなどの海辺や海中でのスポーツは盛んになる一方である．岩礁やサンゴなどによる外傷やウニ・クラゲ・カサゴ刺傷は一般海水浴でも日常茶飯事である（図 4-F-6）．穏やかそうで遠浅の砂浜でも岩（特に溶岩石）などでの怪我は少なくない．海洋生物による外傷・感染症などの代表的なものを巻末資料⑥にまとめた．それぞれの治療法は専門書に譲る．

〔本間健一，近　利雄〕

1) 日本救急医学会：熱中症診療ガイドライン 2015．http://www.jaam.jp/html/info/2015/pdf/info-20150413.pdf
2) 環境省：熱中症環境保健マニュアル．http://wbgt.env.go.jp/heatstroke_manual.php
3) Goodyer LI：Travel Medicine for Health Professionals. P.231, Pharmaceutical Press, 2004.
4) 岡田芳明：寒冷環境．防衛医学，防衛医学編纂委員会編，p453-4，防衛医学振興会，2007．
5) 気象庁：海面水温の知識・解説．http://www.data.jma.go.jp/gmd/kaiyou/data/db/kaikyo/knowledge/sst.html
6) 德富智明：冷水浸漬による死；低体温と溺死．防衛衛生．2008；55（8）：111-5．
7) Brown DJ et al：Accidental Hypothermia. N Engl J Med. 2012；367（20）：1930-8.
8) McIntosh SE et al：Wilderness Medical Society Practice Guidelines for the Prevention and Treatment of Frostbite. Wilderness Environ Med. 2011；22（2）：156-66.
9) 木野田文也ほか：燕岳から槍ヶ岳縦走中に発症し徳沢で診断された高地肺水腫の一例．登山医学．2013；33：163-6.
10) Centers for Disease Control and Prevention（CDC）：Crusing Tips
　　http://www.cdc.gov/nceh/vsp/pub/cruisingtips/cruisingtips.htm.
11) 小沢浩二：免疫と感染症．防衛医学，防衛医学編纂委員会編，p369-72，防衛医学振興会，2007．
12) Aguilella-Arzo M et al：Heat loss and hypothermia in free diving：Estimation of survival time under water. Am J Phys. 2003；71（4）：333.
13) Vann RD et al：Decompression illness. Lancet. 2011；377（9760）：153-64.
14) 鈴木信哉：減圧障害と治療．防衛医学，防衛医学編纂委員会編，p373-7，防衛医学振興会，2007．
15) 小沢浩二：潜水生理．防衛医学，防衛医学編纂委員会編，p356-61，防衛医学振興会，2007．
16) PADI：Guidelines for Recreational Scuba Diver's Physical Examination. P.3-6. https://www.padi.com/about-padi/padi-forms
　　筆者訳の日本語版は右より　http://www.nanzando.com/books/23381.php

G 人間の行動

① アウトドア

野生動物は様々な細菌やウイルスや寄生虫を持っている可能性が高いだけでなく，ヘビ，ゾウ，サイ，カバ，野犬，オオカミ，熊，コウモリ，リス，アライグマなどの哺乳類や各種爬虫類，昆虫類からの攻撃も視野に入れなければならない．野生動物やその糞尿と接触することやコモドドラゴンの唾液のように致命的になり得る細菌叢からの感染症にも注意する必要がある．自然の中でキャンプやアウトドアを楽しむ際，以下のことに注意するべきである．

表 4-G-1 アウトドアにおいて感染する可能性のある疾患例

感染症	感染源	感染症	感染源
エロモナス属菌	河川，湖沼，その周辺の土壌および魚介類から感染	非定型抗酸菌症 ⑥²	水や土壌，食品，動物などから創部や呼吸器を介して感染
炭疽 ㊹	感染動物やその加工品との接触，昆虫の刺傷による皮膚感染 まれに大気中の芽胞の吸引や，汚染食肉や水を介し感染	ペスト ⑱	ノミやエアロゾルを介して感染
回虫症	汚染された食べ物や土壌から感染	狂犬病 ㉓	哺乳類動物との接触や咬傷により感染
ボツリヌス中毒	汚染された食べ物を介して感染	鼠咬熱	ネズミなどに咬まれ感染
ブルセラ症 ⑥⁷	感染動物の乳や乳製品の喫食，感染動物（ウシ，ヒツジ，ヤギ，ブタ，ラクダ，野生反芻獣）やその死体，および流産組織などとの接触で感染	リケッチア症 ⑥⁹	ダニ，ノミ，シラミに刺され感染
クリプトコッカス症	鳩の糞や汚染された土壌から感染	サルモネラ感染症	家畜の腸管内常在菌であり，汚染された食べ物を介して感染
エキノコックス症	キツネ，イヌなどの糞便内の虫卵を経口摂取することで感染	旋毛虫症	汚染された肉類を調理不十分なまま食べることにより感染
丹毒	外傷や虫刺されから連鎖球菌が感染	野兎病	ノウサギやげっ歯類の菌を含んだ血液や臓器や排泄物に直接触れることにより感染，マダニ類などの吸血性節足動物を介して感染
ジアルジア症 ㉚	ヒトとヒトの接触や食品を介した感染，飲料水を介した感染	腸炎ビブリオ感染症	原因菌が海水中に生息し，汚染された魚介類を生食することで感染
ハンタウイルス肺症候群 ㊾	ネズミの糞や尿中からウイルスを吸い込むことにより感染 ネズミの咬傷，接触により感染	ウエストナイル熱 ⑮	イエカやヤブカに刺され感染
ヒストプラズマ症 ⑥⁰	小分生子を吸入し感染，外傷から感染	マラリア ⑭	ハマダラカに刺され感染
レプトスピラ症 ⑧⁵	ネズミの尿で汚染された水や土壌から経皮的，経口的に感染	デング ㊽	ヒトスジシマカ，ネッタイシマカに刺され感染
ライム病 ㊆⁵	マダニに刺され感染	チクングニア ㊺	ヒトスジシマカ，ネッタイシマカに刺され感染
リンパ球性脈絡髄膜炎ウイルス	げっ歯類に汚染された塵や食べ物を介して感染	ジカウイルス感染症 ㉛	ヒトスジシマカ，ネッタイシマカに刺され感染

（表中の○数字は 5-C．渡航医学で重要な感染症のリスト番号を意味しているので，あわせて確認されたい．）

1）動物との接触について

- 野生動物に手で餌を与えない，動物と適度な距離をとる
- 野生動物の糞がある所で遊ばない，作業を行わない
- 野生動物の幼獣が1匹でいる時は，近くにその動物の親がいて襲われる可能性があるため近寄らない
- 子どもには必ず野生動物に接触しないように教育する（大人と一緒にいても，子どもが標的になることは自然の摂理である）
- 死骸を素手で触らない
- 野生動物を捕まえて飼おうとしない，救出しようとしない
- 飼いイヌ・ネコでも日本とは事情が異なるため，咬傷・擦過傷などを回避する
- イヌ・ネコがいる海岸では直接砂浜を触らず，サンダルも避ける（皮膚爬行症予防）

2）高地・海（4-F 参照）

3）感染予防

- 食べる前や外出後は必ず手を洗う．アウトドアで洗う際は流れている水や川で石鹸を使い洗う（石鹸利用が禁止されている高山などは日本のみならず海外でもある）
- 咬傷や外傷がある場合は傷口を石鹸で洗い，流水で流し，すぐに医療機関を受診する
- 虫に刺されないように，昆虫忌避剤や蚊取り線香，殺虫剤を使用する
- ハイカットブーツ（必要なら防水ブーツ），長袖長ズボン，帽子着用など適切な服装を選択する（色は淡色系が好ましい）
- トイレが日本のように整備されていないことが多いため，排便後の手指衛生を徹底する

建物周囲では

- 滞在する部屋で穴を塞ぐことでコウモリやげっ歯類，野生動物，昆虫などの侵入を防ぐ
- 建物の周りや室内を綺麗に保ち，ゴミ箱は必ず閉じておくことで野生動物が近づく原因を除く
- ベッドには蚊帳を装着する（図 4-G-1）
- 食べ物を放置しない
- ドア下の隙間はタオルなどを詰めることにより，夜間の昆虫侵入などを防御できる
- 堆肥や枯れ木などは建物から離して保管する
- 水を溜める場所に野生動物が近づけないようにする
- 靴などは履く前に逆さにしてはたくなど，中に小動物や昆虫がいないことを確認する

② 性活動

　性感染症は相手あるいは自身が感染した状態で性行為を行った際にヒトからヒトへ感染す

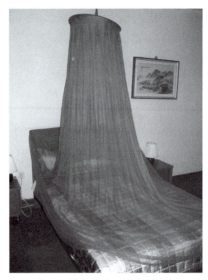
図 4-G-1 蚊や虫のいる地域では，必ずベッドには蚊帳を付ける．使用時は裾をマットレスに挟む． （黒田友顯撮影）

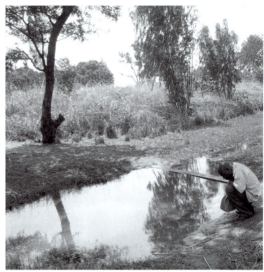
図 4-G-2 淡水には住血吸虫やレプトスピラなどの感染リスクがあるため注意が必要（マラウイにて） （黒田友顯撮影）

る．主な性感染症の例として，梅毒，尖圭コンジローマ，淋菌感染症，腟トリコモナス症，ケジラミ症，性器クラミジア感染症，性器カンジダ症，性器ヘルペス症，B 型肝炎，C 型肝炎，ヒト免疫不全ウイルス感染症（HIV/AIDS），ジカウイルス感染症[1]などが挙げられる．

性感染症に罹患しないためには性行為を行わないことが一番であるが，渡航先において潜在欲求の開放や非日常的な行動により，渡航者の気持ちが高揚し，不特定多数との性行為（カジュアルセックス）の可能性が自国内よりも高くなり得る．

1）性感染症に対する教育

渡航目的，同行者，渡航先での性サービスへのアクセス度，渡航先での性行為の価値観，アルコールや薬物へのアクセス度などを渡航者から聞き取り，性行為と感染症の関係について説明することで予防する．また渡航前に性感染症や HIV の検査を受け，渡航者自身の状態を知っておく．渡航先で性行為を行った場合，帰国後も性感染症，HIV の検査を受けるべきである．

また，ティーンエイジャーなどにおいては無意識のうちに，友人たちと行動を共にしたり（ドラッグも同様），旅行中・留学中の開放感などから「ノリ」で性的に活動的になることがあるため注意喚起が必要だ．

2）コンドームの使用

HIV，肝炎やその他の性感染症を予防するために使用する．言いづらいかもしれないが，必ず性行為に及ぶ前にパートナーに装着してもらうようにこころがける．また使用する前に使用

期限が切れていないか，穴が開いていないかをチェックする．HPV は予防できない．

3）ワクチン接種

ワクチン接種を行うことで予防可能な疾患がある（7-B 参照）．

〔黒田友顕，近 利雄〕

1) Musso D et al：Potential sexual transmission of Zika virus. Emerg Infect Dis. 2015：21（2）：359-61.

H 航空医学（時差，乗物酔い，航空性中耳炎など）

航空機の利用者数は景気とともに増減しているが，2010 年頃から格安航空会社 low cost carrier（LCC）が出現し，比較的低価格で飛行機が利用できるようになり，航空機の利用者数は年々増加傾向にある．2016 年の国内定期航空輸送の旅客数は 9,720 万人[1]（前年より 1.4％増），国際航空輸送の旅客数は 2,050 万人[1]（前年より 12.3％増）であった．航空機利用の際，乗客は地上とは異なる環境下に置かれるため，様々な健康被害を受ける可能性が考えられる．航空機を利用する渡航者は以下のことに注意する必要がある．
① 乗物酔い
② 機内環境による身体への影響
③ 時差症候群 jet lag
④ 基礎疾患への影響
⑤ 機内で有病者が発生した場合（通称ドクターコール）

① 乗物酔い

空腹，満腹，不安感をもった状態で搭乗すると悪化することが知られている．そのため，搭乗前はフルーツや野菜，スープ，ビスケット，などの軽食を適量摂取するとよい．搭乗する 30 分から 1 時間前に抗ヒスタミン薬を内服し，副作用の眠気を利用し，飛行機上昇時の低高度の乱気流を通過する際に睡眠していることで飛行機酔いの原因の 1 つである揺れを感じにくくするという手もある（小児には適さない）．また飛行機は翼に近い席が一番機内で揺れが少ないため機体中央の席を選ぶようにするとよい．

② 機内環境による身体への影響

飛行中の機内の環境は地上の環境とは異なっている．もちろん飛行中の機内は機外と同じ環境ではなく，与圧装置やエアコンディショナーにより，人工的に調整しているが，地上と全く同じ環境を作り出すことは不可能である．
・飛行中の機内の温度は通常 22〜26 ℃ぐらいに調節されている．
・飛行中は機内の湿度が 10〜20％である[2]．カーボン機体（AirBus A350AXB, Boeing 787

など）では15〜40％ほどにできる．メインキャビンにおける筆者の観測では上昇・下降中の湿度の低下はカーボン機体の方が緩徐であり，フライト中も20％前後であった．
・地上では1気圧であるが，加圧している商用機内でも約0.8気圧まで下がる．それに伴い，酸素分圧も地上の70〜80％に低下する．

　キャビン内は高山病発生率が高くなる2,000〜2,400 mと同等の気圧くらいまでしか加圧されていない．このため，体内の気体が入った閉鎖空間に影響が出る．具体的には中耳，腸管，前額洞などの副鼻腔である．機体の上昇時や下降時に機内気圧が変化するため，耳が痛くなり（航空中耳炎），時に外傷となることもある．軽症の場合，耳が詰まることや軽い痛みが数分から数時間で治まるが，風邪やアレルギー性鼻炎がある場合は激しい耳の痛みや耳鳴りが出現することがある．適切な処置を行わなければ症状が数時間から数日続くこともある．この気圧で急性高山病を呈するものはわずかであると言われている．

　また航空機の上昇により急速に周囲の気圧が変化した場合，閉鎖空間に溜まった気体が膨張し，体に様々な影響をおよぼす．炭水化物や炭酸飲料を摂取することにより胃や腸内にガスが発生し膨満感が悪化し，おくびや屁が出やすくなる．

　商用機内の空気はHigh-Efficiency Particular Air（HEPA）フィルターを通して1時間に20〜30回換気されているため，おおかたの細菌や真菌や大きめのウイルス（直径0.1〜0.3 μm）は除去され，エンジン稼働時には気道感染症が蔓延する危険性はそれほど高くはない．

③ 時差症候群 jet lag

　3時間以上の時差のある所へ高速で移動した際に，体内時間と外界環境の時間との間にずれが生じることで起こる．西行きの便より東行きの便の方が症状は顕著に現れる．予防として，出発数日前から1〜2時間，西行きの場合は遅く寝て，東行きの場合は早く寝る．機内では大量の食事・アルコール・カフェインなどを摂らず，水分をたくさん摂り，こまめに体を動かすように心がける．西行きの場合，機内でなるべく睡眠をとらない．できれば到着時間を昼頃にし，到着先で明るい日差しを浴びることができるようにする．到着直後に寝ず，現地の日没後に寝るようにする．東行きの場合，なるべく機内で睡眠をとる．大事な約束や会議は到着1日目を避け，なるべく頭の冴えていると感じる時間に行うようにする．西行きだと朝の時間帯，東行きだと夕方に相当する．

④ 基礎疾患への影響

　前述したように，飛行中の機内の環境は地上の環境とは異なる．そのため米国の航空宇宙医学会 Aerospace Medical Association（AsMA）では表4-H-1の患者は搭乗に際しリスクが高いと記している[3]．

　循環器疾患，術後・外傷後などを有する渡航者の搭乗条件は12-Aならびに巻末資料⑪，⑫を参照されたい．

表4-H-1　米国航空宇宙医学会（AsMA）が定める基礎疾患を有する航空機搭乗

> **禁忌**
> ・6週間以内に心筋梗塞の症状があった人
> ・2週間以内に心臓の冠動脈バイパス手術を受けた人
> ・不安定狭心症
> ・うっ血性心不全
> ・高血圧症があり未治療である
> ・2週間以内に脳血管障害があった人
> ・未治療の心室性または上室性頻拍
> ・Eisenmenger症候群
> ・重度の心臓弁膜症
> **また以下の疾患の既往歴があり，未治療・コントロール不良である場合**
> ・てんかん発作
> ・糖尿病
> ・精神疾患
> ・慢性疾患の急性増悪

1）糖尿病患者が搭乗する場合（12-A 参照）

2）常備薬および定期的に服用している薬について

　預けた荷物が必ず目的地に到着するとは限らない．そのため薬は必ず滞在日数以上に余分に持ち，2つ以上に分け機内で内服する分と余分な薬を機内へ持ち込む手荷物に入れておくことを勧める．薬を機内に持ち込む際や入国時には，保安検査や税関を通過するために医師の英文処方箋（証明書）や英文診断書（国際線の場合は英文の処方箋や診断書）を用意しておくとよい（コラム5 参照）．

3）妊婦が搭乗の際に注意すること（12-D 参照）

4）酸素ボンベ・CPAP*の機内での使用について

　医療用の酸素ボンベは基準を満たしていれば，機内に持ち込めることが多いが，米国発着路線は米国の法律で禁止されている．多くの航空会社は搭乗日を含め14日以内に発行された所定の診断書を要求している．酸素ボンベの持ち込み・貸し出しともに提示期限があるので，各社に確認しなければならない．日本の航空会社では高圧ガス保安法による容器耐用証明済みで高さ70 cm直径10 cm程度のものを1本までとなっており，そのほかの基準や酸素ボトル証明書持参などの条件を満たす必要がある．航空券購入時に各航空会社に問い合わせたほうがいい．
　CPAPを機内で使用する際も，メーカー名・製品名などを航空会社に航空券の予約時に確認する必要がある．

＊CPAP：Continuous Positive Airway Pressure 持続的気道陽圧療法

表 4-H-2　機内に装備されている医療器具一覧

ファーストエイドキット	メディカルキット
消毒されたスワブ，包帯，包帯止め，ガーゼ，三角巾，安全ピン，熱傷被覆材，湿布，テープ，ステリテープ，手指消毒剤，または消毒ウエットタオル，眼帯，はさみ，サージカルテープ，有鉤鑷子，ディスポーザブルグローブ，体温計，一方向弁付き蘇生用マスク，ファーストエイドマニュアル，記録用紙，鎮痛薬，制吐薬，点鼻薬，制酸薬，抗ヒスタミン薬，止瀉薬	聴診器，血圧計，注射器，注射針，挿管チューブ，静脈留置カテーテル，アルコール綿，ディスポーザブルグローブ，針捨てボックス，尿道カテーテル，挿入用ゼリー，生理食塩水，止血帯，ガーゼスポンジ，テープ，サージカルマスク，気管カニューレ，臍帯クランプ，体温計，バッグバルブマスク，懐中電灯，一時救命措置マニュアル，エピネフリン，注射用抗ヒスタミン薬，注射用ブドウ糖液50％，ニトログリセリン錠またはスプレー，鎮痛薬，抗てんかん薬（静注薬），制吐薬（静注薬），気管支拡張薬（吸入薬），アトロピン，副腎皮質ステロイド（吸入薬，静注薬，経口薬），利尿薬（静注薬），プロスタグランジン，生理食塩水1000 mL，アセトアミノフェン，降圧薬，AED

5）車椅子などでの搭乗

　空港での介助，単独搭乗の可否など空港や航空会社各社で異なるので，診断書とともにその都度問い合わせる．

⑤ 機内で有病者が発生した場合（ドクターコール）

　機内で医療が必要となる確率は約1万〜4万分の1である．うち約15万分の1の確率で機内に装備されている医療機器の使用が必要となる[4]．米国や英国の場合，"Good Samaritan Laws"（善きサマリア人の法）という法律があり，機内で患者が発生し医師が医療援助を行った場合，原則として医師は法的に保護される．航空会社側が原則として賠償保険と契約しており，保険の範囲で患者からの賠償請求に対し填補されることになっている．ただし故意による過失は航空会社の賠償保険除外であることもある．日本ではまだ十分な法整備やシステムが構築されておらず，医師登録制を開始しているところもあるが，航空会社によっては従来通り任意挙手制でドクターコールを行っており，自賠責保険などの課題は十分に整備されているとは言えない．ドクターコールの際，医療職者を保護するインフラの早期構築が求められる．

　機内にあるファーストエイドキット，メディカルキットは航空会社と路線により若干の相違はあるものの，国際航空運送協会 International Air Transport Association（IATA）[5]で定義されている（表4-H-2）．

〔黒田友顯，近　利雄〕

1）国土交通省：平成28年航空輸送統計（暦年）の概況について
　　http://www.mlit.go.jp/report/press/joho05_hh_000375.html
2）WHO International travel & health
3）Aerospace Medical Association Medical Guidelines Task Force：Medical guidelines for airline travel, 2nd ed. Aviat Space Environ Med. 2003；74（5 Suppl）：A1-19.

4) Gallagher NM et al：Conveyance & transportation issues. CDC health information for international travel 2012（Chapter 6）, In GW Brunette（Ed.）, 2012.
5) IATA：Guidance on Managing Medical Events, First Aid Kit, Medical Kit.
https://www.iata.org/whatwedo/safety/Documents/IATA-Guidance-on-Managing-Medical-Events.pdf

客船旅行 cruise ship travel

世界中で人気のある客船旅行は近年日本でも注目され，また豪華客船のみならず大型客船による安価な海の旅が楽しめる時代になった．航空機を利用した旅とは異なり，優雅な時間を過ごす醍醐味と寄港した各土地を満喫することも魅力の1つである．

① 船上における健康障害の概要

このような客船旅行では大人数が長期にわたり船上の閉ざされた環境で生活を共にすることによる感染症蔓延のリスクや，寄港先で想定外の風土病の類が持ち込まれる可能性もある．旅客の多くが中高年以上で，約1/3がシニア世代ともいわれているため健康上のトラブルについては最大限の注意が払われる．最も多くみられる健康有害事象は呼吸器感染症・外傷・船酔い・胃腸障害などである．船内には通常は医務室があるが，そこで対応できることには限界があるため，重症患者が発生し緊急を要する場合には小型船やヘリコプター等による搬送が必要となる．客船の医務室には歯科治療を行えるスタッフと設備は備わっていないことがほとんどであるため，歯科健診や治療を終えておくように勧める．

過去に報告された船内アウトブレイクの例は，インフルエンザ，ノロウイルス，麻疹，風疹，水痘，侵襲性髄膜炎菌感染症，A型肝炎，レジオネラ，多様な呼吸器感染症や消化管感染症*などである．適切な渡航前アセスメントが行われれば予防可能であるものも含まれていることは明確である．

マラリアを媒介するハマダラカは風に乗り，数キロを超える飛行距離を記録することができるため，寄港地にマラリア蔓延地域がなくとも，リスク地域の沿岸数キロをかすめる（またはサンセットディナーなどで沿岸近辺に停泊する）可能性がある場合は，個々がマラリアの対策を適切に取るべきである．このため，客船旅行のパンフレットなど詳細がわかる資料を持参した上での渡航前診察を促す．

感染症以外では気温・気候の変化が直に影響を与え，日常生活（食事・運動など）パターンが変化するため，慢性疾患を有する高齢者ほど身体的負担が顕著に健康の不具合に直結する．そのため，船上死因の上位には必ず心血管イベントが入る．

以上を勘案した上で，客船旅行者には他の疾患同様，口頭とプリントによる教育，海外旅行保険への加入（4-K 参照）が重要である（表4-I-1）．

② 客船乗組員

客船乗組員は職種を問わず，たいてい，通常の健康診断よりも入念な問診・検査項目と満た

＊：下線は VPD，消化管感染症のうち腸管毒素原性大腸菌・コレラは VPD（国内未承認ワクチン使用）

表 4-I-1 客船旅行における健康上の注意点

渡航前健康相談で医療者が押さえるポイント	リスク・アセスメントおよびリスク・コミュニケーション	・旅程（季節，期間，寄港先での活動等を含む）について確認する． ・既往歴，予防接種歴，アレルギー歴等について確認する． ・渡航に関連する健康上の注意点について助言する． ・既往歴，予防接種歴，常用薬等を記載した診断書を作成する．
	予防接種とリスク・マネジメント	・必要性の高い予防接種はできる限り実施する． ・食べ物や飲み水についての注意と虫刺され対策の説明を行う． ・高齢の渡航者（特に心疾患の既往がある場合）は普段の心電図を携帯させておくと，船上や海外で医療行為を受ける時に役立つ．
	リスクと必要性に応じた薬剤	・マラリア流行地に寄港する場合はマラリア予防内服を考慮する． ・乗り物酔い薬の使用を考慮する．
渡航者本人が押さえるポイント	渡航前	・計画中の旅の形態や期間が個々の健康状態から考えて無理のないものかよく見極める． ・渡航前に医師および歯科医師の診察を受け，必要に応じて完治させてから乗船する． ・車椅子や人工透析や酸素ボンベ等が必要な場合は予め旅行会社に伝えておく． ・海外で十分な医療（搬送を含む）を受けられるよう，保険については万全に加入しておく． ・処方薬は手荷物に入れ，処方箋のコピーと医師の診断書も携えておく． ・昆虫忌避剤と日焼け止め薬を携帯する． ・急性疾患に罹っている時は渡航を先送りする． ・渡航の際の健康上の注意点や寄港地の最新の感染症流行状況を検疫所ウェブサイト等でチェックする．
	渡航中	・石鹸を使い頻繁に手を洗う．石鹸と水がない所ではアルコール製剤による手指消毒を行う． ・寄港先で外食する時は食べ物と水の安全性に注意を払う． ・マラリア，デング，チクングニア，ジカウイルス感染症等の流行地寄港中は特に虫除けを徹底する． ・日焼け対策をとる． ・十分な水分摂取を心がける．飲酒はほどほどに． ・体調を崩している人との接触を避ける． ・無防備な性行為は控える． ・体調不良があれば船の医務室に報告し，スタッフの指示に従う． ・下痢性疾患や高熱の際の自己判断による持参薬の服用を避ける．

（文献 1）より）

すべき様々な基準が設けられている．また，予防接種に関しても日本国内では流通していないものも要求されるのが海外の客船事業者では一般的であるため，未承認ワクチン取扱医療機関で一括して健康診断（英文）と予防接種，総合的評価を行うことが望ましい．検査項目にはしばしば精神科領域のスクリーニングや簡易的濫用薬物スクリーニングも含まれる．

③ 客船からの海上での避難

　大海における水面水温は様々である．なるべく濡れないようにすることが体温喪失防止に肝要である（4-F 参照）．

〔中谷逸作〕

1) Brunette GW et al：CDC HEALTH INFORMATION FOR INTERNATIONAL TRAVEL 2016. p.526, Oxford University Press, 2015.
・WHO International travel & health：Situation as on 1st January 2012, p.20-31.

Column3　小笠原諸島―離島医療と急患搬送―

　本州の遥か南方の亜熱帯にある小笠原諸島も東京都に属する．唯一の交通手段は片道約1日を要する定期船のみで，父島と母島のみが有人島である．2011年には世界自然遺産に登録され，客船入港等も含め，年間約2万人（2016年度現在）が来島している．父島・母島の各診療所のみが，各島また日本国南方海域における唯一の医療機関として，乳児・妊産婦・高齢者含め，島民，観光客，国内外の漁業操業者，船舶船員等に対し，医療を提供している．高次医療が必要な際は，東京都，海上自衛隊，海上保安庁等の協力を得て搬送する．硫黄島は滑走路を有するが，父島・母島にはヘリポートしかなく，飛行艇・回転翼・固定翼を使用し搬送するため，搬送要請から病院収容まで平均約10時間を要する．小笠原行政区域での洋上救急，外航船入港，緊急着陸の事例も増加している．検疫体制も整えているが，感染症患者の搬送システムの構築が今後の課題の1つである．超遠隔地での医療は，医療資源が限られる中，医療体制を継続維持することが重要であるが，昨今の急速な人口流動に伴う感染症対応など世界の医療情勢に即した体制作りも求められる．

〔松平　慶，笠井あすか〕

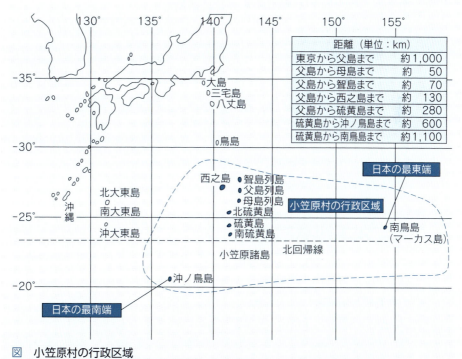

図　小笠原村の行政区域
父島，母島の各診療所で，海上含めたこの広域に医療を提供している

ⓙ 長期滞在者と精神神経疾患

　海外の長期滞在は，日々異文化との直面となる．治安・食事・現地人との交渉・インフラの違いなど様々な違いがストレスとなり，また，精神疾患の罹患をはじめメンタルヘルスのリスクは高い．ここでは海外長期滞在にともなうストレスおよび精神疾患について解説する．

① 多彩なストレス源

　海外長期滞在にともなうストレスは，① 滞在国側に起因するストレス，② 日本側に起因するストレスに大別される．前者には，インフラ関連（住居・電気・水道・交通・娯楽手段・インターネット環境など），治安，気候風土，政治的要因，子女教育，感染症などがあり，後者には派遣元（日本の本社・本部）との摩擦・齟齬・無理解や無関心などがある．このような様々なストレス要因が複雑に絡み合っているのが海外生活となる．

② 海外でよく見られる精神疾患

　海外医療の現場で直面する邦人の精神疾患は多岐にわたる．日本国内でも頻繁に遭遇する気分障害（うつ），不安障害，アルコール依存症などのほか，国内で見ることは少ない短期精神病性障害（急性一過性精神病性障害）などがある．

1）気分障害

　海外生活の中で，伝統的によく見られるのが気分障害である．抑うつ気分・抑制症状・不眠・食欲不振・身体的不定愁訴などの症状に加えて，思考抑制（頭の回転が鈍る，ものを決められない，同じことをぐるぐる考えるなど）がある．普段のその人に比べて，発言が減った，声の張りがなくなった，目を合わせなくなった，ものを決めるのに時間がかかる，決断力が衰えたようだ，などの変化を異常のサインとして，お互いにキャッチすることができるように海外派遣者研修を行うのが望ましい．

2）アルコール依存症

　海外生活では，アルコールに接する機会が増える．アルコール50度の白酒一気飲みを繰り返す中国の"乾杯（カンペイ）"の習慣がビジネスシーンで展開することは日本でも知られているが，こうした職務上必要になってくる飲酒のほかに，プライベートシーンでもリスクがある．発展途上国の多くでは娯楽・気晴らしをする場所が皆無なために夜は自宅で飲酒する以外"所在なき時間"をつぶす方法がなく，かつアルコール飲料の安さも手伝い，毎夜の独り酒を重ねてゆくうち依存症傾向を深めてゆくケースも多い．例えば，筆者はタイで開催された国際学会で発表を行った際，地元の精神科医から「日本人にはアルコール依存症が多いのか？」と問いかけられた．その精神科医のところには，朝からアルコール臭を漂わせる邦人や，酔って転倒するエピソードを繰り返す邦人などが受診を継続し手を焼いているとのことであった．この精神科医は

表 4-J-1　CAGE 質問票

1．飲酒量を減らす必要があると感じたことがありますか？　（Cut-down）
2．飲酒を非難されて気に障ったことはありませんか？　（Annoyed by criticism）
3．飲酒について悪い・申し訳ないと思ったことはありませんか？　（Guilty about drinking）
4．「迎え酒」をしたことはありませんか？　（Eye opener drinking）

外国人向け医療機関ではなく，バンコクを離れた地方でクリニックを開業するごく平凡な開業医であったが，そのようなところにも日常的にアルコール問題を抱えた邦人が出没する現実がある．

途上国赴任にあたっては，余暇の道具や手段を用意して赴くよう（引っ越し荷物の中で，趣味の道具には高い優先度を置くよう）アドバイスするのがよい．さらに，酒類をまとめ買いして自宅内に積み上げるのは危険であり，行わないよう指導しておこう．

アルコール依存症のスクリーニングに役立つ問診（CAGE）を記す（表 4-J-1）．

3）短期精神病性障害（急性一過性精神病障害）

統合失調症などの既往のない人が，環境の激変や事件の遭遇がきっかけで（原因が特定できないことも多いが）幻覚や妄想の症状が一時的にあらわれるものである．例えば，着任して新居に入居すると，「家主の男が監視カメラで私を狙っている」などと訴えて引き籠り，周囲を慌てさせることがある．しかし統合失調症とは異なり，一旦帰国して元の環境に戻り短期間の服薬で症状がなくなることが多い．旅行者でもこれにより大使館の保護案件となるケースが見られる．できるだけ早く帰国させるべきであるが，激しい幻覚妄想状態や興奮で航空機搭乗が困難なケースもあり，その場合には現地医療機関で当面の応急的治療として航空機搭乗が可能な状態になるまでの薬物療法を受ける必要のある場合もある．

4）PTSD

治安状況により海外では，一般犯罪やテロなどに遭遇するリスクも国内にいるより高くなる．事件や事故に遭遇しトラウマ（心の傷）を受けた時，数週間以上の時間を経てから，PTSDを発症することがある．その症状は ① 記憶の侵入的回想（フラッシュバック，白昼夢，悪夢など），② 過覚醒，③ 回避行動を主症状とし，抑うつ・不安・不眠を伴う．認知行動療法や eye movement desensitization and reprocessing（EMDR）などの精神療法が有効なので，専門医療機関の受診が必要である（10-D 参照）．

事件や事故で心的トラウマを負うような出来事に遭遇した被害者がいたら，まずはその心の傷に対して応急処置的なアプローチ（ファーストエイド）が望まれる．一般向け Psychological First Aid（PFA）の日本語訳が兵庫県こころのケアセンターのウェブサイトからダウンロードでき，アプローチに大いに参考になるので情報提供するとよいだろう[1]．

表4-J-2 自殺の危険兆候

- 自殺をほのめかす
  遠くへ行ってしまいたい／すっかり疲れてしまった／もう二度と醒めなければよい
- 別れの用意をする
  大切な持ち物を他人にあげてしまう／日記や手紙を処分する
  長い間会っていなかった知人に突然面会に行く
- 過度に危険な行為におよぶ
  重大な事故につながるような行動を繰り返す
  事故傾性
- 突然態度が変化する
  知人との交際をやめてひきこもりがちになる
  気分が変わりやすくなる
  アルコールや薬物の乱用が目立つ
  ギャンブルに大金を注ぎ込む，乱れた性行動を始める
  健康や自己管理がおろそかになる
  投げやりな態度が目立つ
  気分が変わりやすくなる
  身だしなみを気にしなくなる
  自殺にとらわれ，自殺についての文章を書いたりする
  様々な身体の不調を訴える
- 実際に自傷行為におよぶ

（文献3）より）

5）その他問題化する精神疾患

　グローバリゼーションで海外生活する層のすそ野が拡大するのにともなって，精神疾患の範囲も拡大し，かつては海外ではあまり見られなかった疾患による受診も見られるようになってきた．例えば，筆者の知人の北京の精神科医（日本語堪能な中国人）は，邦人の摂食障害，広汎性発達障害，人格障害，双極性障害（躁うつ病），認知症診療を経験している[2]．

③ 自殺（自死）問題

　海外生活においては人間関係が限られ，気軽に相談できる相手が簡単には得られないことが多い．このようなサポートが得にくい状況は自殺のリスクを上げる要因にもなる[3]．また，睡眠時間の不足，アルコール依存症など自殺のリスクを上げる要因に事欠かない．赴任者には研修などで自殺の危険兆候（表4-J-2）[3] について知識を得る機会を設け，お互いにサインをキャッチしてアクションを起こせるようにしておくことは重要である．

④ 問題発生時の対応

　診断において自分の気持ちを治療者に語るプロセスが重要となり，また，薬物療法と並んで精神療法など「ことばによる治療」を行う精神科診療において，母国語による診療は大原則である．単にことばだけではなく，文化的要素，日本人のものの考え方の理解もなければ行き違いの原因となる．例えば，筆者自身，ドイツの精神科病院で，仕事上気がかりなことがあり職場に書類を取りに行こうと外出を申し出たところ「離院の意志あり，自殺の危険性」と判断されて鍵のかかる閉鎖病棟に移されてしまった邦人症例の調整にあたった経験がある[4]．さらに，

メンタル疾患の多くでは思考の回転が鈍るなか，本来の外国語能力も発揮できず低下してしまう．健康な時なら語学堪能な人でも，罹患中は思うように自分の意志や気持ちを表現できなくなってしまうことが多い．

したがって日本の環境で生まれ育った渡航者の精神疾患では，「帰国して日本で治療を受ける」ことが大原則となる．現地で精神科治療が継続的に受けられるのは，現地に日本人精神科医ないし日本語・日本人の考え方など文化まで理解した現地精神科医がいて，日本同様の診療が受けられる場合に限られるが，これはパリや北京やニューヨークなど例外的に少数の場所に限られる．

なお，「帰国して日本で治療を受ける」ことが原則であるが，自殺の危険が差し迫っていたり，幻覚妄想状態で興奮したり暴れたりしている場合には，現地で緊急に受診して本人の保護と安全を図らねばならない．ことばは通じなくとも，現地の精神科医を受診させてほしい．このような緊急時には邦人保護の対象ともなるので大使館への連絡，保険加入があれば保険会社（提携のアシスタンス会社）への連絡・相談も同時並行で実施したい（4-K 参照）．

もう1つ海外で精神科疾患の治療を受ける場合として考えられるのが，治療分断[5]を避ける意味あいである．日本で何らかのメンタル疾患の治療を受けていて（例えば抗うつ薬の投与を受けていて），長期間安定しており主治医から海外赴任の OK は出たが服薬は継続しなければならない場合，海外での受診を躊躇している間に薬が切れて服薬中断，症状悪化という例が報告されている．日本の主治医に英文紹介状・服薬内容をもらい受診するよう指導しよう．ことばが十分通じなくとも，表情や行動から症状悪化を察知して帰国のアドバイスをもらえる可能性は高い．

その他，有用なサイトを巻末資料①にも挙げたので参照されたい．

〔勝田吉彰〕

1) サイコロジカル・ファーストエイド実施の手引き．http://www.j-hits.org/psychological/
2) 勝田吉彰：北京の邦人メンタル医療事情　最近の変化．臨床精神医学．2012；41（8）：1079-81．
3) 高橋祥友：青少年のための自殺予防マニュアル．p61-68，金剛出版，1999．
4) 勝田吉彰：海外在留邦人の危機介入—発展途上国の場合・先進国の場合—．文化とこころ．2001；5：56-60．
5) 鈴木　満編著：異国でこころを病んだとき—在外メンタルヘルスの現場から．弘文堂，2012．
・小澤寛樹監修：上海メンタルクライシス　海外日本人ビジネスマンの苦悩．p23-24，長崎新聞新書，2012．
・勝田吉彰：インドネシア在留邦人のストレス要因と精神科医療事情．臨床精神医学．2013；42（7）：921-5．
・勝田吉彰：中国における邦人勤務者のメンタルヘルス事情．産業精神保健．2007；15：85-8．

K 旅行保険・医療搬送・支援事業と緊急撤退

渡航中，突然に体調を壊したり，事故に遭遇することがある．また，暴動が発生したり，正体のわからない疾患が流行することにより，旅程の変更が必要になることもあり得る．これらの予期せぬ事態に備え，海外旅行保険や渡航者をサポートする支援事業（アシスタンス）などのサービスがある．ここでは，これらのサービスについて，臨床家ならびに産業衛生関係者等が知っておくと役に立つと考えられる内容を解説する．

① 海外旅行保険[*1]

日本での海外旅行保険 overseas travel accident insurance policy（OTAI）制度は，1951年4月に認可を取得したAIU保険会社が最初と言われる．その後複数の損害保険会社が海外旅行保険を商品化した．当初，その約款は全社が同一であったが，1998年の金融ビッグバンにより各社ごとに保証内容，保険料率，約款が異なる独自の商品を販売するようになった[1]．

現在販売されている海外旅行保険の多くは，原則として，海外旅行行程中「急激かつ偶然な外来の事故」により被った傷害を対象とするいわゆる基本契約と，疾病治療費用，疾病死亡，救援者費用，治療・救援費用，入院一時金，賠償責任，携行品損害，航空機寄託手荷物遅延，航空機遅延費用および旅行変更費用等を対象とする特約で構成される．もし病気などのトラブルが発生し，その案件が保険会社により有責と判断された場合，後述するアシスタンスサービスを通して，渡航者に対して様々なサポートが提供される．ここで注意すべき点を以下に記す．

1）発症および受診の時期に注意

通常，疾病の場合に保険金支払いの対象（有責）となるのは，a．渡航先で突然発症し医師の治療を受けた場合，b．渡航中に発症し，帰国後72時間以内に医師を受診した場合，c．特定の感染症[*2]では，旅行終了日から30日以内に医師を受診した場合，となる．出発前に発症していたり，医師の処方なく薬を購入した場合などは原則として保険金が支払われない．ただし高血圧など慢性疾患を有する人が，渡航中に予期せず治療を必要とした場合，「応急治療○○○○特約」と呼ばれる特約が付いていれば，治療ならびに救援のための費用が保険金支払いの対象となる．

2）保険の対象外となる疾患がある

歯科疾患，妊娠出産に関わる費用，美容目的の治療費用が保険の対象外（無責）となる代表的なものである．

3）旅先の医療費は決して安くない

脳出血で手術を実施し集中治療室（ICU）で治療といった重症の場合になると，医療費が数百万円となることはまれではない．さらに医療搬送が必要となると，合計1,000万円を超過する費用がかかることもある．クレジットカードに付帯する海外旅行保険の疾病に対する保険金額は多くの商品が数百万円程度であるため，保険の内容を確認した上で必要に応じ海外旅行保険を購入することが望ましい．

[*1]：日本で販売されている海外旅行保険について概説する．保険金支払いの有無責については，一般的な内容を記しており，詳細についてはそれぞれの保険会社に確認いただきたい．
[*2]：特定の感染症には，コレラ，ペスト，天然痘，発疹チフス，ラッサ熱，マラリア，回帰熱，黄熱，重症急性呼吸器症候群（SARS），エボラウイルス感染症，クリミア・コンゴ出血熱，マールブルグ病，コクシジオイデス症，デング，顎口虫（がっこうちゅう），ウエストナイル熱，リッサウイルス感染症，腎症候性出血熱，ハンタウイルス肺症候群，高病原性鳥インフルエンザ，ニパウイルス感染症，赤痢，ダニ媒介性脳炎，腸チフス，リフトバレー熱，レプトスピラ症が含まれる．

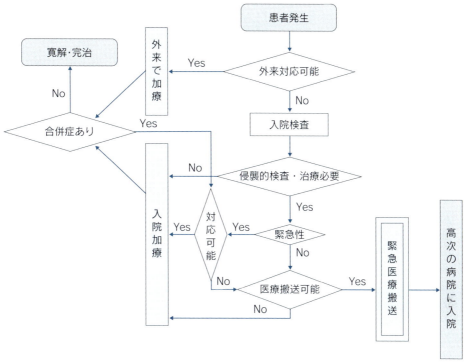

図 4-K-1　途上国で患者が発生してから緊急医療搬送に至るまでのフロー

② 医療搬送

1）緊急医療搬送 medical evacuation と帰国医療搬送 medical repatriation

　緊急医療搬送は，病状に適合した医療機関がない地域に患者がいる場合，適切な医療が提供できる最寄りの地域の病院へ，病状に見合った搬送手段で移動することである．高地（トレッキングや登山旅行），砂漠地帯（シルクロードツアーなど），途上国の発電所や道路建設現場などといった僻遠地が代表的である．仮に病院があっても，医療水準が低ければ診断を疑う必要があるかもしれない．加えて侵襲的な検査や治療を行うことは，感染症などの合併症のより高いリスクを伴い，また，手術患者の ICU での管理が杜撰であることもある[2]．このような理由から，患者の状態に適合した検査や治療が行えない状況では，搬送に耐えられるのであれば可及的速やかに高次の病院へ医療搬送することが望ましい（図 4-K-1）．発症した地域の国内に適切な医療機関がない場合には，国境を越える国際医療搬送となることもまれでない．

　帰国医療搬送は，渡航先もしくは緊急医療搬送先で治療が行われ，病状が安定した段階で，さらなる治療は本国で行うという方針が立てられた場合に実施される．代表的な疾患は脳梗塞で，特に重度の麻痺がある場合は，医療スタッフが付き添ったストレッチャーによる搬送となる．

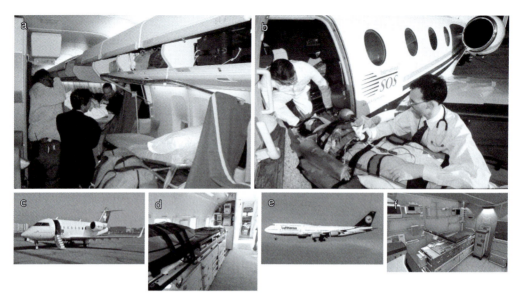

図 4-K-2　医療搬送に使用される機体
a. 商業定期便に装着されたストレッチャー，b. 医療専用機へ搬入，c. d. Rega 社（スイス）の Challenger CL-604 は患者を最大 4 名搬送することができ，連続巡行距離も 6,500 km と比較的長い．e. f. ルフトハンザ航空は，ボーイング 747-8，エアバス A380 など商業定期便でも Patient Transport Compartment がある機材ならば ICU 患者の搬送が可能
(http://www.rega.ch/en/swiss-air-ambulance/fleet.aspx，https://www.lufthansagroup.com/en/press/news-releases/singleview/archive/2015/june/01/article/3525.html より)

2) 空路医療搬送のガイドラインならびに商業定期便と医療専用機の違い

　商業便での患者の搬送に関するガイドラインは各航空会社で基準があるが，International Air Transport Association (IATA) の Medical Manual[3]にほぼ準拠している．医師は各航空会社の診断書 Medical Information Form (MEDIF)*3に診断名と病状，ならびに酸素，車椅子，ストレッチャーなどのリクエストを記入して航空会社に提出，MEDIF を承認した航空会社はリクエストに従い，酸素，ストレッチャー，車椅子などを準備する．これらの準備に通常 2〜3 日以上必要とする．一般に ICU 患者のような重症者は医療専用機での搬送となるが，人工呼吸器を装着している患者を商業定期便のストレッチャーで搬送することもある．商業便が週に 3 回しか飛んでいない，商業便が満席である，目的地へ行く直行便がない，といった物理的な理由により，医療専用機を患者搬送に選択する場合もある（図 4-K-2）．商業定期便と医療専用機の違いを表 4-K-1 に示した．

③ 支援事業（アシスタンス）

　アシスタンスサービスは，自動車で移動中のトラブルをサポートするロードアシスタンスが起源となり，旅行者がトラブルに遭遇した際のサポートを提供するトラベルアシスタンスサー

---

*3：MEDIF は，病院主治医が医療搬送の経験がないため搬送の可否の判断が困難である場合などでは，搬送を担当するアシスタンス会社の医師が記入することもある．

表 4-K-1 商業定期便と医療専用機の比較

	商業定期便*	医療専用機
重症者の搬送	△	◎
感染症患者の搬送	×	○
稼動までの時間	48〜72時間以上	24時間以内
費用	比較的低額	高額
航続距離	◎	△〜○
離着陸地	固定	柔軟

＊ストレッチャーを利用する場合と，通常の座席を利用する場合がある．ストレッチャー車椅子，酸素（通常4L/分まで）はMEDAに従い航空会社が準備するが，航路・機材によってはストレッチャーを搭載できない場合もある．

ビスに発展したと言われる．海外旅行保険を販売する損害保険会社は，系列もしくは独立したアシスタンス会社に委託して，旅行者をサポートする．

アシスタンスの内容は各社多様であるが，医療に関する業務としては以下のものが代表的である．

・病院の紹介，予約
・病院の支払い補償（キャッシュレスメディカルサービス）
・病院での通訳手配
・患者ならびに救援者の航空券やホテルなどの手配
・医療相談
・クリニックの運営（僻遠地で展開されるプロジェクトのサイト内のクリニック運営を含む）
・プロジェクト現場の安全・衛生調査ならびに支援方法の構築（例：マラリアの流行する地域の調査ならびに蚊の駆逐など対策方法の提案と実践，事故・病気・治安などによる緊急事態に備えた緊急時対応計画の策定）
・医療搬送の手配・実施

受診から空路による医療搬送に至るまでの過程（図4-K-3）

海外旅行保険を購入した旅行者が，途上国で突然発症した際に，受診から先進国の病院に緊急医療搬送されるまでの過程の概要について，1社によるアシスタンスを例とし以下に記す[4]．

① 海外旅行保険を購入した旅行者が，体調が悪くなり受診を希望して日本のコールセンター[5]（以下日本センター）に電話し病院の手配を依頼．
② 日本センターより，海外コールセンター（以下海外センター）へ連絡し，患者の病状を伝えた上で最寄りの病院の手配を依頼．
③ 海外センターが現地のクリニックの手配．
④ 日本センターより，a．患者である旅行者に手配できた病院の情報案内，b．保険会社に案件

---

[4]：発症した地域や疾患などにより，実際には様々なバリエーションがある．
[5]：24時間電話を受けるコールセンターは，保険会社やアシスタンス会社により，アシスタンスセンター，コントロールセンターなど独自の呼び名がある．

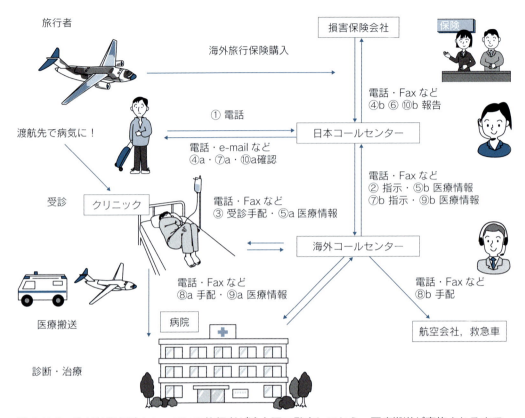

図 4-K-3　海外旅行保険をもっている旅行者が途上国で発症してから，医療搬送が実施されるまでの報告．

⑤ 海外センターが，a．受診先の医師より医療情報を入手し*6，b．日本センターに報告．
⑥ 日本センターより保険会社に医療情報を報告．この際，主治医もしくはアシスタンス会社の医師による医療搬送の指示がある場合には，その旨も合わせて報告し，保険会社から医療搬送の承認を得る．
⑦ 日本センターは，a．患者より医療搬送の同意を得た上で，b．搬送のための移動手配を海外センターに指示．
⑧ 海外センターは，a．搬送を予定する病院へ患者受け入れの確認，到着予定時刻を報告，b．添乗医療スタッフ，航空機・救急車を手配．
⑨ 海外センターが，a．受診先の医師より医療情報を入手し，b．日本センターに報告．
⑩ 日本センターより，a．患者もしくは同行者に連絡し無事到着したことを確認，b．保険会社に搬送終了と搬送後の医療情報を報告．

この後，退院するまで医療情報をモニタリングし報告する．日本へ帰国の際にも医療搬送が必要な場合，④から⑩を繰り返す．

*6：患者の状態については，主治医が正確に把握していないことがある（特に麻痺などの神経症状や，精神状態）ので，患者もしくは現地にいる友人・家族から得られる情報も重要となる．

④ 緊急撤退

　緊急撤退（あるいは緊急退避）は，渡航先に滞在し続けることで生命に危険がおよぶ可能性がある場合に実施される．その原因は，パンデミックインフルエンザに代表されるような医学上のリスクと，テロや暴動，クーデターなど治安上のリスク，そして地震や火山噴火など天災のリスクに分類されるが，ここでは医学上のリスクについて記す．

　近年，医学的な理由で緊急撤退が考慮された例は，中国と香港で拡大した重症急性呼吸器症候群（SARS），メキシコより感染が広まった新型インフルエンザ（A/H1N1），中東ならびに韓国に広がった中東呼吸器症候群（MERS），西アフリカを中心に拡大したエボラウイルス感染症などがある．新興・再興感染症の流行が人々に脅威となる理由は，初期には疾患の原因が不明であったり，治療法が確立していない，といった医学的な困難さに加え，情報が錯綜し正しい情報を把握することが困難になる，といった社会的な問題を含む．患者数が増える一方で，病院のスタッフが罹患したり感染を恐れて欠勤するという事態が発生し，病院の機能は麻痺に陥る．さらに，公共交通機関の利用を避ける必要性，日用品の不足などインフラ面での影響も起こる．支援の要請を受けたアシスタンス会社は，国外撤去のための航空券の手配や，チャーター機の手配を行う．この際対象となるのは原則として健康人となる．仮に発熱など感染症の症状を有する人が撤退する場合は，周囲の旅客や乗務員の健康への感染が懸念されるため商業定期便の搭乗許可がおりないことを想定する必要がある．したがって発熱者の搬送にはチャーター機（医療専用機）での搬送を計画するが，搬送医療チームの十分な準備や受け入れ先の病院を含めた関係諸機関との調整のために煩雑な手続きが必要となる．

　退避のタイミングの判断は，旅行者であれば速やかに帰国することもできるが，駐在員や長期出張者など，業務目的で海外に滞在している場合は事業を継続する必要性から退避することは必ずしも容易ではない．WHOを筆頭に各機関は，疾病の特徴を把握し，世界へ拡大することを防ぐために様々な情報を入手したうえで，情報を発信する．しかし，いざ日本国政府などより国外避難勧告が報道された時には，定期便はすでに何週間も満席かもしれない．また感染の拡大の予防のために一部の航路は遮断されることもあり得る[4]．したがって緊急撤退の必要な状況が起きる予兆があった際には，高齢者や中〜重症慢性疾患患者，乳幼児などリスクの高い人，駐在員家族あるいは当該国以外の国でも業務が遂行できる駐在員は，早めに国外への退去を検討することが望ましい．

　日常診療で，海外旅行保険やアシスタンスサービス・医療搬送に関わる機会は少ないかもしれない．しかし，これらを理解しておくことで，旅行や駐在を予定している患者・家族の渡航先での思わぬアクシデントに備え，実際にトラブルに遭遇した際に，有益なアドバイスを提供することができる．そのためにもまず，トラベルクリニックでこれらの情報を適宜提供することが望ましい．

〔安藤裕一〕

1) 酒井悦嗣：海外での保険・医療費（緊急搬送事例を含めて）．海外勤務と健康・健康管理の手引き．p.16-24，独立行政法人労働者健康福祉機構海外勤務健康管理センター，2010．
2) 安藤裕一ほか：渡航先の医療リスクの考え方および対策．日本渡航医学会誌．2012；6（1）：11-5．
3) International Air Transport Association：Medical Manual 9th Edition．

http://www.iata.org/publications/Documents/medical-manual.pdf
4) BBC News：Ebola：BA suspends flights to Liberia and Sierra Leone. http://www.bbc.com/news/uk-28663833

Column4　外務省医務官という仕事

　2017年4月現在，途上国を中心とした諸外国にある日本の在外公館（大使館・総領事館）には，合計99名の外務省医務官が派遣されている．医務官の職務の概要を以下に記す．

1. 在外公館で"健康管理医"として勤務し，在外公館職員およびその家族の保健相談・診療を行う．医務室には，血液検査機器，超音波検査，心電図検査，薬剤などが常備され，医務室で対応不能なケースでは，現地の病院を紹介，場合によっては患者に同行し，医師との仲介を行うこともある．途上国など現地で対応不能と判断されたケースでは，旅行傷害保険を利用して緊急移送を行うが，その側面支援が外務省医務官の任務となる（4-L参照）．
2. 定期健康診断を現地で実施する場合には，医務官がその手配をし，結果を掌握し，健康管理をする．このような産業医的な役割として，指導区分の変更，職場環境改善などの提言も行うこともあるため，幅広い知識が求められる．
3. 現地の医療事情（病院・クリニック情報，流行疾患）を調査し，外務本省に随時報告するのも我々の業務に入っている．情報収集のためには，日頃から現地の医療関係者，保健省担当者や他国の大使館の医療関係者と交流することが求められ，得られた情報については，在留邦人向けにも広報をしている．感染症流行時や大気汚染の悪化時など，日本人会などで講演や指導をすることも珍しくない．そして，現地の医療事情をまとめたものは外務省のウェブサイト[1]に"世界の医療事情"として掲載されているので，日常診療で活用されたい．
4. 在留邦人・旅行者からの保健相談にも応ずる．ただし，現地で有効な医師免許ではないため，あくまで相談であり，投薬などの診療・加療行為はできない．
5. テロ・災害など緊急事態が発生した場合は，領事担当者とともに邦人援護活動にあたる．

　医務官の応募資格にはプライマリ・ケアに対応できる内科，外科，精神科などの臨床経験が10年以上であることが求められる．1か所の任期は通常2～3年で，他の在外公館に転勤になる．その多くは生活環境の厳しい任地がほとんどだが，多くの医務官は同伴した家族と共に，日本では得られない多様な経験を積むことができるという代えがたい利点がある．関心のある方は，是非，外務省診療所までご連絡いただきたい．

1) 外務省：世界の医療事情　http://www.mofa.go.jp/mofaj/toko/medi/

〔仲本光一〕

L 外務省医務官が遭遇する医療問題

① 医務官制度と感染症

　医務官の歴史は病気の歴史でもある．第一次世界大戦 1914（大正 3）年から 1918 年にかけて，また日本のシベリア出兵 1918（大正 7）年 7〜8 月から 1920（大正 9）年にかけてと日本国内でもスペイン風邪が大流行した．その後，外務省が独自に医師を派遣できるようになり，1921（大正 10）年ペストが発生したニコリスクに嘱託医を派遣し，1923（大正 12）年にはウラジオストクに嘱託医を派遣したとされる．

　のちに，嘱託医は在外公館に医務室を設営し，在外公館職員・家族およびその地に在住する日本人を診療すると共に，現地人をも診療しさらに現地に存在する風土病の研究に従事した．イランへは 1929（昭和 4）年 10 月に嘱託医が派遣され，その後 3 代続いた．旧ソ連では 1933（昭和 8）年 7 月陸軍省に依頼し推薦を受けた軍医に発令し，陸軍省は約 2 年間の予定でモスクワ在勤を命じた．アフガニスタンでは 1934（昭和 9）年 8 月に発令を受け 2 代続き，インドでは 1937（昭和 12）年 2 月にコルカタに在住する日本人が招聘した医師を嘱託医として発令し，ベンガル州政府より開業医の許可を受けている．日本が占領した仏領インドシナ（ベトナム）では 1942（昭和 17）年 3 月，台湾に勤務していた医師をハノイに発令した．

　第二次大戦終戦後，米国を筆頭とする連合国支配下にあった日本は，サンフランシスコ講和条約締結後，「外務省設置法」が 1951（昭和 26）年に，「外務公務員法」および「外務職員の公の名称に関する省令」が 1952（昭和 27）年に定められた．医務官という名称が，のちに防衛駐在官（武官）と共に記載されたことにより外務公務員として採用され，在外公館へ派遣されるようになった．気候状況や生活環境が厳しい国々（瘴癘地）に次々と在外公館が設置され，これらの地域に在勤する館員・家族および在留邦人の生命および健康を守るために医療環境が劣悪な地域に医師を派遣する必要が生じた．1963（昭和 38）年 10 月にマラリアが蔓延していた在ナイジェリア日本国大使館へ戦後初めての医師が赴任した．1969（昭和 44）年 10 月在外公館の医務担当職員に，公の名称として「医務官」を使用することとなったのは在インドネシア日本国大使館である．1973（昭和 48）年 4 月に外務省はバングラディシュにおける天然痘，コレラ蔓延のため，また同年 10 月カルカッタ地域における日本脳炎発生のため，在インド大使館医務官を現地に派遣し，在留邦人に対して予防接種を実施した．

　現在では外務省医務官の業務は現地に駐在する在外公館の職員・家族の診療に携わるのみならず，現地に在住する日本人，旅行者の健康相談に応じつつ駐在国および周辺国の医療事情調査を行っている（コラム 4 参照）．インターネットに代表される通信網の発達により，自然環境や社会環境等，生活環境の異なる不健康地を主体に勤務する医師が，各自の専門性を生かしながら，連携を取り合っている．このように，多くの途上国では日本人唯一の医師として幅広く活動しつつ，世界各国で発生する事故，緊急事態などへ応援出張して，被害者をはじめ日本から赴く家族や現地担当者等の心身的ケアも行っている．

　検疫感染症からコレラは外れたが，最近では新たな感染症が台頭している．新型インフルエンザ，SARS，MERS，エボラ出血熱（エボラウイルス病 Ebola virus disease：EVD），ポリオ，ノロウイルス，蚊が媒介するマラリア，デング熱，ウエストナイル熱，チクングニア熱，ジカウイルス感染症等，いとまがない．

表 4-L-1　外務省医務官の派遣例

1998 年 11 月	ホンデュラス共和国	ハリケーン「ミッチ」災害に対する国際緊急援助隊（自衛隊部隊）派遣に際し，医務官が災害現場に先遣隊と共に派遣され現地調査を行った．また同様に被害にあった隣国ニカラグアでも医務官が国際緊急援助隊に協力した 派遣期間：1998 年 11 月 13 日〜12 月 8 日 チーム構成：外務省 6 人　陸自 80 人　空自 105 人　JICA 10 人 医療活動：診察患者数 4,031 人 防疫活動：メキシコ軍が除去作業を終了した地域を防疫．累計防疫面積 33,200 平方メートル 11 月 15 日本隊が首都テグシガルパのトンコンティン空港に到着 11 月 16 日「C-130」6 機が首都に到着 11 月 17 日診療施設，防疫活動開始
2000 年 11 月	オーストリア	ケーブルカー事故にて邦人 10 人死亡
2001 年 2 月	米国ハワイ沖	研修船えひめ丸事故（ハワイ沖海難事故）関係者，ご遺族等へのメンタルケア
2001 年 9 月	米国ニューヨーク	911 同時テロに際し，邦人ケアのため精神科専門医（医務官）を派遣
2001 年	上海	APEC 日本政府本部への医務官派遣
2002 年，2004 年	朝鮮民主主義人民共和国	小泉総理訪朝への医務官同行
2002 年	アフガニスタン	医務官室立ち上げのために医務官派遣
2002 年 10 月	インドネシアバリ島	爆弾テロにおける患者緊急移送支援，被害者捜索
2003 年	クウェート	イラク対応のため，計 4 人の医務官が派遣された．現地大使館において邦人脱出のシミュレーション等を実施した．災害ではないが国によっては生物・化学兵器に関しても対応を検討する必要がある．クウェートの場合イラクからのミサイル攻撃が想定されスカッドミサイルの弾頭によるサリンやボツリヌス毒素弾による生物・化学兵器被害も想定された．開戦後クウェートにミサイルは飛んできたが幸いにも生物・化学兵器は使用されなかった
2003 年 4 月	香港	SARS 発生に際し，日本人会で講演するため，医務官が派遣された．当時香港衛生署長のマーガレット・チャン氏（現 WHO）から SARS の現状と香港政府の対応を確認し日本人会講演会で報告した．在香港日本国総領事館で SARS 対応のため個人面談，電話相談，相談メール回答作成等を実施
2005 年 8 月	米国	ハリケーンカトリーナ 25 日フロリダ州上陸，29 日ルイジアナ州再上陸．医務官が警察庁から出向した領事と共に邦人安否確認を実施した．パスクリスチャンに住んでいた邦人の遺体が発見されたとの報を受け，ハーグローブ検死官事務所を訪問．病院の手術歴と遺体に残されたレンズにより本人と確認
2009 年		新型インフルエンザの流行 A（H1N1）pdm09　メキシコ・米国から全世界へ瞬く間に広がった新型インフルエンザへの対策実施
2011 年 2 月	ニュージーランド	クライストチャーチ地震，邦人 28 人死亡への対応
2012 年 9 月 2015 年		中東呼吸器症候群 MERS-COV 流行，2015 年の韓国での MERS 流行への対応
2014 年		WHO がパキスタン・アフガニスタン・ナイジェリア・赤道ギニア・エチオピア・イラク・イスラエル・シリア・ソマリア・カメルーンの 10 か国にポリオ流行のため発出した PHEIC への対応
2014 年	ギニア・リベリア・シエラレオネ	エボラ出血熱（エボラウイルス病 EVD）流行のため WHO が PHEIC 発出．外務省医務官も現地に派遣.
2016 年 2 月		ジカウイルス感染症流行に関して WHO が発出した PHEIC への対応

② 医務官と災害医療

医務官は災害医療に対応する必要がある．地震，津波，火山噴火，台風，PM2.5 やヘイズと

いった自然災害に対応する必要もある．また航空機事故，船舶事故，列車事故，爆弾テロ等で現地に派遣されることもある．被害者の個人同定のため派遣されることもあり，家族および関係者のメンタルケアも必要である．医務官の現地派遣等，一部記載する（表4-L-1）．

表4-L-1のように感染症・事故・自然災害が発生すると，メンタルケアから御遺体の身元確認まで医務官は世界中に出動している．まさに日本外交における縁の下の力持ちである．

〔古閑比斗志〕

M 帰国後の発症

① 帰国後の体調不良者

医療スタッフが受診者の全体像を捉えるに際し，最初の問診で症状経過や既往歴，内服歴などの詳細をできる限り詳しく聴取するが，年間1,500万人ほどの日本人が外国へ渡航している現状を考慮すると，「海外渡航歴」が一般外来診療においても問診の必須項目の1つとすべきである．これは外国人を診療する際にも同様に言えることで，どこの国・地域から来日したのかを正確に把握するよう努める．問診で確認しておきたい海外渡航歴に関連した項目は表4-M-1，2を参照されたい．渡航先について例に挙げると，近年，渡航目的地として多くの日本人が訪れる中華人民共和国（以下，中国）の場合，北は北緯50度前後に位置する黒竜江省から，南はハワイとほぼ同緯度（北緯18度）に位置する海南省まで，東西南北数千kmにわたる広大な範囲に国土が分布しており，留意すべき疾病状況も異なってくる可能性がある．したがって，受診者の渡航先が中国であるという情報を得たとしても，渡航・滞在地についてはさらに詳しい問診を行ってより具体的に確認する必要がある．こうした作業は中国に限った話ではなく，渡航先がその他の国・地域である場合にも必要に応じて同様の作業を要する．

なぜかくも細やかな内容を聴取する必要があるのか．聞き漏らしによる診断の遅れが発生することを100％防ぐことは困難かもしれないが，診断の遅れによって致死的となる可能性のある疾患が確実に存在しているからである（図4-M-1）．

表4-M-1 問診で押さえておきたい"海外渡航歴"

- 渡航国および滞在都市（経由地も含む）
- 渡航期間，季節
- 移動手段（トランジット内容も含む）
- 宿泊環境
- 活動内容，活動時間帯
- 現地人との接触程度
- 渡航先での飲食内容
- 現地の動物との接触歴（蚊なども含む）
- 現地での土壌や淡水域との接触歴
- トラベルワクチンの接種歴
- 予防内服薬などの使用歴
- 吸血昆虫などへの対策
- 常用薬（制酸薬などは消化管感染症が増える）

表4-M-2 接触歴「3S＋AWFL」(awful)

- Sexual Contact（性行為，性的行為）
- Sick Contact（体調不良者）
- Soil Contact（土壌）
- Animal Contact（蚊などを含む動物）
- Water Contact（淡水域）
- Food Contact（飲食内容）
- Local People Contact（現地人）

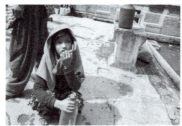
井戸水の飲水はあったか

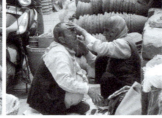
露天での髭剃りなどは受けなかったか

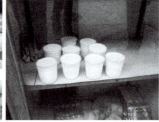
路面店で非冷蔵の自家性乳製品は食していないか（写真はヨーグルト）

図 4-M-1　帰国後チェックポイントの例　　　　　　　　　　　　　　　　　　　　（近 利雄提供）

② 見逃してはならない疾患

　発熱は一般外来において日常的に遭遇するありふれた主訴の1つであるが，問診を進めていく上で受診者が外国への渡航歴を有することが判明した場合には，その"発熱"の趣が異なってくる．すなわち，日本国内には現在流行していない病原体による輸入感染症の可能性を検討しなければならなくなる．その中でも必ず鑑別として挙げなければならないのがマラリア（特に熱帯熱マラリア）である．診断の遅れによって致死的となる可能性があり，決して見落としてはならない疾患である．マラリアの初発症状の1つとして発熱は有名であるが，マラリア非流行地域における医療従事者にとって，発熱患者を診た場合に鑑別診断として必ずしもマラリアが想定されるとは限らない．問診で渡航歴を聴取さえしておけば検査を進めて診断をつけ重症化するまでに治療開始できていたのに，問診が不十分であったがために致死的となってしまったとあっては，医療人として悔やんでも悔やみきれない．

　発熱というありふれた主訴をもつ受診者の中には，見落としてはいけないような背景（マラリア流行地への渡航歴）を有する方が含まれているかもしれない，ということを医療人として常に意識して準備態勢を整えておく必要がある．

③ 帰国後体調不良者の訴える症状

　帰国後の体調不良者の主訴として，発熱，皮膚症状，呼吸器症状，消化器症状あたりが挙げられる．発病帰国者の内訳を図 4-M-2 に示す．国外へ渡航した者の50〜80％程度が罹患する旅行者下痢症といった消化器症状を呈する頻度も高く，また皮疹などの皮膚症状を呈するケースも少なからずみられることに留意する．症状と想定すべき疾患について主たるものを表 4-M-3 ならびに巻末資料②，③にまとめた．ただし，必ずしも発熱を伴うとは限らないため，ここでも慎重かつ詳細な問診は欠かせない．また，潜伏期間はその病原体の感染時期を推定するのに大変役立つので，潜伏期間について記載している巻末資料③，⑥，⑦にも適宜目を通していただきたい．渡航時期，潜伏期間，発症時期などから輸入感染症のプロブレムリスト作成・アセスメントと除外が可能となる．

　受診者の海外渡航歴が明らかであった場合，診断を進めていくためには該当する外国での疾

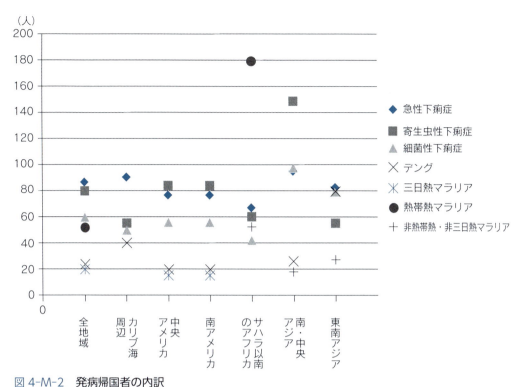

図 4-M-2　発病帰国者の内訳
〔Freedman DO et al：Spectrum of Disease and Relation to Place of Exposure among Ill Returned Travelers. NEJM. 2006；354（2）：119-30 より改変・和訳〕

病状況や風俗・習慣などとの関連をも考慮する必要性が出てくる．こういうケースでは，渡航医学に特化した専門家へのコンサルトも検討する．それにより診断と治療への大きな足がかりとなるであろうし，また受診者が今後同様の健康被害を被らないための予防対策などの医療情報を提供することが可能となる．海外での健康にまつわる予防情報や危険情報などを受診者にわかりやすく伝えるためには，やはり海外での実地経験のある医療スタッフが適している．そうした医療スタッフは，現地に足を運んで当該国民と直に接し，現地の食事を摂り，現地の寝床で睡眠を取るといった"現地の空気"を五感を駆使して直接的に体験しているため，海外の現地の状況を"肌で"理解していることが多い．こうした経験をもつ医療スタッフが渡航医学の専門家となることが望まれる．検体検査に関しても全ての検査所や部署で診断がつくとは限らないため，巻末に紹介した機関などに相談するのもよいだろう．

④ 帰国後に体調不良を起こさなかった者は？

渡航中，帰国後も体調不良を認めないからといって，まったく医療的フォローが行われないまま放置されてよいものだろうか．基本的には何らかの症状が見られた場合に医療機関受診を想定していくという流れで問題ないと思われるが，渡航に関連した感染症の中には数年単位で無症候に経過して，やがて何らかの臓器障害をきたし始めるといった臨床経過を辿るものもあるため，油断できない．結核，HIV，性感染症などのスクリーニングは考慮されてもよいかも

表 4-M-3 帰国後体調不良者に見られる症状と想定すべき疾患

徴候	想定すべき疾患	徴候	想定すべき疾患
発熱以外の症状がない	マラリア	発熱と皮膚症状	デング，チクングニア熱，ジカウイルス感染症など
	インフルエンザ，デング，チクングニア熱，ジカウイルス感染症など		麻しん
	腸チフス・パラチフス		水痘
	リケッチア		発疹チフス，紅斑熱群感染症
	アフリカトリパノソーマ症		腸チフス・パラチフス
	急性期のHIV感染		パルボウイルスB19感染症
	レプトスピラ症		単核球症
発熱と神経症状	髄膜炎菌性髄膜炎		急性期のHIV感染
	マラリア		リーシュマニア症
	日本脳炎，ウエストナイル熱，ダニ媒介性脳炎など		リンパ系フィラリア症
			レプトスピラ症
	アフリカトリパノソーマ症		住血吸虫症
	広東住血線虫症		アレルギー性皮疹，虫刺され
	狂犬病		皮膚爬行症
発熱と呼吸器症状	インフルエンザ		ハエ症
	細菌性肺炎	発熱と消化器症状	旅行者下痢症
	ヒストプラズマ症，コクシジオイデス症		毒素原性大腸菌（ETEC）
			サルモネラ属菌
	レジオネラ肺炎		赤痢菌
	Q熱		カンピロバクター
	マラリア		ビブリオ（V. parahaemolyticus など）
	野兎病		
	肺ペスト		ノロウイルス
	結核		ロタウイルス
			クリプトスポリジウム
			ランブル鞭毛虫
			赤痢アメーバ
			腸チフス・パラチフス
			A型肝炎，B型肝炎，E型肝炎など
			マラリア

（文献1）より改変）

しれない．また，三日熱マラリアや卵形マラリア罹患のリスクがある場合には，プリマキン内服も検討される．

　病原体の感染があっても症状が有意に現れなかったり無症状であったりする感染症の中には，知らず知らずのうちに病状が進行するものがあり，特にアメリカトリパノソーマ症（シャーガス病）は，感染に気づかれないまま長年が経過して心不全や不整脈発症などに至ってしまうことがある[2]．実際，*Trypanosoma cruzi* が感染して間もない急性期に有症状化するのは10％にも満たないとされる．こうしたケースを予防するためには，渡航者が出発する前の段階でトラベルクリニックにてアメリカトリパノソーマ症を含めた渡航先の健康情報について十分な注意・啓発を行っておくことが何より重要である．渡航前診察（プリトラベルコンサルテーション）によって，将来的に発生するかもしれない深刻な病態を避けることができる[3,4]．あるいは深刻な状態になる可能性を減少させることができるということは，真に素敵なことだと言える．これぞまさにトラベルクリニックの醍醐味であり，トラベルクリニックの医療スタッフの力量が試されることになる．ワクチン接種とプリント配布のみの診療はトラベルクリニックとはほど遠いものであるので，必ず時間をかけた診療が肝要となる．

この段階に至って，渡航前診察がいかに大切か実感していただけるのではないだろうか．本書は，帰国後診療のプロトコールを記載するなどの単なるマニュアル本ではなく，渡航医学に興味をもっていただき，より多くの医療者にこの領域の面白さを知っていただくための道標たらんとする，ということを目指して執筆されている．本項で挙げた事例もその一助になればと願う．

〔三島伸介〕

1) Fairley JK：General Approach to the Returned Traveler. Yellow Book Homepage
   http://wwwnc.cdc.gov/travel/yellowbook/2016/post-travel-evaluation/general-approach-to-the-returned-traveler
2) Lescure FX et al：Chagas disease：changes in Knowledge and management. Lancet Infect Dis. 2010；10（8）：556-70.
3) Boggild AK et al：Environmental Hazards in Nepal：Altitude Illness, Environmental Exposures, Injuries, and Bites in Travelers and Expatriates. J Travel Med. 2007；14（6）：361-8.
4) McIntosh IB et al：Travellers' diarrhoea and the effect of pre-travel health advice in general practice. Br J Gen Pract. 1997；47（415）：71-5.

5 渡航医学で重要な感染症

> 1759年は忘れもしない恐ろしい年だった．神は我々の社会から凄まじい勢いで人っ子一人とも残さず人々の命を，奪っていった．幸いにして神の祝福を受けた僅かな人数だけがその麻疹からの死を免れることができた．
> エフレイン・ハリス（開拓者・農夫）

A 感染対策

　渡航医学，ことに日本のトラベルクリニックでのリスク・コミュニケーションや帰国者・訪日者で関心事となるのは熱帯感染症の印象があるだろうが，先進国も含む，温帯・冷帯・乾燥帯気候など，ほぼどの地域にも健康被害の原因となり得る感染症は多数存在する（表5-A-1）．すべてを取り上げることは困難であるため，執筆時点で判りうる範囲内で，特に注目すべき渡航関連の感染症を本章で取り扱い，それ以外にも勘案に値する感染症の例を巻末資料②に示した．診断法・治療法，各疾患の詳細，媒介生物の生態などは専門書に譲る．

　また，節足動物媒介感染のうち，蚊媒介感染症は最も重要でありワクチンの有無，マラリア予防薬の有無にかかわらず個人的防蚊対策は必須で，経口感染症も頻度が高いため本項で触れる．

　さらに，マラリアは渡航医学・熱帯感染症，国際保健や公衆衛生などの領域において重要な感染症である．2007年にアフリカ連合がAfrica Malaria Elimination Campaignを立ち上げ，WHOもミレニアム開発目標Millennium Development Goals（MDGs）で同感染症を対象として挙げたことや，マラリア世界技術戦略Global Technical Strategy for Malaria（GTSM）がマラリア患者数などの削減目標を掲げたことなどからもわかる．さらに，適切な診

表5-A-1　感染経路と主な感染症の例

経口感染	A型肝炎，E型肝炎，腸チフス・パラチフス，コレラ，腸管毒素原性大腸菌感染症，ボツリヌス症，トキソプラズマ症*，ブルセラ症，赤痢，ロタウイルス，ノロウイルス，アニサキス，ジアルジア症，蟯虫，ギニア虫など
飛沫・飛沫核感染	インフルエンザ，ハンタウイルス，肺炎球菌感染症，百日咳，ジフテリア，結核，コクシジオイデス症，ヒストプラズマ症など
節足動物媒介感染	発疹チフス，マラリア，ライム病，バベシア症，ペスト，デング，チクングニア，ジカウイルス感染症，日本脳炎，ダニ媒介性脳炎，SFTS，リフトバレー熱，ウエストナイル熱，ロア糸状虫症，リーシュマニア，オンコセルカ症，各トリパノソーマなど
血液・体液・性行為感染	梅毒，軟性下疳，HIV/AIDS，B型肝炎，C型肝炎，ヒトパピローマウイルス感染症など
経皮感染・創部感染・接触感染	破傷風，トラコーマ，住血吸虫症，皮膚爬行症，スナノミ症，ヒトパピローマウイルスなど
経路不明	ブルーリ潰瘍

＊巻末資料⑰参照

表 5-A-2 防蚊対策

- DEET（N,N-ジエチル-3-メチルベンズアミド）やイカリジン（icardin/picardin）を皮膚露出部にまんべんなく塗布する．耳や首の周り，上腕外側，腰部（T シャツ着用で座位の姿勢をとると肌が露出することがある），下腿から足にかけての部位などは特に蚊に狙われやすいので塗り忘れがないよう注意する．DEET は小さな子どもの顔面を避け，濃度も低濃度にするが，海外では乳幼児以外では 20〜30％以上の濃度が一般的に推奨される．イカリジンは年齢や塗布する皮膚部位の制限はなく 20％の濃度で 10 時間ほど効果が持続する．ユーカリ，柑橘系（シトロネラ）製品や日焼け止め混合製品，DEET リストバンドなどは有効性に疑問が残る[1]．イカリジンはハマダラカに対する効果は非常に良いが，DEET 同様マダニに対しての忌避効果は 20％と低い[2]ので，ダニ媒介性脳炎に対してはワクチンのほうが有用である．
- 蚊取り線香や蚊取り器具の使用（効果の弱い製品もあるので過信は禁物）
- パーメスリン permethrin 処理された蚊帳（国内未承認）の使用
- 長袖・長ズボン，淡色系衣服，ブーツなどの着用
- パーメスリン等の昆虫忌避成分を繊維に配合した防虫ウェアの着用
- 蚊の多い場所と時間を避ける
- 室内では冷房を効かせて蚊の活動性を下げる
- 窓を開け放しにしない
- 窓を開けておく場合は網戸に穴がないか確認し，あれば粘着テープ等で塞ぐ
- 着用する衣服はなるべく淡色系のものにする
- 香水・石鹸やシャンプーのにおいはさせない
- 汗をかいたらこまめにふき取ったりシャワーで流したりする
- アルコールに酔うと注意力が散漫となり虫刺されを気にしなくなりがちなので，流行地では飲みに出かける前に忌避剤をしっかり塗布しておく
- 日焼け止めと忌避剤（DEET，イカリジン）の併用の際は，日焼け止めを塗布し 30 分以上経過した後に，まんべんなく忌避剤を塗布する

断・治療を要するため，ほかの感染症と分け解説した．

発熱時，アレルギーがないなら，非ステロイド抗炎症薬を使用する場合はアセトアミノフェンが望ましい（血管透過性を招きにくい）[3]．胃全摘患者・制酸薬使用者やその他免疫不全者は腸管感染症（特にサルモネラ，カンピロバクター，病原性大腸菌，コレラなど）のリスクが上昇するため，腸チフスワクチンや腸管毒素原性大腸菌（ETEC）・コレラ多価ワクチンの使用を積極的に検討する[4,5]．

① 防蚊対策 personal protective measures（PPM）

節足動物が媒介する感染症は知られていないものも多いが，現時点で知られているものだけでも防止策をとりたい．基本的には肌の露出を避け，タイトな服装も好ましくないことを念頭に入れた上で表 5-A-2 のことを実践する．忌避剤は，その臭いで蚊などが寄ってこないのではなく，まんべんなく塗ることにより「透明人間」状態にすることに意義がある．DEET およびイカリジン濃度と有効時間を表 5-A-3 に示す．

② 経口感染症の対策

経口摂取による感染であるため，食品衛生に細心の注意を払うことであるが，現場では困難なことは珍しくない．現地で入手できる食材や飲料が元々不衛生である可能性やそこからさらに加熱処理をすることが非現実的な場面がある．トキシンの種類によっては加熱処理に抵抗性であることもある．また，しっかり調理されたものであっても，盛りつけが素手であったり，

表 5-A-3　忌避剤濃度と蚊に対する有効時間

有効時間	DEET 濃度	イカリジン濃度
約 1 時間	10%	
約 2 時間	5〜30%	
約 4 時間		5.75〜15%
約 6 時間		10%
約 8 時間	25〜85%	10〜20%
約 10 時間	95〜98%	
約 12 時間	マイクロカプセル化 34.34%	20%

製品による誤差がある
(USA Environmental Protection Agency ならびに文献 1) より作成)

表 5-A-4　一般的な経口感染症の予防法

- こまめな手洗い・手指衛生励行
- 生野菜を食べない
- 生野菜・果物を避けられない場合，飲料水で入念に洗浄し寄生虫卵などの付着に注意する
- 果物は自分で用意したもの以外は口にしない
- 自炊のときに使う水は，飲用水同様，ボトル入りのものにする（素材を洗うときも）
- 氷は生水から作られていることが多いので避ける（業務用で安全なものも一部の地域・施設では販売・利用されている）
- 完全に火の通った食べ物のみ食する
- 挽肉は避けるか，完全に火が通っていることを確認する
- 屋台・路面店にて乳製品・清涼飲料品を購入・摂取しない
- 歯磨き，うがいなどは飲用水で行う
- 髭剃り・洗髪・シャワー・入浴の際は不用意に口は開けない
- ラフティングなどウォータースポーツでは口や粘膜と水気が接触しないように細心の注意をする
- 標高が高いところでは沸点が下がることに留意し，圧力鍋などを使用して調理・煮沸する

　配膳までに長時間放置されていたり，食器が汚かったり，そもそも自分の手が汚い可能性もある．Shlim がネパールのカトマンズで行った調査が 2005 年に報告されているが，飲食店従業員がトイレの後に手洗いをする場所がなかったり，生肉・生魚を切るまな板と野菜のまな板が一緒であっただけでなく，洗うこともしなかったとのことである[6,7]．先進国でも生肉・生魚の調理には注意を要する．日本・欧州・ロシア・北米・南米などで一般的な感染症以外にも，十分な加熱処理がされていないことによる感染にも注意が必要で，淡水魚などでは裂頭条虫症，海水魚・イカなどではアニサキス症，肉調理のまな板などからのトキソプラズマ感染（12-D 参照）などの報告はいくつもある．同様に VFR（コラム 1 参照）などに関しては，出されたものを断ることが至極困難であるため食品衛生の管理が徹底できない[8]．渡航中には「ちゃんと茹でろ，しっかり火を入れろ，自分で果物・野菜の皮をむけ，できないなら食べるな！」[9]というのは渡航医学では初歩的な合い言葉となっている．しかし，Newman-Klee の報告では小児の食物衛生管理を励行できたのは約 32% であったが，同行している成人は約 17% という[10]．
　一般的な経口感染症の予防法を表 5-A-4 に示すので，プリントと口頭で渡航者に教授されたい．

表 5-A-5　先進国居住者の渡航先別渡航者下痢リスク

日本	低
東アジア（日本以外）	中
東南アジア（インドネシア，パプアニューギニア除く）	中
東南アジア（インドネシア，パプアニューギニア）	高
オセアニア	中
オーストラリア・ニュージーランド	低
南アジア	高
中東	高
アフリカ（サハラ以南，南アフリカ除く）	高
北アフリカ（エジプト・モロッコ除く）	不明
北アフリカ（エジプト）	高
北アフリカ（モロッコ）	中
西欧（ポルトガル除く）	低
西欧（ポルトガル）	中
東欧・ロシア	中
北米	低
メキシコ・中南米（アルゼンチン・ウルグアイ・チリ・ブラジルを除く）	高
中南米（アルゼンチン・ウルグアイ・チリ・ブラジル）	中

（Steffen R et al：Traveler's Diarrhea：a clinical review. JAMA. 2015；313：71-80 を参考に作成）

表 5-A-6　TD の年齢別有症状期間の分布

年齢群（歳）	平均有症状期間（日）	有症状期間の中央値（日）
0～2	29	17
3～6	8	4
7～14	3	3
15～20	5	5
全年齢	11	3

（文献 11）より改変）

③ 渡航者下痢 travelers' diarrhea（TD）対策

　NIH consensus report（1985 年）や Steffen らによると，TD とは海外渡航時や帰国後に，成人で 1 日 3 回以上の下痢，小児では 1 日あたり平常時に比べ 2 倍以上の頻度の下痢となった時のことをいう．成人では腹痛，悪心，嘔吐などの下痢症状以外の訴えがあることも条件となる[12]．主な病原体は ETEC，カンピロバクター，赤痢菌属やサルモネラ菌である．発症時の対応として一般的には止痢薬を用いず，ORS（図 12-C-1 参照）を用いる．2 歳未満では 2 週間以上と長期間となることが多いため（表 5-A-6），十分な検討とリスク・コミュニケーションの上で抗菌薬の持参を考えることもあるが，耐性菌の台頭が顕著な昨今，一般渡航者・長期滞在者に関しては抗菌薬の持参・予防投与は通常行わない[13]．易感染性状態もしくは遷延化しやすい乳幼児に関しての同薬処方は現地で考えられる消化器感染症と耐性菌状況やリスク

を十分に考慮した上で選択することもある．自己判断での服用のリスク，使用法と適切な判断を促すプリントを用いて口頭で説明しながら渡航者に対応する．

〔近　利雄，中谷逸作〕

1) Fradin MS et al：Comparative efficacy of insect repellents against mosquito bites. N Engl J Med. 2002；347：13-8.
2) Vázquez M et al：Effectiveness of Personal Protective Measures to Prevent Lyme Disease. Emerge Infect Dis. 2008；14(2)：210-6.
3) World Health Organization：Dengue：guidelines for diagnosis, treatment, prevention and control. p. 34, World Health Organization, 2009.
4) Giannella RA et al：Influence of gastric acidity on bacterial and parasitic enteric infections. Ann Int Med. 1973；78：271-6.
5) Bavishi C et al：Systematic review：the use of proton pump inhibitors and increased susceptibility to enteric infection. Aliment Pharmacol There. 2011；34：1269-81.
6) Shlim DR：Looking for evidence that personal hygiene precautions prevent traveler's diarrhea. Clin Infect Dis. 2005；41(Suppl 8)：S531-5.
7) Shlim DR：Update in traveler's diarrhea. Infect Dis Clin North Am. 2005；19：137-49.
8) Barnett ED et al：The Visiting Friends or Relatives Traveler in the 21st Century：Time for a New Definition. J Trav Med. 2010；17：163-70.
9) Kozicki M et al：'Boil it, cook it, peel it or forget it'：does this rule prevent travellers' diarrhea? Int J Epidemiol. 1985；14：169-72.
10) Newman-Klee C et al：Incidence and types of illness when traveling to the tropics：a prospective controlled study of children and their parents. Am J Trop Med Hyg. 2007；77：764-9.
11) Pitzinger B et al：Incidence and clinical features of traveler's diarrhea in infants and children. Pediatr Infect Dis J. 1991；10：719-23.
12) Steffen R et al：Traveler's diarrhea：a clinical review. JAMA. 2015；313：71-80.
13) Zumla A et al eds：Travel Medicine, An Issue of Infectious Disease Clinics. Saunders, 2012.
・Wertheim, HFL et al eds：Atlas of Human Infectious Diseases. Blackwell publishing, 2012.
・Brunette GW et al eds：CDC：Health information for international travel 2016."The Yellow Book". Oxford University Press, 2016.
・World Health Organization　http://www.who.int/ith/en/
・Tselis AC et al eds：Handbook of Clinical Neurology, vol. 123（3rd series）Neurovirology. Elsevier , 2014.
・Farrar J et al eds：Manson's Tropical Diseases, 23rd edition. Elsevier, 2015.
・Tyring SK et al eds：Tropical Dermatology. Elsevier, 2006.
・Keystone JS et al eds：Travel Medicine, 3rd eds. Elsevier, 2013.
・European Centre for Disease Prevention and Control　http://ecdc.europa.eu
・Centers for Disease Control and Prevention　http://www.cdc.gov/
・Heymann DL et al eds：Control of Communicable Diseases Manual 20th ed. American Public Health Association Press, 2015.

B マラリア malaria

① 日本国の輸入マラリアの動向

　日本国内輸入マラリア報告数は，2000年の年間154例を最高に年々減り始めた．これは2000年の日本人出国者数が1,781万8,590人と当時最高となっていたが，翌年の世界同時多発テロ，さらに引き続くイラク戦争とSARSの流行（2003）で，日本人出国者数が急速に減少したことが引き金になったと考えられる．

　新型インフルエンザ（H1N1）の流行で日本人出国者数がついに1,600万人を切った2009年には，輸入マラリア報告数は年間56例にまで減少した．しかし2010年からの円高で日本人出国者数が増えると，輸入マラリア報告数もとたんに増加し，2011年は年間78例となった．日本人出国者数が最高（1,849万657人）であった2012年の輸入マラリア報告数も72

例であった．

　ところが，2013年からまた日本人出国者数が減少し，2014年に一挙に円安へ反転すると，輸入マラリア報告数も，2013年は47例，2014年も60例と減少に転じた．このように，輸入マラリア報告数は，日本の日本人出国者数の増減と相関して動くことが観察される（図5-B-1）．

　2016年にはリオデジャネイロ・オリンピック・パラリンピックが開催され，また円高も進んで1ドル100円前後となり，日本人出国者数も増加の傾向がある．そして輸入マラリア報告数は，国立国際医療研究センターのトラベルクリニックの統計では増加傾向にあり，さらには熱帯熱マラリアによる死亡例の国内報告も側聞している．一方，インバウンドの旅行者数は，2018年に初めて年間3,000万人を超え，彼らが日本に持ち込んで国内流行を定着させるかもしれない"国際的に脅威となる感染症"の1つに，マラリアも書き上げられている．2020年に東京で開催されるオリンピック・パラリンピックの時に，それらの渡航者数がどのくらいに上昇しているか，予想もつかない状況になってきている．マラリアは渡航医学上，今そこにある脅威として対応を考慮しなければならない喫緊の課題である．

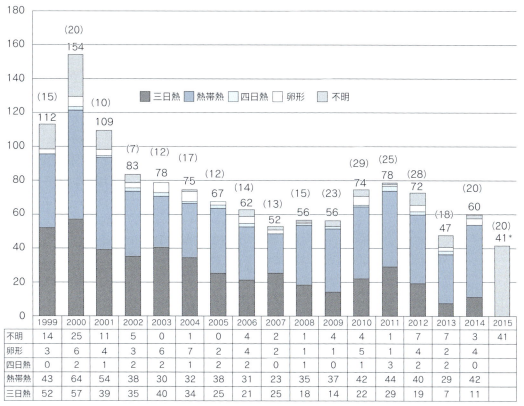

図5-B-1　日本の輸入マラリア報告数
国立感染症研究所感染症疫学センター統計より著者作図．＊2015年12月31日現在の速報値．
棒グラフ上の数字は合計数，カッコ内数字は著者ら国立国際医療研究センター研究所への診断依頼陽性総数．

② 日本への迅速診断キット導入の必要性

　日本におけるマラリアの診断は，Giemsa 染色した血液薄層塗抹標本の顕微鏡検査（顕微鏡法）により，a）赤血球に寄生した原虫を見いだし，b）その種を形態学的に鑑別し，さらには，c）マラリア原虫の寄生赤血球率を計算し，得られた所見を元に，治療法の選択，重症度の指標の判断，治療効果の判定などに用いる．しかしながら日本の現状では，一連の標本作製，顕微鏡観察には熟練の技術を必要とする．

　この顕微鏡法の困難さを克服するために開発された，濾紙クロマトグラフィーによる迅速診断キット Rapid Diagnostic Tests（RDT）が世界では標準化されているが，日本の厚生労働省は RDT による診断結果を感染症法上での診断根拠として認めていない．RDT の簡易さ，鋭敏度，特異度等の特長を日本国内で正しく評価し，厚生労働行政上の RDT の有用性を早期に認め，いずれかのキットの販売承認が得られることが強く期待される．

　感染症法上は確定診断の根拠を提供する PCR による遺伝子診断法は，鋭敏度・特異度ともに高いが，その検査ができる施設はさらに限られる．必要な場合は，専門家へ相談されたい．

　新たなイノベーションとして，栄研化学が開発した loop-mediated isothermal amplification（LAMP）法が，遺伝子増幅の作業の簡易化や検査時間の短縮化に成功しており，鋭敏度においても，従来の PCR 法に匹敵する結果をマラリア診断では示している[1]．今後の臨床応用が期待される．

③ 日本に必要な新たな抗マラリア薬の導入

　日本の「医薬品，医療機器等の品質，有効性及び安全性の確保等に関する法律（薬機法）」下で処方できる抗マラリア薬は，メフロキン（メファキン「ヒサミツ」錠）とアトバコン・プログアニル（マラロン®配合錠）にほぼ限られる．薬剤耐性熱帯熱マラリアなどを考慮した，他の稀用薬としての抗マラリア薬入手・投薬にあたっては，日本医療研究開発機構感染症実用化研究事業（新興・再興感染症に対する革新的医薬品等開発推進研究事業）「わが国における熱帯病・寄生虫症の最適な診断治療体制の構築」に関する研究班（略称：熱帯病治療薬研究班）（http://trop-parasit.jp/）に問い合わせることができる．

　日本では，いまだに重症マラリアによる死亡例も散見される．この克服には，どうしてもアルテミシニン artemisinin（青蒿素）誘導体の国内での適切な使用が必要である．アルテミシニンは，およそ 2,000 年前から中国で用いられてきた生薬で，その新たな構造解析と抽出法が評価され，開発を主導した中国の屠呦呦 Tu Youyou 氏が，2015 年のノーベル生理学・医学賞を獲得した．アルテミシニンを基盤とした混合療法 artemisinin-based combination therapy（ACT）として，たくさんの種類の混合薬剤がすでに世界では使われているが，重症マラリアへの効果，多剤耐性マラリアへの有用性，原虫血症や発熱を抑える時間的速効性，製剤の副作用の軽微さなど，その薬剤としての顕著な効能が評価されており，ACT の輸入マラリア症例への適用承認が日本で是非とも求められてきた．そしてついにアルテメテル/ルメファントリン（リアメット®配合錠）の国内製造販売が承認され，市販されるようになった（2017 年 3 月 7 日）．さらに国外では，アルテミシニンの誘導体 artesunate の静注薬の重症マラリアでの特効性が次々と報告されている[2,3]．

前述のように，日本の輸入マラリア数は 2015 年までは減少傾向にあり，これは，2013 年 2 月より日本で使用が認可されたアトバコン・プログアニルによる予防が広く行われるようになってきたためと考えられる．さらには用法・用量の変更にかかわる国内製造販売承認が得られ，「マラロン®小児用配合錠」の剤形が追加され販売されるようになった（2016 年 6 月）．小児のマラリアの治療・予防も，これできめ細かく行うことができる（実際の用法・用量は薬剤添付文書にあたること）．

そして，三日熱マラリアのアジア太平洋地域からの輸入例が，日本では一定の割合を占めているが（図 5-B-1），肝内型の休眠原虫（ヒプノゾイト）を殺滅するプリマキン（プリマキン錠 15 mg「サノフィ」）の国内製造販売承認が得られ，市販されるようになった（2016 年 6 月）．日本国内では，アジア太平洋に拡散し始めたプリマキン耐性三日熱マラリア原虫に対処した用量（30 mg/日，1 日 1 回 14 日間）が勧められている．プリマキンの承認で，国内での三日熱マラリア，卵形マラリアの根治治療が可能となった．

④ 薬剤耐性マラリアの出現と拡散

一度は対策が成功しつつあったマラリアの流行が，また着実に世界に再興 re-emerge してきた最も大きな要因は，薬剤耐性マラリアの出現と拡散である．渡航医学的にはこの薬剤耐性マラリアの分布情報を承知しておくことが，渡航者への予防内服薬処方，輸入マラリア患者の治療薬の選択の鍵となる．

クロロキンは，安価で副作用も極めて軽微な抗マラリア薬として，第 2 次世界大戦前後から世界の流行地で広範に使用された．ところが 1957 年に，同薬に対する耐性がタイ-カンボジア国境地域で報告され，東に向かっては 1960 年代に太平洋地域，西に向かっては 1970 年代にはインドを通過し，1978 年に東アフリカ，そして 1980 年代には西アフリカと南アフリカに拡散した．一方，クロロキン耐性マラリア出現のもう 1 つのフォーカスとしてコロンビアがあり，1960 年の最初の報告からすぐに南米に拡散し，ついに 2005 年の WHO の報告には，中米にもクロロキン耐性マラリアの発生報が追加されている．

さらにスルファドキシン/ピリメタミンの合剤（ファンシダール®）に対する耐性マラリアの拡散，比較的新しく開発されたメフロキンに対する耐性マラリアの出現も次々と報告され，いまではカンボジアとミャンマーのタイ国境付近，さらには南米アマゾン川流域に多剤耐性マラリアの発生が報告されている．

アルテミシニンとその誘導体は，1970 年代から中国を中心に，世界中の流行地でマラリア治療薬として使われはじめた．ACT は，いまだに有効性を残す抗マラリア薬をアルテミシニン誘導体のパートナードラッグとして併用することで，それぞれの薬効の相乗効果を高め，さらには原虫の耐性獲得の確率を下げることを狙う治療法である．ところが，ACT による患者末梢血からの"原虫消失時間の延長"を指標として，アルテミシニン耐性の初期の所見が検出されたと報告され始めた[4]．そしてその耐性は，かつての第 1 選択薬であった抗マラリア薬と同じく，やはりメコン河流域諸国の国境沿いに分布している（図 5-B-2）．

アルテミシニン耐性マラリアをメコン河流域で封じ込めるには，原虫の耐性機序の獲得メカニズムの解明（責任遺伝子の構造や機能と，その分布を明らかにすること）などの基盤的科学技術による研究成果の大いなる発展と[5]，一方で ACT のニセ薬の追放や，正しい combination

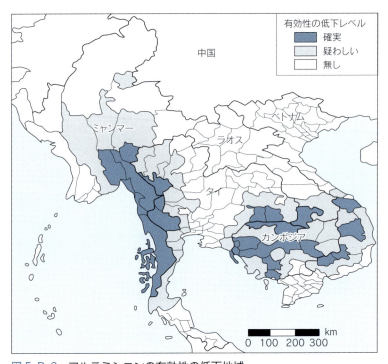

図 5-B-2　アルテミシニンの有効性の低下地域
（WHO Status report on artemisinin resistance, January 2014 より）

の普及拡大にむけた戦略を講じる社会科学技術の研究も同時に求められる．

⑤ サルマラリア原虫のヒト感染

　アカゲザルを自然宿主とするマラリア原虫の一種 *Plasmodium knowlesi* による東南アジアでのヒト感染例が報告され[6]，アジア太平洋地域での報告数が近年増加している新興感染症と言ってよい[7]．日本でも 2012 年に初めて，*P. knowlesi* マラリア輸入例を筆者らが PCR 診断で確定して報告したが[8]，渡航医学上つねに鑑別しなければならない原虫種となった．このサルマラリア原虫は，ヒトに 24 時間周期の発熱，血小板数の減少や貧血を引き起こし，ボルネオでは 6 例の死亡例が報告されている[9]．顕微鏡による形態学的診断では，四日熱マラリア原虫と鑑別がつかないので（図 5-B-3），良性のマラリアだと考えて安心していると，予後が悪いことがあるので注意を要する．

⑥ ロールバックマラリアの 15 年　そしてその先へ

　2015 年の WHO の報告によれば，年間の世界のマラリア罹患者数は 2 億 1,400 万人，死亡者数は 43 万 8,000 人であった[10]．これは 2000 年と比較して，前者が 18％の減少，後者が 48％の減少という数字に留まった．しかしこの数字を示して，WHO は胸を張って次のように言ったのである．「統計によれば，2001 年から 2013 年までに世界のマラリア死亡者数は

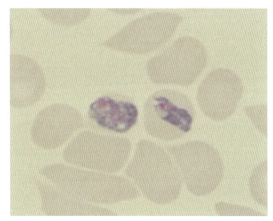

図 5-B-3　*Plasmodium knowlesi* 感染赤血球
感染赤血球の膨化が認められず，原虫は帯状（band form）に伸びており（右の原虫で典型的），四日熱マラリア原虫と形態学的に鑑別がつかない．

表 5-B-1　マラリア世界技術戦略 2016-2030

ゴール	マイルストン		ターゲット
	2020	2025	2030
1．2015 年と比較した世界のマラリアの死亡率を減らす	少なくとも 40％	少なくとも 75％	少なくとも 90％
2．2015 年と比較した世界のマラリアの患者数を減らす	少なくとも 40％	少なくとも 75％	少なくとも 90％
3．2015 年にマラリアが伝播していた国々からマラリアを排除（eliminate）する	少なくとも 10 か国	少なくとも 20 か国	少なくとも 35 か国
4．マラリアの流行がなくなったすべての地域で再流行の定着を防ぐ	再流行の定着を防ぐ	再流行の定着を防ぐ	再流行の定着を防ぐ

（文献 12）より）

47％減少し，これはおよそ 430 万人の命を救ったことになる．さらに WHO アフリカ地域事務局統計に限れば，サハラ以南地域の 5 歳未満の子どもたちの死亡率は 58％も削減されたことになる」[11]．

　上記のマラリア対策を主導したロールバックマラリア Roll Back Malaria Partnership（RBM）への世界の冷静な評価は，「RBM は"道半ば"であるが，今まさに成功へとその成果を加速しなければならない時に来た」と記載され，RBM はさらに新たな目標「2016-2030 年のマラリア世界技術戦略：Global Technical Strategy for Malaria（GTSM）2016-2030」を打ち立てたのである[12]．GTSM 2016-2030 のマラリア対策の将来構想では，マラリアの罹患者数・死亡率を，2015 年に比べて 2020 年には少なくとも 40％，2025 年には少なくとも 75％削減するというマイルストンを立て，2030 年には少なくとも 90％削減というターゲットを示した（表 5-B-1）．2015 年にマラリアの伝播が認められた国の内からは，2020 年に少なくとも 10 か国，2025 年に少なくとも 20 か国，そして 2030 年には少なくとも 35 か国で

マラリアを「排除 eliminate する」という目標を立てた．RBM は 2000 年から走り出して，まさに今が折り返し地点である．この先 15 年の RBM の計画に，渡航医学のスコープも合わせていく必要がある．

〔狩野繁之〕

1) 駒木-安田加奈子ほか：PURE/LAMP 法のマラリア診断への応用．Clinical Parasitology．2015；26（1），83-5．
2) Dondorp A et al：Artesunate versus quinine for treatment of severe falciparum malaria：a randomised trial. Lancet. 2005；366（9487）：717-25．
3) Dondorp AM et al：Artesunate versus quinine in the treatment of severe falciparum malaria in African children（AQUA-MAT）：an open-label, randomised trial. Lancet. 2010；376（9753）：1647-57．
4) Dondorp AM et al：Artemisinin resistance in *Plasmodium falciparum* malaria. N Engl J Med. 2009；361（5）：455-67．
5) Ménard D et al：A Worldwide Map of *Plasmodium falciparum* K13-Propeller Polymorphisms. N Engl J Med. 2016；374（25）：2453-64．
6) Singh B et al：A large focus of naturally acquired *Plasmodium knowlesi* infections in human beings. Lancet. 2004；363（9414）：1017-24．
7) Cox-Singh J et al：Knowlesi malaria：newly emergent and of public health importance? Trends Parasitol. 2008；24（9）：406-10．
8) Tanizaki R et al：First case of *Plasmodium knowlesi* infection in a Japanese traveller returning from Malaysia. Malar J. 2013；12：128．
9) Antinori S et al：*Plasmodium knowlesi*：The emerging zoonotic malaria parasite. Acta Trop. 2013；125（2）：191-201．
10) WHO：Key points. World Malaria Report 2015. Global Malaria Programe, p. x-xiv, 2015．
11) WHO：Estimated cases and deaths averted, 2001-2013. World Malaria Report 2014. Global Malaria Programe, p.40-41, 2014．
12) WHO：Vision, Goals and Principles. Global technical strategy for malaria 2016-2030. Global Malaria Programme, p.7-8, 2015．

❸ 渡航医学で重要な感染症

疾病名（和名）をアルファベット，50 音の順に並べた．

①
疾病名（和名）	A 型肝炎	英語名	Hepatitis A
病原体	A 型肝炎ウイルス Hepatitis A virus（HAV）	主な感染経路	・経口感染 ・糞口感染
媒介生物			
主なリスク地域	・世界各地 ・特にサハラ砂漠以南のアフリカ，インド亜大陸，東南アジア，中東，中南米 ・先進国でもリスクゼロではない			
概要	・4 類感染症 ・感染者の糞便中に含まれるウイルスが付着した生食品，飲料水が感染源 ・特に生ガキなどの海鮮魚介類生食に注意 ・発熱や倦怠感から始まり 1 週間ほどすると黄疸がみられ，肝逸脱酵素の上昇，肝腫大を認める ・合併症として腎障害，造血器障害（再生不良性貧血，赤芽球癆）			
予防策	・ワクチン（欧米製品は曝露後接種も可能．詳細は添付文書など参照） ・不衛生地域での生水，サラダ類を含む生食品を避ける			

②
疾病名(和名)	Bウイルス病	英語名	Herpes B virus infection
病原体	Bウイルス Herpesvirus simian B virus/Macacine herpesvirus 1/Cercopithecine herpesvirus 1：CHV-1	主な感染経路	サル咬傷
媒介生物	*Macaca*属のサル（アカゲザル，カニクイザル，ブタオザル，タイワンザル等）		
主なリスク地域	アジア		
概要	・4類感染症 ・サルが保有するヘルペスウイルスの一種で，まれにヒトに感染する ・抗ヘルペス薬の曝露後予防内服により発症リスクを低減できるが，発症すると致死的な経過をたどることが多い		
予防策	サルとの接触を避ける		

③
疾病名(和名)	B型肝炎	英語名	Hepatitis B
病原体	B型肝炎ウイルス Hepatitis B virus（HBV）	主な感染経路	体液・粘膜・性行為
媒介生物			
主なリスク地域	世界各地		
概要	・輸血や注射針の使い回し等による不適切な観血的医療行為による感染，性交渉感染，母子感染のほか，唾液・汗・涙・尿による家庭内感染や部活動での感染もある ・不顕性感染が多いが，急性肝炎を発症すると一部は致死的な劇症肝炎を起こす．慢性肝炎へ移行することもあり，その場合は肝硬変や肝細胞がんへ進行し得る		
予防策	渡航の有無に関係なく，ワクチン接種が重要		

④
疾病名(和名)	C型肝炎	英語名	Hepatitis C
病原体	C型肝炎ウイルス Hepatitis C virus（HCV）	主な感染経路	体液・粘膜・性行為
媒介生物			
主なリスク地域	世界各地		
概要	・性交渉やウイルスに汚染された医療器具や輸血用血液の使用，不衛生な刺青・ピアス・鍼等により感染する ・B型肝炎ウイルスに比べ感染力は弱いが，無治療だと高率に慢性化し肝硬変や肝細胞がんへ進行する		
予防策	無防備な性行為や不衛生な皮膚穿孔や医療器具の使いまわしを避ける		

⑤
疾病名(和名)	D型肝炎	英語名	Hepatitis D
病原体	D型肝炎ウイルス Hepatitis D virus（HDV）	主な感染経路	体液・粘膜・性行為
媒介生物			
主なリスク地域	世界各地（B型肝炎の高度流行地域で多い）		
概要	B型肝炎ウイルスと重複感染した場合にのみ病原性を発揮するウイルスで，臨床像もB型肝炎に似る		
予防策	B型肝炎ワクチンによるB型肝炎予防が重要である		

⑥

疾病名（和名）	E 型肝炎	英語名	Hepatitis E
病原体	E 型肝炎ウイルス Hepatitis E virus（HEV）	主な感染経路	経口感染
媒介生物	哺乳類		
主なリスク地域	世界各地		
概要	・4 類感染症 ・ブタやシカ，イノシシ等の肉を加熱不十分で摂取して感染することが多い ・臨床像は A 型肝炎に似るが，一般に重症度や致死率は A 型肝炎より高い		
予防策	・衛生環境の悪い地域では生水や生ものの摂取を避け，先進国でも肉類は十分加熱されたものを口にする ・ワクチン（中華人民共和国）		

⑦

疾病名（和名）	HIV 感染症/AIDS（エイズ，後天性免疫不全症候群）	英語名	HIV infection/AIDS（Acquired immune deficiency syndrome）
病原体	ヒト免疫不全ウイルス Human immunodeficiency virus（HIV）	主な感染経路	体液・粘膜・性行為
媒介生物			
主なリスク地域	世界各地		
概要	・後天性免疫不全症候群は 5 類感染症 ・HIV 感染後，AIDS 発症までに約 10 年間の潜伏期間があるため感染に気づかないことが多い ・結核，マラリアと並び 3 大感染症の 1 つに数えられている		
予防策	無防備な性行為や不衛生な皮膚穿孔および医療器具の使用を避ける		

⑧

疾病名（和名）	HPV 感染症	英語名	HPV infection
病原体	ヒトパピローマウイルス Human papillomavirus（HPV）	主な感染経路	体液・粘膜・性行為・皮膚接触
媒介生物			
主なリスク地域	世界各地		
概要	・ウイルスの型が多数あるが，尖形コンジローマのほか，子宮頸がん，肛門がん，陰部がん，頭頸部がん等の原因となる ・コンドーム使用での感染予防効果は限定的		
予防策	・ワクチン接種で一部の感染による発症を抑止 ・無防備な性行為（オーラルセックス，肛門性交など含む）を避ける		

⑨

疾病名（和名）	Q 熱	英語名	Q fever
病原体	コクシエラ　バーネッティ Coxiella burnetii	主な感染経路	飛沫核感染（感染粒子吸入），ダニ媒介感染，経口感染
媒介生物	家畜，ペット，（マダニ　ticks）		
主なリスク地域	ニュージーランドを除く世界各地		
概要	・4 類感染症 ・急性型は臨床像多彩だが，主にインフルエンザ様症状，呼吸器感染症の病態が主．皮疹はまれ，一部心内膜炎など治療困難な慢性 Q 熱へ移行する ・慢性疲労症候群と診断される症例報告あり		
予防策	家畜やペットの出産，流死産に関連した胎盤などの取り扱いには要注意		

⑩	疾病名（和名）	アニサキス症	英語名	Anisakiasis
	病原体	*Anisakis simplex*, *Anisakis* spp., *Pseudoterranova* spp., *Contracaecum* spp.など	主な感染経路	経口感染（不適切な調理法の海水魚の摂食など）
	媒介生物	イカ，サバ，マグロ，イワシ，サケ，マス，サンマなど		
	主なリスク地域	日本，韓国，タイ，欧州，アイスランド，ロシア，北米，ペルー，チリなどから症例報告あり		
	概要	経口摂取の後，消化管壁咬傷による腹痛・悪心・嘔吐など．症状発現にはⅠ型アレルギー反応が関与している．まれに消化管穿孔がある		
	予防策	不適切な調理法の海水魚の摂食を避ける		

⑪	疾病名（和名）	アフリカトリパノソーマ症（アフリカ睡眠病）	英語名	Human African trypanosomiasis
	病原体	ブルーストリパノソーマ *Trypanosoma brucei*	主な感染経路	昆虫媒介感染
	媒介生物	ツェツェバエ（*Glossina*；"tsetse fly"）		
	主なリスク地域	サハラ以南アフリカの農村部 ・東アフリカ睡眠病 *T. b. rhodesiense* ・西アフリカ睡眠病 *T. b. gambiense* （地理的分布も臨床症状も治療も異なる）		
	概要	・いずれも，中枢神経系を障害する熱性疾患で，急速に悪化し，治療を行わなければ死亡する可能性が高い ・ツェツェバエの刺し口に疼痛を伴う丘疹 chancre を認めるが，数週間で自然治癒する		
	予防策	虫さされ対策		

⑫	疾病名（和名）	インフルエンザ（季節性）	英語名	Influenza, Seasonal
	病原体	インフルエンザウイルス Influenza virus（A，B，Cに大別される）	主な感染経路	飛沫・飛沫核・接触
	媒介生物			
	主なリスク地域	世界各地		
	概要 （表6-B-1 参照）	・症状は高熱と関節痛が中心で，しばしば上気道炎症状も伴うが，通常は数日中に回復する．しかし重症例では脳炎や二次性の細菌性肺炎等を合併し致命的となる ・小児，妊婦，高齢者や免疫不全がある人は要注意である ・Common disease だが感染力が強いため社会的に大きな影響力をもつ		
	予防策	・ワクチン接種．流行シーズン（北半球・南半球で異なる．熱帯地域は通年）を迎える前の予防接種が重要である．現時点では感染予防よりも重症化予防の効果が大きい ・流行時は，手洗い等の日常の注意を徹底する		

⑬	疾病名（和名）	インフルエンザ菌 b 型感染症	英語名	Haemophilus influenza type b
	病原体	インフルエンザ菌 b 型 *Haemophilus influenza* type b	主な感染経路	飛沫感染
	媒介生物			
	主なリスク地域	世界各地		
	概要	・Hibによる細菌性髄膜炎を含む侵襲性インフルエンザ菌感染症は5類感染症全数把握対象疾患 ・菌血症，細菌性髄膜炎，急性喉頭蓋炎など重篤な病態をきたす ・年齢が低いほど重症化しやすく，特に生後2か月から3歳までが要注意		
	予防策	ワクチン		

⑭	疾病名（和名）	インフルエンザ（人獣共通インフルエンザ，動物由来：トリ，ブタなど）	英語名	Influenza, Zoonotic
	病原体	インフルエンザウイルス Influenza virus（H5N1，H7N9 など）	主な感染経路	飛沫・飛沫核・接触
	媒介生物	トリ（家禽類）やブタなど		
	主なリスク地域	世界各地（H5N1は東南アジアおよびエジプト，H7N9は中国・台湾）．鳥類による拡散も懸念されているため常時報告例を確認する必要がある．中国，エジプト，インドネシア，ベトナムでは特に注意が必要である		
	概要 （表6-B-1参照）	・1類感染症 ・鳥インフルエンザの人への感染リスクは低いとされているが，身近に鳥と接触する機会のある国や地域では患者の発生がある．看病していた家族内などでまれにヒト-ヒト感染も起こる ・季節性インフルエンザに比べ，ヒトが罹患した場合は高率に重症化し致死的となる ・通常はインフルエンザ様症状を呈する．場合により消化器症状などもみられる ・ウイルスがブタ体内などで変異を起こすとヒトへの感染力が高まることがある（例：2009年のH1N1パンデミック）		
	予防策	・流行地では生きた鳥を扱う市場や養鶏場へは近づかない ・鳥に直接触れることは避け，日常的な手洗いを励行する ・鳥類・卵を摂食する際には十分に加熱されているものに限定し，取扱者も曝露がないことを確認する．ワクチンは執筆時点で市販されていない		

⑮	疾病名（和名）	ウエストナイル熱/ウエストナイル脳炎	英語名	West Nile fever/West Nile encephalitis
	病原体	ウエストナイルウイルス West Nile virus	主な感染経路	蚊媒介感染
	媒介生物	蚊（イエカ属 *Culex*，ヤブカ属 *Aedes*，クロヤブカ属 *Armigeres* など）		
	主なリスク地域	アフリカ，ヨーロッパ，中東，中央アジア，西アジア，北米各地，中米，アルゼンチン		
	概要	・4類感染症 ・潜伏期間は3〜15日，感染例の80%は不顕性感染 ・発症するとインフルエンザ様症状を呈し，多くは1週間程度で回復する．脳炎になると，高熱，激しい頭痛，意識障害などを認める（高齢者など注意） ・重症化は約1%といわれる		
	予防策	防蚊対策（5-A参照）		

⑯	疾病名（和名）	エボラウイルス感染症	英語名	Ebola virus disease
	病原体	エボラウイルス（5種） Ebola virus	主な感染経路	接触感染
	媒介生物			
	過去の患者発生国	ガボン，南スーダン，コンゴ民主共和国，ウガンダ，コンゴ共和国，コートジボワール，ギニア，リベリア，シエラレオネ，ナイジェリア		
	概要 （表6-B-1参照）	・1類感染症 ・突然の発熱，脱力感，筋肉痛，頭痛，嘔吐，下痢 ・感染後期に凝固異常を示すと結膜出血，皮下出血，血尿，血便がみられることがある		
	予防策	・感染源である患者血液，体液，排泄物，汗，精液，死体に触れない ・死亡している動物に近づかない		

⑰	疾病名（和名）	黄熱	英語名	Yellow fever
	病原体	Yellow fever virus（Flavivirus）	主な感染経路	蚊媒介感染
	媒介生物	*Aedes* spp.（アフリカ），*Haemagogus* & *Sabethes* spp.（南アメリカ）などの蚊		
	主なリスク地域	気候変動や蚊対策などによりリスク地域が変動するため検疫所ホームページなどから常に最新の情報収集が必要である．（図7-B-1参照）		
	概要	・4類感染症 ・流行地域でヒト，類人猿を主体とした感染サイクルが蚊を介して成立している．都市部ではネッタイシマカ *Aedes aegypti* による媒介が両大陸で共通する．3～6日の潜伏期間を経て，発熱・頭痛・筋肉痛・嘔吐・黄疸などを起こし，重症化すると出血症状を呈し，多臓器不全などで死亡例は年間3万人におよぶ ・ネッタイシマカの分布領域（デングとほぼ一致）は理論上，黄熱蔓延リスクがあるといえる ・国により黄熱ワクチン接種証明書がないと入国・乗り継ぎができない場合があるのでその都度，検疫所に問い合わせるか，検疫所ホームページ（巻末資料）を参照されたい		
	予防策	黄熱ワクチンの接種とともに，防蚊対策をする．1回の接種で終生有効な接種証明書の発行となる		

⑱	疾病名（和名）	オニョンニョン熱	英語名	O'nyong-nyong fever
	病原体	O'nyong-nyong virus	主な感染経路	蚊媒介感染
	媒介生物	ハマダラカ		
	主なリスク地域	アフリカ（ナイジェリア，ギニアビサウ，セネガル，コートジボワール，ケニア，ウガンダ，タンザニア，マラウイ，モザンビーク）		
	概要	・発熱，斑点状丘疹，搔痒，筋肉痛，関節痛などの症状が出現する ・症状がチクングニアとよく似ているが，チクングニアと違い頸椎後部のリンパ節腫脹がしばしばあり，関節痛に対し滲出液はない		
	予防策	防蚊対策（5-A参照）		

⑲ 疾病名（和名）	オロプチェ熱	英語名	Oropouche fever
病原体	Oropouche virus	主な感染経路	蚊媒介感染
媒介生物	ヤブカ，ネッタイイエカ，midge fly		
主なリスク地域	中南米（ブラジル，ペルー，パナマ，トリニダード・トバゴ）		
概要	・潜伏期間は平均3〜8日（最長で12日）である ・40℃近い高熱，激しい頭痛，背部痛，関節痛，光に対する過敏症などの症状が出現する ・また嘔吐，下痢，腹痛，気管支炎，体全体に灼熱感を生じることもある ・症状は1週間ほど続き，徐々に回復する ・致死的な疾患ではない		
予防策	防蚊対策（5-A参照）		

⑳ 疾病名（和名）	オンコセルカ症 (河川盲目症)	英語名	Onchocerciasis
病原体	回旋糸状虫 *Onchocerca volvulus*	主な感染経路	ブユがヒトを繰り返し刺し，傷口から回旋糸状虫が侵入し感染する
媒介生物	ブユ		
主なリスク地域	熱帯地域やアフリカ南部（サハラ以南）や中南米		
概要	・回旋糸状虫が皮膚に寄生して皮膚炎を起こす ・ミクロフィラリアが死ぬ時に激しい掻痒が生じる ・皮下に小結節を生じる（オンコセルカ腫瘤） ・時として発疹，リンパ節腫大やミクロフィラリアが眼に移行して角膜炎や網膜炎などの眼症状を呈することがあり，視力障害や失明の原因となる		
予防策	河川の近く，ブユがいる地区を避ける，防護できる衣服を着用する		

㉑ 疾病名（和名）	広東住血線虫症	英語名	Angiostrongyliasis cantonensis
病原体	広東住血線虫 *Angiostrongylus cantonensis*	主な感染経路	感染幼虫の経口感染
媒介生物			
主なリスク地域	東アジア，東南アジア，インド亜大陸，オーストラリア，太平洋諸島（タヒチ，ニューカレドニア，ハワイなど），アフリカ，北米など広く分布		
概要	・感染源はアフリカマイマイなどの陸棲貝，ナメクジ，淡水産エビ，汚染野菜，カエルなど ・感染後2〜3週間で発症 ・髄膜刺激症状，発熱，知覚障害，意識障害		
予防策	流行地でカタツムリやナメクジを触らない．彼らが這った跡からも感染する可能性があるので，接触した後はすぐに手指を洗う		

㉒	疾病名（和名）	キャサヌル森林病	英語名	Kyasanur forest disease
	病原体	キャサヌル森林病ウイルス Kyasanur forest disease virus	主な感染経路	サル，小哺乳類との接触，ダニ媒介感染
	媒介生物	サル（主に *Macaca radiata* と *Presbytis entellus*），小哺乳類，ダニ（主に *Haemophysalis spinagera*）		
	主なリスク地域	主に南アジア（特にインド南部）		
	概要	・4類感染症 ・主に1〜6月に報告される ・潜伏期間3〜12日といわれ，突然の発熱，頭痛，筋肉痛，咳嗽，徐脈，脱水，消化器症状など ・再燃することもある ・髄膜炎・脳炎を生じ，項部硬直・精神障害・振戦などを起こし，致死率3〜5%		
	予防策	・防ダニ対策 ・流行地域では報告例収束5年後までワクチン接種（有効性の再確認が必要とされている）		

㉓	疾病名（和名）	狂犬病	英語名	Rabies
	病原体	狂犬病ウイルス Rabies virus	主な感染経路	動物咬傷
	媒介生物	ほ乳類全般		
	主なリスク地域	日本，英国，ニュージーランドなど一部の地域を除いて，世界各地に分布		
	概要	・4類感染症 ・感染動物の唾液を介して体内にウイルスが侵入し，中枢神経まで達し，唾液腺で増殖 ・発症するとほぼ100%死亡する中枢神経疾患		
	予防策	・狂犬病ワクチン（WHO方式＊） ・不用意に動物に近づかない		

＊WHO方式：初回接種日を0日として，0，7，21-28日に組織培養不活化ワクチンを筋肉内注射．

㉔	疾病名（和名）	クラミジア・トラコマティス感染症	英語名	Chlamydia trachomatis
	病原体	*Chlamydia trachomatis*	主な感染経路	・性行為による接触感染 ・垂直感染
	媒介生物			
	主なリスク地域	世界各地		
	概要	・5類感染症定点報告対象 ・日本で最も多い性行為感染症で，29歳以下では女性患者数が男性患者数を上回る ・女性では自覚症状に乏しく，感染の自覚がないまま性的パートナーや出産児への感染を引き起こす可能性がある ・男性では尿道炎，精巣上体炎 ・口腔性交による咽頭炎にも要注意 ・性的パートナーも同時に治療する		
	予防策	・性行為の際にはコンドームを着用する		

㉕	疾病名（和名）	クリミア・コンゴ出血熱	英語名	Crimean-Congo hemorrhagic fever
	病原体	クリミア・コンゴ出血熱ウイルス Crimean-Congo hemorrhagic fever virus	主な感染経路	・ダニ媒介感染 ・感染動物や患者の血液や体液などとの接触感染
	媒介生物	マダニ（*Hyalomma* spp.や *Ixodes* 属）		
	主なリスク地域	アフリカ，東欧，中近東，アジアにかけて広範囲に分布		
	概要 （表6-B-1参照）	・1類感染症 ・発熱，頭痛，筋肉痛，関節痛，嘔吐など非特異的症状 ・進行すると結膜炎，黄疸，羞明，下血，意識障害が見られるようになる ・皮膚，歯肉，消化管，性器などで出血徴候が見られる		
	予防策	・マダニ生息地に入る際は長袖，長ズボン，長靴などで皮膚を覆い，ダニの侵入を防ぐ ・医療従事者は標準的感染予防策を徹底する		

㉖	疾病名（和名）	結核	英語名	Tuberculosis
	病原体	*Mycobacterium tuberculosis*	主な感染経路	飛沫核感染（ヒト-ヒト）
	媒介生物	該当せず		
	主なリスク地域	世界各地		
	概要	・2類感染症 ・結核患者との接触による罹患率は10％程といわれているが，免疫不全者，特にTNFα阻害薬などの使用者は本菌ならびに *Mycobacterium* spp.に対して易感染性なので十分な注意が必要である．医療者や結核患者との接触が濃厚となる職種・活動では対策を講じる		
	予防策	乳幼児には粟粒結核予防にBCG接種が行われるが，追加接種や成人への接種は有益でない．結核罹患患者との濃厚接触を避け，高蔓延国からの帰国時にはT-SPOT TBまたはQFT-Goldの検査が予防内服の要否判断に有用である		

㉗	疾病名（和名）	コクシジオイデス症	英語名	Coccidioidomycosis
	病原体	*Coccidioides immitis* *C. posadasii*	主な感染経路	胞子（分節型分生子）の吸入感染
	媒介生物			
	主なリスク地域	・米国南西部（カリフォルニア，アリゾナ，テキサス） ・中南米		
	概要	・4類感染症 ・ペストに匹敵する高病原性の真菌感染症 ・発熱，胸痛，咳嗽，結節性紅斑，関節炎 ・再燃の可能性 ・土木工事や農作業，発掘調査などで空中に胞子が舞い上がり，その胞子を吸入して感染に至る		
	予防策	土いじりなど土との接触がある時にはマスクを着用する		

㉘
疾病名(和名)	コレラ	英語名	Cholera
病原体	コレラ菌 *Vibrio cholerae*	主な感染経路	汚染された水や食べ物の摂食による経口感染
媒介生物			
主なリスク地域	・世界各地 ・特に東南アジア,インド亜大陸,アフリカ,中米		
概要	・3類感染症 ・感染後1〜3日で下痢(コメのとぎ汁様),嘔吐,腹痛 ・発熱は通常ない ・症状が軽快しても,1〜2週間程度の排菌期間が持続する ・胃切除後やPPI・H_2ブロッカー服用中は要注意		
予防策	・不衛生地域では生水や生食品を避ける ・経口ワクチン(コレラ単体と毒素原性大腸菌(ETEC*)・コレラワクチンとが存在する.いずれも,不活化)		

*ETEC:Enterotoxic *E. coli*

㉙
疾病名(和名)	細菌性赤痢		英語名	Shigellosis
病原体	赤痢菌 *Shigella*(*S. dysenteriae, S. flexneri, S. boydii, S. sonnei*)		主な感染経路	経口感染
媒介生物				
主なリスク地域	・世界各地,衛生状態不良地域 ・日本での発生は,インド・インドネシア・タイなどアジア地域からの輸入例が半数以上を占める			
概要	・3類感染症 ・潜伏期間は1〜3日で,悪寒を伴う急な発熱,水様性下痢,その後腹痛,テネスムス,膿粘血便などを認める ・口腔性交や肛門性交,塩素処理不適切なプールなどでも感染する			
予防策	汚染地域では,手洗い,生もの・生水・氷などを避ける			

㉚
疾病名(和名)	ジアルジア症	英語名	Giardiasis
病原体	ランブル鞭毛虫 *Giardia lamblia*	主な感染経路	・汚染した水や食べ物による経口感染 ・性行為による接触感染
媒介生物			
主なリスク地域	世界各地		
概要	・5類感染症全数把握届出疾患 ・1週間以上遷延する水様性下痢で,強い硫化水素臭で匂いがきつい ・旅行者下痢症の要因としても重要 ・長期にわたる消化器症状などを訴えることも		
予防策	・不衛生地域で生水や氷,サラダ類を含む生食品を食べない ・無防備な性行為(オーラルセックス,肛門性交など含む)を避ける		

㉛	疾病名（和名）	ジカウイルス感染症	英語名	Zika virus infection
	病原体	Zika virus（flavivirus）	主な感染経路	蚊媒介感染，感染男性精液
	媒介生物	*Aedes* 属		
	主なリスク地域	東南アジア，太平洋各諸島，中南米，カリナ諸島，米国フロリダ州など *Aedes* 属の蚊が棲息する地域．最新情報は www.ecde.europa.eu/en/healthtopics/zika_virus_infection/zika-outbreak/Pages/Zika-countries-with-transmission.aspx など参照		
	概要 （表6-B-1 参照）	ジカウイルスを媒介する *Aedes* 属などによる咬傷にて感染．アフリカ原産だが，後に南アジア・東南アジア諸国でみられるようになり，その後中南米・カリブ海にも拡大．3〜12日の潜伏期間の後に，発熱，発疹，四肢浮腫，関節痛，眼瞼結膜発赤などを呈する．ギラン・バレー症候群や水頭症との関連が示唆され，特に後者は妊娠中の同ウイルス曝露と強い相関性がある．尿からのウイルス検出も診断に有用である．不顕性を含む感染男性の精液からの感染報告がある（執筆時点）		
	予防策	防蚊対策（5-A 参照）		

㉜	疾病名（和名）	シクロスポラ感染症	英語名	Cyclosporiasis
	病原体	*Cyclospora*	主な感染経路	経口感染
	媒介生物	該当せず		
	主なリスク地域	世界各地の熱帯・亜熱帯地域に存在する		
	概要	観光・トレッキングのハイシーズンにあたるネパールの4〜6月などに最も顕著となる．水様性下痢症と腹部膨満感，倦怠感．遷延化する場合は体重減少に陥るためトレッキング・登山者には大敵である		
	予防策	経口感染症対策（5-A 参照）		

㉝	疾病名（和名）	ジフテリア	英語名	Diphtheria
	病原体	ジフテリア菌 *Corynebacterium diphtheriae*	主な感染経路	飛沫感染
	媒介生物			
	主なリスク地域	世界各地		
	概要	・2類感染症 ・急性の上気道粘膜疾患で，しばしば気道粘膜に偽膜を形成して気道閉塞をきたす ・ジフテリア毒素により意識障害や心筋障害が出現すると致死的となる場合もある		
	予防策	ワクチン		

㉞	疾病名（和名）	シャーガス病	英語名	Human American trypanosomiasis（Chagas Disease）
	病原体	トリパノソーマ・クルージ *Trypanosoma cruzi*	主な感染経路	昆虫媒介，経口感染，輸血，臓器移植，母子感染
	媒介生物	サシガメ *Triatominae*		
	主なリスク地域	中南米		
	概要	・急性期は発熱と，寄生虫が侵入した部位の腫脹を認めるがしばしば見逃される ・慢性期の多くは無症状．全身臓器に広がり，不整脈，心不全，巨大結腸症などを認める		
	予防策	虫さされ対策，未調理食品・衛生的でない飲料摂取を避ける		

㉟	疾病名（和名）	住血吸虫症		英語名	Schistosomiasis
	病原体	*Schistosoma* ① ビルハルツ住血吸虫 *S. haematobium* ② マンソン住血吸虫 *S. mansoni* ③ 日本住血吸虫 *S. japonicum* ④ メコン住血吸虫 *S. mekongi* ⑤ インターカラーツム住血吸虫 *S. intercalatum*		主な感染経路	経皮感染
	媒介生物				
	主なリスク地域	① 中東，マダガスカルを含むアフリカの広範な地域とモーリシャス ② アラビア半島，アフリカで赤道より北のほとんどの国，モーリシャス，ブラジル，カリブ海諸国のいくつかとスリナム，ベネズエラ ③ 中国の揚子江流域，フィリピン，インドネシアのスラウェシ島など ④ カンボジア，ラオスのメコン川流域 ⑤ 西〜中央アフリカ			
	概要	・いまだ世界中で2億人以上が本疾患に罹患し，4万人がこれに関連した重篤な合併症で死亡している ・エコツーリズムなど，旅行者での感染例の報告あり			
	予防策	リスク地域での淡水に接触しない．淡水に入る時にはゴム手袋，ゴム長靴などを着用			

㊱	疾病名（和名）	重症急性呼吸器症候群	英語名	Sever Acute Respiratory Syndrome (SARS)
	病原体	SARSコロナウイルス SARS-associated coronavirus	主な感染経路	飛沫感染，SARS患者との濃厚接触
	媒介生物			
	主なリスク地域	・2002年11月中国広東省で報告されてから，インド以東のアジア，カナダを中心に旅行者などを介し，世界へ広がった ・2003年7月5日WHOにより終息宣言 ・以後大規模な流行は報告されていない		
	概要	・2類感染症 ・2〜10日の潜伏期間後，インフルエンザ様症状．胸部X線で肺炎または呼吸窮迫症候群像を呈する ・10〜20%が重症化する		
	予防策	・マスク，手洗い ・消毒は，エタノール（70〜80%），界面活性剤をぬるま湯に溶かしたもの（台所用合成洗剤として濃度0.5%以上）等		

㊲	疾病名（和名）	重症熱性血小板減少症候群	英語名	Severe fever with thrombocytopenia syndrome (SFTS)
	病原体	SFTSウイルス SFTS virus	主な感染経路	ダニ媒介感染
	媒介生物	マダニ（主に *Amblyomma* 属や *Haemaphysalis* 属）		
	主なリスク地域	・中国，韓国，米国（ミズーリ州） ・日本では九州・四国・中国・近畿地方13県で発生		
	概要	・5類感染症 ・潜伏期間は6〜13日で，主な症状は発熱，消化器症状．検査所見で，血小板減少，白血球減少，AST/ALT/LDH/CK上昇等を認める ・意識障害などを認めると予後不良（致死率6%）		
	予防策	・マダニの活動が活発な時期（春〜秋）に草むらや薮に入る時に，長袖・長ズボン，帽子，手袋着用など肌の露出を少なくする．DEET*に補助的効果があると言われている ・ダニ媒介性脳炎ワクチンは無効である		

＊DEET：N,N-diethyl-m-toluamide または N,N-diethyl-3-methylbenzamide

㊳	疾病名（和名）	水痘	英語名	Varicella
	病原体	Varicella zoster virus	主な感染経路	飛沫核，丘疹内容液，接触感染
	媒介生物	ヒト-ヒト感染		
	主なリスク地域	世界各地		
	概要	・5類感染症（入院例のみ） ・急性かつ感染力の強い感染症である．頭皮・顔面から下降性に進行する皮疹が特徴的で，新しい病変と痂皮化したものが混在する．多くの国ではワクチンの定期接種により罹患リスクが減少しているが，日本における定期接種の開始は2015年からなのでそれ以前に出生した渡航者の罹患リスクは高い		
	予防策	1歳以降ワクチン接種．通常2回必要だが，弱毒生ワクチンなので接種禁忌者・接種後避妊の期間に注意を要する		

㊴	疾病名（和名）	髄膜炎菌性髄膜炎（侵襲性髄膜炎菌感染症）	英語名	Meningococcal meningitis
	病原体	*Neisseria meningitidis*	主な感染経路	飛沫感染
	媒介生物			
	主なリスク地域	・ブルキナファソ，ガーナ，トーゴ，ベナン，ニジェール，ナイジェリア，チャド，カメルーン，中央アフリカ共和国，スーダン，エチオピア，マリ，ギニア，セネガル，ガンビアなど（アフリカ中央部サハラ砂漠周囲）が特に多発する ・米国や欧州，アジア，南米でも高リスク地域が存在する		
	概要	・5類感染症（直ちに届け出る） ・13種類（A，B，C，D，X，Y，Z，E，W-135，H，I，K，L）の血清群がある ・敗血症により高熱，皮膚や粘膜における出血，関節炎が起こる ・その後，髄膜炎に進展し頭痛，嘔気，精神症状，発疹，項部硬直が起こる ・髄膜炎を起こした場合，治療を行わなければ致死率はほぼ100％である ・初期症状は感冒とかわらず，見逃される可能性があり，進行が非常に急速であることもある ・集団生活・マスギャザリングなど人々が集まる場で流行することがある		
	予防策	・A，C単独もしくはその2群，およびA，C，Y，W-135の4群混合，血清群B型のワクチンの接種 ・診療にあたる医療従事者もハイリスクと考える		

㊵	疾病名（和名）	スナノミ症	英語名	Tungiasis
	病原体	*Tunga penetrans*	主な感染経路	皮膚感染
	媒介生物	該当せず		
	主なリスク地域	メキシコ以南～南米，南アジア，サハラ以南のアフリカ		
	概要	跳躍力の弱い，乾燥した未舗装の地面に生息する体長約1mmのノミ．乾燥した大地の裸足歩行や手をつくことなどから，スナノミ（メス）が皮膚の中に潜入し吸血を開始する．潜入後，3～4週間以内にメスの腹部が膨大しはじめ5mm以上になり排卵後死亡する．二次感染の破傷風感染による死亡例や蜂窩織炎には注意と対策を要する．スナップ診断ができる疾患である		
	予防策	露出した皮膚と地面の接触をなくし，破傷風トキソイドの渡航前接種で万が一の二次感染を防ぐ．特に易感染性渡航者では重要である		

㊶	疾病名（和名）	赤痢アメーバ症	英語名	Amebiasis
	病原体	赤痢アメーバ *Entamoeba histolytica*	主な感染経路	糞口感染 （経口，性的接触）
	媒介生物	ヒト-ヒト感染		
	主なリスク地域	・世界各地に分布 ・特に熱帯，亜熱帯の衛生設備の不十分な地域		
	概要	・5類全数把握届出疾患 ・マラリアに次いで死亡者の多い原虫感染症 ・不衛生な飲料水や食べ物による経口感染，性的接触による感染 ・感染後，数日から数か月して下痢（粘血便），腹痛 ・肝膿瘍がみられることもある ・圧倒的に男性に多く，男性同性愛者（MSM*）は1つのキーワード		
	予防策	・不衛生な屋台や料理屋の水や食べ物を避ける ・無防備な性行為（オーラルセックス，肛門性交を含む）を避ける ・他者あるいは身元不明の糞便に触れない		

＊MSM：men having sex with men

㊷	疾病名（和名）	ダニ媒介性脳炎	英語名	Tick-borne encephalitis
	病原体	ダニ媒介性フラビウイルス *Flaviviridae*	主な感染経路	ダニ媒介感染，経口感染
	媒介生物	マダニ属　*Ixodes* 　　ロシア：*I. persulcatus*（シュルツェマダニ） 　　欧州：*I. ricinus* 　　日本：*I. ovatus*（ヤマトマダニ）　など数種あり		
	主なリスク地域	欧州諸国，東欧諸国・ロシア，北欧の一部，モンゴル，中華人民共和国の一部，北海道		
	概要	・5類感染症 ・ロシア春夏脳炎：頭痛，発熱，嘔吐から始まり，脳炎症状出現．致死率30〜40％で回復しても麻痺が残ることが多い ・中央ヨーロッパダニ媒介性脳炎：2峰性の熱型が特徴で，比較的症状が軽く，致死率も1〜5％と低い ・ウイルスに感染したヤギ・羊・牛の生乳を飲用して感染することもある		
	予防策	・ダニ媒介性脳炎ワクチン ・マダニに咬まれないようにする（肌の露出少なく，野外活動後の入浴でマダニに咬まれてないか確認．忌避剤の効果については諸説あり）		

㊸	疾病名（和名）	単純疱疹	英語名	Herpes simplex
	病原体	単純疱疹ウイルス Herpes simplex virus type 1：HSV-1 および Herpes simplex virus type 2：HSV-2（Human herpesvirus 1/Human herpesvirus 2）	主な感染経路	経皮，体液・粘膜，性行為
	媒介生物			
	主なリスク地域	世界各地		
	概要	・口唇ヘルペス，ヘルペス性歯肉口内炎，ヘルペス性角膜炎，ヘルペス性瘭疽，陰部（性器）ヘルペスといった皮膚・粘膜症状を中心に多彩な臨床像を呈する ・免疫不全等がある場合には重篤化し髄膜炎や脳炎の原因となる．また，TORCH症候群の1つとして妊婦は特に注意を要する		
	予防策	不特定多数のヒトの唾液をはじめとする体液との接触を極力避ける		

㊹ 疾病名（和名）	炭疽	英語名	Anthrax
病原体	炭疽菌 *Bacillus anthracis*	主な感染経路	・皮膚炭疽：接触感染 ・肺炭疽：経気道感染 ・腸炭疽：経口感染
媒介生物			
主なリスク地域	・世界各地で分布 ・特に中南米，南欧，東欧，アジア，アフリカ，中東，カリブ海沿岸		
概要	・4類感染症 ・通常遭遇する可能性は低いが，生物テロに使用される可能性あり ・皮膚炭疽では皮膚病変部の中央部が黒色に変化 ・肺炭疽では発熱，頭痛，乾性咳嗽などあり，急速に呼吸状態が悪化 ・腸炭疽では嘔気，嘔吐，腹痛，発熱，吐血，血便など		
予防策	・動物の死骸に触れない ・出所不明の肉を食べない ・曝露後予防内服（シプロフロキサシン）は24時間以内に開始 ・炭疽菌を扱う科学者，獣医師などはワクチンも考慮		

㊺ 疾病名（和名）	チクングニア	英語名	Chikungunya
病原体	チクングニアウイルス Chikungunya virus	主な感染経路	蚊媒介感染
媒介生物	ネッタイシマカ *Aedes aegypti* ヒトスジシマカ *Aedes albopictus* などのヤブカ属 *Aedes* spp.		
主なリスク地域	アフリカ，インド亜大陸，東南アジア，中国南部		
概要 （表6-B-1参照）	・4類感染症 ・発熱と関節痛（左右対称性）が特徴 ・関節炎は数週間から数か月持続することがある ・手指関節，手根関節，足趾関節，足関節に多い		
予防策	防蚊対策（5-A参照）		

㊻ 疾病名（和名）	中東呼吸器症候群	英語名	Middle East Respiratory Syndrome（MERS）
病原体	MERSコロナウイルス （MERS-CoV）	主な感染経路	ヒトコブラクダと濃厚接触 ラクダの未加熱肉や未殺菌乳を摂取 MERS患者から飛沫感染や接触感染
媒介生物	ヒトコブラクダ		
主なリスク地域	中東地域（アラブ首長国連邦，イエメン，イラン，オマーン，カタール，クウェート，サウジアラビア，ヨルダン，レバノン）		
概要 （表6-B-1参照）	・2類感染症 ・症状は，発熱，せき，息切れなど．下痢などの消化器症状を伴う場合もある ・基礎疾患のある患者ほど重篤化する ・ヒトからヒトへの感染力は弱いとされているが，患者から医療従事者やほかの患者等に感染した事例もある		
予防策	・ワクチンはない ・咳やくしゃみなどの症状がある人との接触を避け，また動物（ラクダを含む）との接触は可能な限り避ける		

㊼

疾病名（和名）	腸チフス	英語名	Typhoid fever
病原体	*Salmonela enterica serovar typhi*	主な感染経路	経口感染
媒介生物	なし		
主なリスク地域	東・東南・南アジア，中央アジア，中東，アフリカ，中南米など，ときに東欧など，特に南〜東南アジア，アフリカ南部は高リスク		
概要	・3類感染症 ・汚染された飲食物により経口感染する．世界各地で見られるが特に南・東南アジアでは他の地域に比べ6〜30倍高いリスクがあると言われている．感染して1〜3週間の潜伏期の後高熱，頭痛，全身倦怠感，便秘などを呈する．日本国内でも輸入症例が増加中である．多剤耐性菌が特に問題になっている[1]ためワクチン接種は肝要である		
予防策	・加熱不十分な飲食料や屋台・路面店，屋外に露呈してハエなどが接する可能性のある食事を摂取しないこと．また，胃切除後や制酸薬内服中は感染しやすくなるので，ワクチンの積極的接種対象者となる ・ViCPS ワクチン（日本未承認）は，パラチフスに対しての予防効果はない．Ty21a ワクチンは交差免疫で，ViCPS ワクチンと併用することにより一部のパラチフスにも予防効果がある[2]という報告があるが確定的とはいえない[1]．		

1) Wain J et al：Typhoid fever. Lancet. 2015；385（9973）：1136-45.
2) Pakkanen SH et al：Specific and cross-reactive immune response to oral Salmonella Typhi Ty21a and parenteral Vi capsular polysaccharide typhoid vaccines administered concomitantly. Vaccine. 2015；33（3）：451-8.

㊽

疾病名（和名）	デング	英語名	Dengue
病原体	デングウイルス Dengue virus	主な感染経路	蚊媒介感染
媒介生物	ネッタイシマカ *Aedes aegypti*，ヒトスジシマカ *Aedes albopictus*		
主なリスク地域	・熱帯・亜熱帯の広範な地域 ・特に東南アジア，インド亜大陸，中南米に多い		
概要 （表6-B-1参照）	・4類感染症 ・ウイルスは4つの血清型（1〜4型）に分類 ・感染者の50〜80％で不顕性感染となる ・突然の高熱，頭痛，眼奥痛，白血球数減少，血小板数減少		
予防策	・防蚊対策（5-A 参照） ・ワクチン接種（日本未承認）		

㊾

疾病名（和名）	渡航者下痢症	英語名	Travelers'diarrhea
病原体	細菌が50〜75％，寄生虫は0〜5％，ウイルスは0〜20％，不明10〜40％ 細菌性では腸管毒素原性大腸菌（ETEC*）が最多	主な感染経路	経口感染
媒介生物			
主なリスク地域	世界各地（西欧・北米はまれ）		
概要	・旅行中，あるいは帰国10日以内に，腹部症状を伴う1日3回以上の非有形便を認める状態 ・治療で最も重要なのは，経口水分補給（12-C-1 参照） ・乳幼児では2週間ほど症状が続く場合もあり，脱水に注意を要する（5-A 参照）		
予防策	・利用できるワクチンは少なく，多価コレラ（WC/rBS）ワクチン Dukoral® ・抗菌薬は予防よりも推定的治療用に携帯する方が実用的 ・飲食料品に注意		

＊ETEC：Enterotoxic *E. coli*

㊿	疾病名（和名）	トリコモナス症	英語名	Trichomoniasis
	病原体	トリコモナス原虫 *Trichomonas vaginalis*	主な感染経路	性行為，垂直感染
	媒介生物			
	主なリスク地域	世界各地		
	概要	・男性よりも女性の方が症状が強く出やすい ・浴槽，便器，タオル，下着などを介する感染もあり ・感染者はHIVや他の性感染症の感染リスクが上がる ・症状が乏しくてもパートナーと共に要治療		
	予防策	コンドーム着用など上記への対策		

51	疾病名（和名）	軟性下疳	英語名	Chancroid
	病原体	軟性下疳菌 *Haemophilus ducreyi*	主な感染経路	性行為による接触感染
	媒介生物			
	主なリスク地域	東南アジア，アフリカ，南米などの熱帯・亜熱帯地方		
	概要	・潜伏期間は数日から1週間 ・生殖器に潰瘍ができ，接触による疼痛が強い ・男性では亀頭，冠状溝，女性では大小陰唇，膣口に好発 ・鼠径リンパ節の腫脹，自発痛，圧痛が強い ・梅毒やHIV感染との合併		
	予防策	・性行為の際にはコンドームを着用する ・無防備な性行為（オーラルセックス，肛門性交を含む）を避ける		

52	疾病名（和名）	南米出血熱	英語名	South American haemorrhagic fever
	病原体	下記アレナウイルス科 Family Arenaviridae ・フニンウイルス Junin virus ・サビアウイルス Sabia virus ・グアナリトウイルス Guanarito virus ・マチュポウイルス Machupo virus ・チャパレウイルス Chapare virus	主な感染経路	げっ歯類の排泄物・体液との接触
	媒介生物	げっ歯類		
	主なリスク地域	南米		
	概要 （表6-B-1参照）	・1類感染症 ・7〜14日の潜伏期間を経て，初期症状は突然の発熱，筋肉痛，悪寒，背部痛，消化器症状など ・重症例では高熱・出血傾向・ショックなどが認められる ・無症状病原体保有者も届け出る必要がある		
	予防策	ネズミならびに，ネズミの排泄物・唾液・血液などとの接触を避ける		

㊾

疾病名（和名）	日本脳炎	英語名	Japanese encephalitis
病原体	Japanese encephalitis virus	主な感染経路	蚊媒介感染
媒介生物	コガタアカイエカ（*Culex tritaeniorhynchus*）等		
主なリスク地域	・東アジア，東南アジア，南アジアおよび西太平洋地域の一部（グアム島，サイパン島，パプアニューギニア，オーストラリア北部等） ・日本でもほとんどの地域で感染リスクがある		
概要	・4類感染症 ・ブタ体内で増殖したウイルスがイエカを介してヒトに感染する．ほとんどが不顕性感染だが，脳炎を発症すると致死的な経過をたどる		
予防策	予防接種が有効．小児期に接種を完了していても定期的な追加接種が推奨される		

㊾

疾病名（和名）	ノロウイルス性胃腸炎	英語名	Norovirus gastroenteritis
病原体	Norovirus	主な感染経路	経口感染，飛沫感染
媒介生物	二枚貝（牡蠣，シジミ，アサリ，ハマグリ，ムール貝など）		
主なリスク地域	日本を含む世界各地		
概要	・生あるいは十分に加熱調理されていない二枚貝の摂取，患者に汚染された食品の摂取，患者の吐物や糞便から感染する ・ヒトの腸管で増殖し，発熱，嘔吐，下痢，腹痛などを起こす ・子どもや高齢者などでは重症化し，吐物の誤嚥により気道閉塞し死亡することがある		
予防策	・手指衛生の徹底 ・患者の糞便や吐物を適切に処理する		

㊾

疾病名（和名）	肺炎球菌感染症	英語名	Pneumococcal disease
病原体	肺炎球菌 *Streptococcus pneumoniae*	主な感染経路	飛沫・飛沫核感染
媒介生物			
主なリスク地域	世界各地		
概要	・5類感染症 ・市中肺炎の最多要因 ・侵襲性肺炎球菌感染症は，2歳未満の小児と65歳以上の高齢者に多い		
予防策	肺炎球菌ワクチン（生後2か月〜，65歳以上で定期接種対象）		

㊾

疾病名（和名）	梅毒	英語名	Syphilis
病原体	梅毒トレポネーマ *Treponema pallidum*	主な感染経路	性行為，母子感染，血液感染
媒介生物			
主なリスク地域	世界各地に分布するが，90％は途上国 （サハラ以南アフリカ，南・東南アジア）		
概要	・感染後，病期や患者の状態により，多彩な症状が出現する慢性全身疾患 ・HIVとの重複感染に注意が必要		
予防策	感染力の強い早期梅毒感染者との性行為を避ける，コンドームの使用，治療はパートナーも行う		

㊼

疾病名（和名）	破傷風	英語名	Tetanus
病原体	破傷風菌 *Clostridium tetani*	主な感染経路	経皮感染（創傷部の接触感染）
媒介生物			
主なリスク地域	世界各地（ただし，途上国での発生が多い）		
概要	・5類感染症 ・創傷部位より，土や埃に含まれた破傷風菌の芽胞が体内に侵入して感染する ・主な症状：開口障害・痙笑など筋硬直，けいれん等 ・途上国では不潔な分娩と臍帯処理による妊産婦破傷風・新生児破傷風がいまだ問題となっている		
予防策	・ワクチンの定期的な接種と外傷後の適切な処置 ・場合により，適切な抗破傷風グロブリン製剤の使用		

㊽

疾病名（和名）	パラチフス	英語名	Paratyphoid fever
病原体	パラチフスA菌 *Salmonella* Paratyphi A	主な感染経路	経口感染
媒介生物			
主なリスク地域	東アジア，東南アジア，インド亜大陸，中東，東欧，中南米，アフリカなどのうち衛生状態の悪い地域		
概要	・3類感染症 ・パラチフスA菌に汚染された水や食物を摂取することで感染する ・臨床的症状は腸チフスに類似するが，腸チフスと比べ症状が軽い ・7〜14日の潜伏期間の後，38℃以上の高熱が続く ・比較的徐脈，バラ疹，脾腫，便秘，時に下痢などの症状を呈する ・ニューキノロン低感受性パラチフスA菌が存在する		
予防策	Ty21aワクチン，ならびに，ViCPSワクチンの併用が有効という報告もみられる[1]		

1) Pakkanen SH et al：Specific and cross-reactive immune response to oral Salmonella Typhi Ty21a and parenteral Vi capsular polysaccharide typhoid vaccines administered concomitantly. Vaccine. 2015；33（3）：451-8.

㊾

疾病名（和名）	ハンタウイルス感染症 ・腎症候性出血熱 ・ハンタウイルス肺症候群	英語名	Hantavirus diseases ・Hemorrhagic fever with renal syndrome（HFRS） ・Hantavirus pulmonary syndrome（HPS）
病原体	ハンタウイルス Hantavirus	主な感染経路	げっ歯類の糞尿に含まれるウイルスの飛沫感染
媒介生物	げっ歯類		
主なリスク地域	・HFRSはユーラシア大陸で（最大の流行国は中国），マダガスカルやエジプト，中央アフリカ，ガボン，セネガルなどでも報告あり ・HPSは北米，南米のほぼ全域		
概要	・4類感染症 ・げっ歯類媒介性の人獣共通感染症 ・両疾患とも前駆症状（発熱，頭痛，筋肉痛）は類似 ・HFRSではタンパク尿，乏尿，出血傾向 ・HPSでは頻呼吸，肺水腫，心原性ショックなど急性の経過		
予防策	・ネズミとの接触を避ける ・不衛生な飲食物を避ける		

⑩	疾病名（和名）	ヒストプラズマ症	英語名	Histoplasmosis
	病原体	ヒストプラズマ・カプスラーツム *Histoplasma capsulatum*	主な感染経路	飛沫核感染
	媒介生物			
	主なリスク地域	世界各地		
	概要	・コウモリや鳥の糞に汚染された土壌中の真菌を吸入することで感染する ・ほとんどが不顕性感染とされ，発症しても一過性の感冒または肺炎症状で済むことが多いが，時に肺結核に似た症状を呈する．免疫不全等がある場合は重症化しやすく，多臓器へ播種し致死的となる		
	予防策	重症化リスクの高い人はコウモリが生息する洞窟へ立ち入ることを避ける		

⑪	疾病名（和名）	皮膚蝿蛆症	英語名	Myiasis
	病原体	ハエの幼虫	主な感染経路	皮膚から侵入
	媒介生物	ハエ（ウマバエ，ヒロズキンバエ，クロキンバエ，ニクバエ，キンバエ，クロバエ，ノミバエ）		
	主なリスク地域	熱帯地域		
	概要	・ヒトの体内や皮膚にハエの幼虫が寄生する ・かゆみ，もぞもぞ動く感覚，時には鋭く刺すような痛みがある ・皮膚の中に潜りこみ，成熟幼虫に成長し組織や体液，消化器官内の消化物などを食べてヒトに害を与えるケースもある		
	予防策	・ワクチンはない ・ハエ防除対策を取る（殺虫剤の噴霧，昆虫成長抑制剤の使用など）		

⑫	疾病名（和名）	皮膚非結核性抗酸菌症（NTM症）	英語名	Nontuberculous mycobacteriosi of the skin
	病原体	*Mycobacterium marinum*, *M. avium*, *M. ulcerans*, *M. kansasii*, *M. abscessus*	主な感染経路	接触感染など
	媒介生物			
	主なリスク地域	日本を含む世界各地		
	概要	・*M. marinum* は主に汽水域に生息しており，魚を扱う人に多く，受傷しやすい手指や手背に結節などを生じる．痛みはほとんどない ・*M. avium* は四肢や臀部の外力の加わる部位に結節や膿瘍，潰瘍，皮下硬結を生じ，病変が多発することもある ・*M. ulcerans*：ブルーリ潰瘍（66）参照		
	予防策	ワクチンはない		

㊽	疾病名（和名）	皮膚幼虫移行症	英語名	Cutaneous larva migrans
	病原体	顎口虫 *Gnathostoma* spp. ブラジル鉤虫 *Ancylostoma braziliense* イヌ鉤虫 *Ancylostoma caninum* 旋尾線虫 *Spirurina* type X イヌ糸状虫 *Dirofilaria immitis* 肺吸虫 *Paragonimus* spp. マンソン裂頭条虫 *Spirometra erinaceieuropaei* 有鉤条虫（有鉤嚢虫）*Taenia solium*	主な感染経路	・経口感染：顎口虫，イヌ鉤虫，旋尾線虫，肺吸虫，マンソン裂頭条虫，有鉤条虫（有鉤嚢虫） ・経皮感染：ブラジル鉤虫，イヌ鉤虫 ・蚊媒介感染：イヌ糸状虫
	媒介生物	イヌ糸状虫： 　アカイエカ *Culex pipiens pallens*，コガタアカイエカ *Culex tritaeniorhynchus*，ヒトスジシマカ *Stegomyia albopicta*（*Aedes albopictus*），トウゴウヤブカ *Aedes togoi* など 経口感染・経皮感染のものは媒介生物なし		
	主なリスク地域	世界各地		
	概要	・幼虫寄生により皮膚爬行疹や皮下腫瘤を形成する ・有鉤嚢虫症はてんかん発作，髄膜刺激症状がみられ，死に至ることもある		
	予防策	・土の上を裸足で歩かず，土に直接皮膚が触れないようにする（経皮感染） ・淡水魚の生食や調理不十分な料理を避ける（経口感染） ・肌の露出を少なくするような衣類を着用する（イヌ糸状虫） ・虫除けスプレーや蚊帳，蚊取り線香などを活用する（イヌ糸状虫）		

㊾	疾病名（和名）	百日咳	英語名	Pertussis
	病原体	*Bordetella pertussis*	主な感染経路	飛沫感染，接触感染
	媒介生物			
	主なリスク地域	世界各地		
	概要	・5類感染症 ・小児の場合，7〜10日間程度の潜伏期を経て普通のかぜ症状で始まり，次第に咳の回数が増えて程度も激しくなる ・その後，短い咳が連続的に起こり，続いて息を吸う時に笛の音のようなヒューという音が出る（レプリーゼ） ・発熱はないか，あっても微熱程度である		
	予防策	・ワクチン接種（DTP，Tdapなど） ・ことに，妊娠27〜36週，ならびに，乳児の早期（生後6週）からの百日咳抗原入りワクチン接種が肝要		

㊿	疾病名（和名）	風疹	英語名	Rubella
	病原体	風疹ウイルス Rubella virus	主な感染経路	飛沫・飛沫核感染
	媒介生物			
	主なリスク地域	世界各地		
	概要	・5類感染症 ・潜伏期は12〜23日で30％ほどは不顕性感染．発熱，発疹，頸部リンパ節腫脹が3主徴 ・妊娠前半期に感染すると，流早産，死産，児の先天奇形（先天性風疹症候群）の可能性がある		
	予防策	風疹ワクチン，MR（麻疹風疹混合ワクチン），MMR（麻疹・おたふく・風疹混合ワクチン）など		

⑥⑥	疾病名（和名）	ブルーリ潰瘍	英語名	Buruli ulcer
	病原体	*Mycobacterium ulcerans* sp.	主な感染経路	不明．地域にもよるが水際に生息する昆虫刺傷とも推察されている
	媒介生物	不明または該当せず		
	主なリスク地域	日本，中華人民共和国，スリランカ，マレーシア，インドネシア，パプアニューギニア，オーストラリア，西〜中央アフリカ周辺，メキシコ，ペルー，ブラジル，スリナム，仏領ギアナなど（日本国内感染例は 2015 年末現在 57 例）http://www.nih.go.jp/niid/ja/kansennohanashi/2913-bu-intro.html		
	概要	感染経路の詳細は不明だが世界中の熱帯・亜熱帯でそれぞれ独自の亜属がある．難治性潰瘍を診た時にはこれを疑い，国内なら国立感染症研究所に問い合わせる．早期の治療が重要となる．皮膚結核，リーシュマニア，炭疽など多くの鑑別診断があることにも注目されたい		
	予防策	なし．早期診断，早期治療が肝要		

⑥⑦	疾病名（和名）	ブルセラ症	英語名	Brucellosis
	病原体	*Brucella melitensis*	主な感染経路	・経口感染 ・接触感染 ・生物テロ
	媒介生物			
	主なリスク地域	・世界各地に分布 ・特に地中海沿岸，アラビア湾，中央アジア，インド，メキシコ，中南米など		
	概要	・4 類感染症 ・経口の感染源は流行地域でのヤギやヒツジのミルクやチーズ，ラクダのミルクなどの未加工乳製品 ・あらゆる臓器に感染が起こる→全身症状（+） ・ブルセラ症の特異的症状はないが，発熱，食思不振，易疲労感，頭痛，筋肉痛，体重減少，抑うつ気分など		
	予防策	・不用意に動物と触れない．特に自身の皮膚に傷があると，そこが感染門戸となる ・流行地域で未加工の乳製品を摂らない		

⑥⑧	疾病名（和名）	ペスト	英語名	Plague
	病原体	*Yersinia pestis*	主な感染経路	ノミの咬傷，エアロゾルの吸入
	媒介生物	ノミ		
	主なリスク地域	アフリカ，東南アジア，南米の山岳・密林地域など		
	概要 （表6-B-1参照）	・1 類感染症 ・腺ペスト：局所のリンパ節が壊死し膿瘍を形成し，敗血症を起こす ・敗血症型ペスト：急激なショック症状，昏睡，手足の壊死，紫斑が起こる ・肺ペスト：急激な呼吸困難，鮮紅色の泡立った血痰を伴う肺炎が起こる		
	予防策	・ペストワクチンの接種 ・抗菌薬（テトラサイクリン，ドキシサイクリン，ST 合剤）の予防投与		

⑲	疾病名（和名）	発疹チフス，ツツガムシ病など	英語名	Typhus fever（epidemic louse-borne typhus），Scrub typhus
	病原体	*Rickettsia typhi*，*R. prowazekii*，*R. tsutsugamushi*，*R.* spp.	主な感染経路	シラミ刺咬傷
	媒介生物	シラミ，恙虫など（本項では一緒に掲載する）を保有宿主とする		
	主なリスク地域	日本を含む東・東南アジア・西太平洋地域やハワイ諸島（発疹チフス），中央・東アフリカの高地，中・南米など		
	概要	・どちらも4類感染症 ・シラミなどの吸血時の排出液がその刺し口や掻爬により傷口から体内に入ることで感染する．チフス熱は保有宿主動物は特になく，ヒト-ヒト感染もない．発疹チフスはげっ歯類．6〜21日の潜伏期間を経て特徴的な皮膚潰瘍，痂皮eschar が刺し口に形成される．臨床症状は発熱・頭痛・リンパ節炎など多岐にわたる．世界各地で見られ，ハワイ諸島などでも時に発生する．戦争・紛争・貧困地域で好発する		
	予防策	・身体・住環境などの清潔を保つ以外，特になし．発症者との濃厚接触者は最低2週間の観察を要する ・発疹チフスは居住環境圏内のげっ歯類のコントロールを必要とする		

⑳	疾病名（和名）	ポリオ（急性灰白髄炎）		英語名	Poliomyelitis
	病原体	ポリオウイルス Poliovirus（Enterovirus C）		主な感染経路	経口感染
	媒介生物				
	主なリスク地域	WHOによるリスク分類（執筆時点） **リスク地域**：ポリオ蔓延地域ではないが，再流行のリスクが高い 　イラク，ウクライナ，エチオピア，カメルーン，ギニア，ケニア，コンゴ民主共和国，シエラレオネ，ジブチ，シリア，赤道ギニア，ソマリア，タイ，チャド，中央アフリカ共和国，ニジェール，マダガスカル，南スーダン，リベリア **流行地域**：土着のWPV伝播はみられていないが，輸入感染やVDPVによる発生が懸念される 　ラオス **蔓延地域**：土着のWPVの流行が継続している 　アフガニスタン，パキスタン，ナイジェリア			
	概要	・中枢神経感染による四肢の急性弛緩性麻痺が典型的症状．感染者の0.1％に発症．ほとんどは不顕性感染 ・1975〜1977年生まれの人は1型ウイルスに対する抗体保有率が低い恐れがあるため，再接種・追加接種が考慮される			
	予防策	ポリオワクチン（単独不活化3価ワクチン，DPT-ポリオワクチン．蔓延・輸出国では弱毒生1価・2価ワクチン）など			

㉑	疾病名（和名）	マールブルグ病	英語名	Marburg virus disease
	病原体	マールブルグウイルス Marburg virus	主な感染経路	感染者の血液，体液，組織に触れることで皮膚を介して感染する
	媒介生物	サル，フルーツコウモリ		
	主なリスク地域	ウガンダ，ケニア，コンゴ民主共和国，アンゴラ，ジンバブエ		
	概要 （表6-B-1参照）	・1類感染症 ・発症は突発的で発熱，頭痛，筋肉痛，背部痛，皮膚粘膜発疹，咽頭痛が初期症状としてみられる ・激しい嘔吐が繰り返され，1〜2日すると水様性下痢がみられる．発症5〜7日後に躯幹，臀部，上肢外側等に境界明瞭な留針大の暗赤色丘疹が毛根周辺に現れる ・重症化すると，散在性に暗赤色紅斑が顔面，躯幹，四肢にみられる		
	予防策	流行地域に立ち入らない，コウモリに近づかない		

㉒ 疾病名（和名）	麻疹	英語名	Measles
病原体	Measles virus	主な感染経路	飛沫核感染
媒介生物			
主なリスク地域	世界各地		
概要	・5類感染症（直ちに届け出る） ・感染力はウイルスの中で最も強い ・10～12日の潜伏期間後，高熱と上気道症状，結膜炎が出現し，口腔内に白色小斑点（コプリック斑）が生じることがある ・一度解熱し，再び高熱が出て，鮮紅色の特徴的な発疹が全身に広がる ・肺炎や中耳炎や心筋炎，亜急性硬化性全脳炎を伴うことがある ・乳幼児では下痢や腹痛を伴うことが多い		
予防策	ワクチンの接種（麻疹ワクチン，MRワクチンまたはMMRワクチン）		

㉓ 疾病名（和名）	マヤロ熱	英語名	Mayaro fever
病原体	マヤロ熱ウイルス Mayaro fever virus	主な感染経路	蚊媒介感染
媒介生物	蚊（*Haemagogus* 属）		
主なリスク地域	ボリビア，ブラジル，パナマ，スリナム，トリニダード・トバゴなど		
概要	・不顕性感染が一般的である ・潜伏期間3～11日後，発熱，頭痛，上腹部痛，腰痛，関節痛，羞明，めまい，悪寒などの症状が出現する		
予防策	防蚊対策（5-A参照）		

㉔ 疾病名（和名）	マラリア	英語名	Malaria
病原体	熱帯熱マラリア *Plasmodium falciparum* 三日熱マラリア *Plasmodium vivax* 四日熱マラリア *Plasmodium malariae* 卵形マラリア *Plasmodium ovale* サルマラリア *Plasmodium knowlesi*	主な感染経路	蚊媒介感染
媒介生物	ハマダラカ *Anopheles*		
主なリスク地域	アジア，オセアニア，アフリカおよび中南米の熱帯・亜熱帯地域		
概要 （表6-B-1参照）	・4類感染症 ・ハマダラカに刺されることで感染する ・1～4週間の潜伏期間の後，発熱，寒気，頭痛，嘔吐，関節痛，筋肉痛などの症状が出現する ・**熱帯熱マラリアは発症から24時間以内に治療しないと重症化し，死に至ることがある** ・脳症，腎症，肺水腫，出血傾向，重症貧血など，さまざまな合併症がみられる		
予防策	・予防内服薬の服用（メフロキン，アトバコン・プログアニル塩酸塩配合錠，ドキシサイクリン） ・防蚊対策（5-A参照）		

⑦⑤ ライム病

疾病名（和名）	ライム病	英語名	Lyme borreliosis（Lyme disease）
病原体	ライム病ボレリア *Borrelia burgdorferi*	主な感染経路	マダニ刺咬
媒介生物	マダニ（*Ixodes* 属）		
主なリスク地域	欧州，北米，アジア等		
概要	・4類感染症 ・ライム病ボレリアを持つ野生動物から吸血したマダニがヒトを刺咬することで感染する．先進国でも珍しくない ・症状は高熱，悪寒，筋肉痛，頭痛等が一般的だが，髄膜炎や中枢神経系の合併症が遅れて出現することもある．関節痛が長期（最長2年）にわたり遷延するケースもある		
予防策	野山でマダニに刺されないことが大事．もし刺されていることが発覚した場合は医療機関で虫体を除去してもらう		

⑦⑥ ラッサ熱

疾病名（和名）	ラッサ熱	英語名	Lassa fever
病原体	ラッサ熱ウイルス Lassa fever virus（LFV）	主な感染経路	経皮，体液・粘膜感染
媒介生物	多乳房ネズミ（*Mastomys natalensis* 等）		
主なリスク地域	西アフリカ		
概要（表6-B-1参照）	・1類感染症 ・高熱，呼吸器症状，消化器症状などが徐々に進行し，重症例では出血傾向，DIC，腎不全等をきたしショックに陥る致死的な疾患である		
予防策	流行地ではネズミ *Mastomys* との接触や土壌や淡水に肌が直接触れるのを避ける．患者からの感染を防ぐため，診療にあたる医療者は接触感染防止策が必要		

⑦⑦ リーシュマニア症

疾病名（和名）	リーシュマニア症	英語名	Leishmaniasis
病原体	リーシュマニア原虫 *Leishmania protozoa*	主な感染経路	昆虫刺咬
媒介生物	サシチョウバエ phlebotomine sandfly（*Phlebotomus papatasi* や *Lutzomyia* 属）		
主なリスク地域	皮膚リーシュマニア：アフガニスタン，アルジェリア，イラン，イラク，サウジアラビア，シリア，ブラジル，ペルー 内臓リーシュマニア：インド，バングラデシュ，ネパール，スーダン，ブラジル		
概要	・サシチョウバエは主に夕暮れ時から夜明けまで活動する ・原虫の種類により皮膚，粘膜，または内臓に症状が出る ・症状はしばしば慢性化する ・サシチョウバエは煙にひきよせられる		
予防策	防蚊対策（5-A参照）と同様の昆虫忌避手段をとる		

⑦⑧ リステリア症

疾病名（和名）	リステリア症	英語名	Listeriosis
病原体	リステリア菌 *Listeria monocytogenes*	主な感染経路	経口感染（殺菌不十分な乳製品等の摂取），母子感染
媒介生物	哺乳類（ヒト含む），家禽類		
主なリスク地域	世界各地		
概要	・髄膜炎を起こすことが多いが，母子感染では流産，早産のほか，新生児の髄膜炎や敗血症の原因にもなる ・新生児，妊婦，高齢者，免疫不全例では重症化しやすく致死率も高い		
予防策	殺菌不十分な乳製品の摂取を避ける．妊婦や免疫不全のある人はより厳密な注意が必要		

㊆	疾病名（和名）	リフトバレー熱	英語名	Rift Valley fever
	病原体	リフトバレー熱ウイルス Rift Valley fever virus	主な感染経路	蚊媒介感染 感染動物の体液血液曝露
	媒介生物	蚊（ヤブカ属 Aedes）		
	主なリスク地域	アフリカ大陸（主にサハラ砂漠以南，エジプト，マダガスカル，モーリタニア），アラビア半島（サウジアラビア，イエメン）		
	概要	・4類感染症 ・蚊の媒介により，家畜（羊，牛，らくだなど）に発熱，肝炎，流産（ほぼ100%）を引き起こし，致死率も高い ・ヒトでは3〜6日の潜伏期間後，インフルエンザ様症状を呈する．0.5〜1%に出血熱症状が起こる		
	予防策	防蚊対策（5-A参照），流行地の家畜業者については家畜の体液血液を防護する装備		

㊀	疾病名（和名）	流行性耳下腺炎 （おたふくかぜ）	英語名	Mumps
	病原体	ムンプスウイルス Mumps virus	主な感染経路	飛沫感染，接触感染
	媒介生物			
	主なリスク地域	日本を含む世界各地		
	概要	・潜伏期間は2〜3週間 ・突然の発熱，両側あるいは片側の唾液腺の腫脹 ・最も多い合併症は髄膜炎であり，その他髄膜脳炎，睾丸炎，卵巣炎，難聴，膵炎などを認める場合もある		
	予防策	Mumpsワクチンまたは MMR（おたふく，麻疹，風疹ワクチン）などの接種		

㊁	疾病名（和名）	淋菌感染症	英語名	Gonorrhoea
	病原体	淋菌 Neisseria gonorrhoeae	主な感染経路	性行為による接触感染
	媒介生物			
	主なリスク地域	世界各地		
	概要	・5類感染症　性感染症定点医療機関届出 ・国内では20歳代の年齢層で最も多くみられる ・男性では尿道炎→精巣上体炎，女性では子宮頸管炎→骨盤内炎症性疾患を起こす ・女性では自覚症状に乏しいことが問題である ・口腔性交による咽頭炎もあるが，自覚症状に乏しい ・産道感染で新生児結膜炎の原因となるが，成人でも淋菌の直接接触によって結膜炎に至ることもある		
	予防策	・性行為の際にはコンドームを着用する ・無防備な性行為（オーラルセックス，肛門性交を含む）を避ける ・粘膜（結膜）接触を避ける		

(82)

疾病名（和名）	リンパ系フィラリア症	英語名	Lymphatic filariasis
病原体	バンクロフト糸状虫 *Wuchereria bancrofti* マレー糸状虫 *Brugia malayi* チモール糸状虫 *B. timori*	主な感染経路	蚊媒介感染
媒介生物	*Culex*（イエカ），*Anopheles*（ヤブカ），*Aedes*（シマカ）		
主なリスク地域	アンゴラ，カメルーン，コートジボワール，コンゴ民主共和国，インド，インドネシア，モザンビーク，ミャンマー，ナイジェリア，タンザニア，南・東南アジア・南米など		
概要	・ミクロフィラリアが蚊の中で感染性を持つ幼虫になり，蚊がヒトを刺すことで幼虫が皮膚に産み落とされ感染する ・皮膚，リンパ節，リンパ管で起こる局所炎症による急性発作により四肢のリンパ浮腫，象皮病，陰嚢水腫が出現する		
予防策	防蚊対策（5-A 参照）		

(83)

疾病名（和名）	レジオネラ症	英語名	Legionellosis
病原体	レジオネラ属の細菌（主に *Legionella pneumophila*）	主な感染経路	飛沫・飛沫核感染
媒介生物			
主なリスク地域	世界各地		
概要	・4 類感染症 ・40 度前後の環境でよく増殖する菌であるため，エアコンや大浴場等で集団感染が生じることがある ・重症肺炎を起こす場合と一過性の感冒症状のみの場合がある		
予防策	感染源となり得るエアコンや浴室のクリーニングを頻繁に行う		

(84)

疾病名（和名）	裂頭条虫症 ① マンソン裂頭条虫症 ② 日本海裂頭条虫症	英語名	① Sparganosis ② Diphyllobothriasis
病原体	① *Spirometra erinacereuropaei* ② *Diphyllobothrium nihonkaiense*	主な感染経路	経口感染（① 爬虫類，両生類，鳥類など，② 魚類の生食，不十分な加熱処理による摂食）
媒介生物	① 爬虫類，両生類，鳥類　② マス，サケ，カマス，スズキなど		
主なリスク地域	・マンソン裂頭条虫は日本を含む世界各地 ・日本海裂頭条虫は日本周辺		
概要	条虫類は多数存在し，世界各地に分布し，動物肉の生食，不十分な加熱処理肉の摂食などで感染する．種類によりヒトが終宿主のものや，待機宿主の場合もある．経口感染以外にも，例えばカエルの皮で瞼のパックをして感染した例もある[1)]		
予防策	感染経路に記載されている行為などを避ける		

1）小林昭夫ら：Parasitology（Ⅱ），東京慈恵会医科大学学生会講義準備委員会．株式会社アルファ 21．p. 129, 1992.

㊺

疾病名（和名）	レプトスピラ症	英語名	Leptospirosis
病原体	レプトスピラ属スピロヘータ Spirochaetes of the genus *Leptospira*	主な感染経路	経皮感染
媒介生物	ネズミ等		
主なリスク地域	世界各地		
概要	・4類感染症 ・感染動物の糞尿に汚染された土壌や淡水に触れることで経皮感染し，発熱，頭痛，眼球充血などが生じる ・不顕性感染や軽傷例も多いが重症例では重篤な腎機能障害等をきたす		
予防策	流行地では淡水への曝露を避ける．予防内服薬が使用されることもある		

㊻

疾病名（和名）	ロア糸状虫症	英語名	Loiasis（Loa loa filariasis）
病原体	ロア糸状虫（*Loa loa*）	主な感染経路	キンメアブ刺咬
媒介生物	キンメアブ（*Chrysops silacea*，*C. dimidiata*，*C. distinctipennis*）		
主なリスク地域	西アフリカから中央アフリカの森林部（カメルーン，中央アフリカ，赤道ギニア，ガボン，コンゴ共和国，コンゴ民主共和国等）		
概要	・キンメアブ（昼間刺咬性）の吸血で感染するフィラリア症の一種だが，症状は他のフィラリア症に比べ軽症のことが多い ・カラバル腫脹と呼ばれる全身移動性の皮下結節や眼球表面を這う虫体が見られることがある		
予防策	流行地では昆虫忌避剤の使用や長袖・長ズボン着用を心がける．マラリア流行地とも重なるため，夜間就寝時の蚊帳使用も重要		

㊼

疾病名（和名）	ロスリバー熱	英語名	Ross river fever
病原体	ロスリバーウイルス Ross River virus（RRV）	主な感染経路	蚊媒介感染
媒介生物	ハマベヤブカ *Aedes vigilax*，*Aedes camptorhynchus*，内陸部では *Culex annulirostris*		
主なリスク地域	オーストラリア，パプアニューギニア，ソロモン諸島など南太平洋地域		
概要	・3〜11日の潜伏期間後発症するが，約60%は不顕性感染 ・症状は多発関節痛（末梢，両側性）がほぼ必発で，発熱，筋肉痛，倦怠感，皮疹，リンパ節腫脹である．多くは数週間で回復するが，長期化する例もある		
予防策	防蚊対策（5-A 参照）		

㊽

疾病名（和名）	ロタウイルス性胃腸炎	英語名	Rotavirus gastroenteritis
病原体	ロタウイルス Rotavirus	主な感染経路	経口感染，接触感染
媒介生物			
主なリスク地域	世界各地		
概要	・潜伏期間は1〜3日 ・主な症状は嘔吐，下痢（米のとぎ汁のような白色の下痢便），発熱，腹痛などが3〜8日続く		
予防策	・ロタウイルスワクチン（適応月齢に注意） ・食前，トイレ後，帰宅時，おむつ交換後の手洗い ・家族に感染者がいる場合は，便座・ドアノブ・手すりなどを次亜塩素酸水溶液などで消毒（アルコール無効） ・吐物や便で汚れた衣類などは次亜塩素酸ナトリウムでつけおき消毒し，個別で洗う		

5 渡航医学で重要な感染症

6 検疫所

> 十分な情報がないときには，
> 一般のデマが広まるものだ．
> ポール・スミス卿

A 国民を感染症から守る検疫所

　日本に常在しない病原体は，主に海外からの船舶・航空機（ヒト・食品・動植物等を含む）に乗って国内に侵入する．このような病原体の侵入を阻止するために検疫所は設置されており，そこでの業務は，IHR[1]（1-H 参照）に準拠した「検疫法」[2,3]という法律により定められている．検疫法の目的は，第 1 条「この法律は，国内に常在しない感染症の病原体が船舶又は航空機を介して国内に侵入することを防止するとともに，船舶又は航空機に関してその他の感染症の予防に必要な措置を講ずることを目的とする．」である．検疫の対象となる感染症（検疫感染症）の侵入を水際で防ぐために，検疫所は，日本各地の海外との玄関口である海空港に本所が 16 箇所，支所出張所合わせて 110 箇所が点在している．そのうち空港検疫所は 30 か所（本所 2，支所 7，出張所 21）である．これらの検疫所では，厚生労働事務官とともに厚生労働技官として医師や看護師，獣医師，薬剤師，検査技師，食品衛生監視員などの資格をもった様々な職種の者が従事している．

　検疫の語源はヨーロッパで生まれたもので，英語で quarantine といい，イタリア語の quarantina giorni（40 日間）に由来している[4]．14 世紀にペストが全ヨーロッパを侵襲した際に，外国から来航した船を沖合に 40 日間停泊させ，病気が発症しないか確認してから入港を許可したことに端を発する[4]．日本では 1822（文政 5）年の鎖国の時代に，長崎で日本最初のコレラの大流行が起こり，以後幾度となく外国から船舶が入港する海港周辺で流行が繰り返された（12-H 参照）．

　1879（明治 12）年 7 月 14 日には，日本初の統一された検疫規則である「海港虎列刺病伝染予防規則」が公布され，後の 1959 年に 7 月 14 日が検疫記念日として定められた．その後 1890 年に日本へのペスト搬入第 1 号が発見され，1899 年 5 月には野口英世が横浜検疫所の検疫医官補になり，翌月 6 月には外国から入港した船舶でペスト患者を発見したという記録が残されている[5]．横浜市金沢区の長浜ホールの敷地内には，細菌検査室（図 6-A-1）[6]が残されており，その隣の横浜検疫所輸入食品・検疫検査センターには，検疫資料館があり，コレラ検疫時代の歴史を知ることができる．

　時は経ち，2003 年．発生当初の情報では，人から人への感染力が強く，致死率が高いといわれた SARS が，32 の国や地域でアウトブレイクを起こした[7]．検疫所では，水際対策を強化するため，これまで現場にいなかった看護師を検疫官として増員し，また都道府県や国内防疫機関との連携を強化した．さらに厚生労働省は同年 11 月 5 日感染症の予防及び感染症の患者に対する医療に関する法律（感染症法）および検疫法の一部を改正した．また 2005 年には IHR も改正され，国際協力体制が強固なものになり，検疫機能の強化が図られた．SARS 発生前に

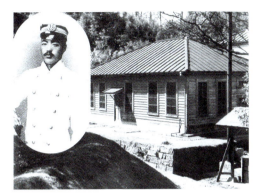

図 6-A-1　1899（明治 32）年当時の野口英世が勤務していた長浜細菌検査室

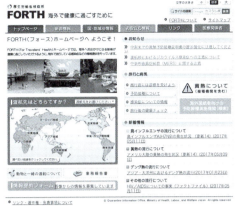

図 6-A-2　FORTH のウェブサイト

は，検疫所には主に予防接種業務に携わる 10 人程度しかいなかった看護師が，SARS 以後，鳥インフルエンザや新型インフルエンザ，エボラウイルス感染症等の流行を受け，2017 年 3 月現在，100 人以上の看護師が水際の検疫検査の現場に配置されている．このような変遷が起こっている検疫所において，水際で検疫官が海外からの病原体の侵入防止のためにどのような業務を行っているか説明する．

① 検疫検査

　海外からの入国者，貨物，船舶または航空機に対して検疫感染症の汚染（感染）がないかを確認する検査であり，汚染が認められた場合は隔離，停留，消毒等の措置を行う．また輸入動物（ペットを含むほ乳類・鳥類）のうち動物検疫所が関わる動物（家畜）以外で厚生労働省が指定する動物について，届出を求める輸入動物届出制度も行う．入国時の入国者に対する検疫検査については次項で詳細を述べる．

② 情報提供

　インターネット上で諸外国での注意すべき感染症や推奨される予防接種，海外滞在中の生活，健康全般に関する情報を提供している（図 6-A-2）．また入出国者が立ち入る海空港に，関連するポスターを掲示したり，リーフレットを配布したりして，インターネット環境がない方も，情報が得られるように配慮している．

③ 渡航関連相談

　検疫所には渡航前，渡航中，渡航後と旅行の全期間を通して一般の方や企業等から主に電話で相談がある．渡航前には渡航先での感染症情報やその予防方法，必要な予防接種に関する相談があり，渡航前の予防接種については実施可能な医療機関が FORTH ウェブサイトを通して検索が可能となっている．このデータベースは登録を希望された医療機関からの申請に基づき

作成されている．渡航中の相談には，現地で感染症に罹ったが入国時に制限がないか，帰国後の狂犬病曝露後接種は可能かなどの相談がある．渡航後はほとんどが体調不良や渡航中の自身の行動を振り返り，不安になった方からの相談である．

④ 予防接種

黄熱，急性灰白髄炎，A型肝炎，狂犬病，日本脳炎，破傷風，麻疹の7種が検疫所で実施できることになっている．黄熱の予防接種は，支所・出張所巡回診療先を含む検疫所と東京にある日本検疫衛生協会診療所，国立国際医療研究センター，東京医科大学病院などで，接種できる場所が限られているため，FORTHウェブサイトから確認していただきたい．ほとんどの検疫所において実情では，黄熱以外のワクチンは実施していないため近隣のトラベルクリニックを紹介している．

⑤ 港湾衛生

港湾・空港区域のベクターやリザーバーの生態，病原体（抗体を含む）の有無等を調査して，海外からの病原体侵入による汚染拡大が起こらないように調査・監視をしている．港湾衛生業務の対象となる感染症は，ネズミ族や蚊族によって媒介されるクリミア・コンゴ出血熱，南米出血熱，ペスト，ラッサ熱，ジカウイルス感染症，チクングニア，デング，マラリアのほか，ウエストナイル熱，腎症候性出血熱，日本脳炎およびハンタウイルス肺症候群となっている．

⑥ 船舶衛生検査

国際航行する船舶に実際に乗り込み，感染症の発生および流行につながる要因（ネズミなどの糞の痕跡，飲用水のチェックなど）の発見とその除去を行っており，船内での感染症の流行防止，さらには国際的な流行に発展することを防ぐ目的で実施される．優良な船舶にはWHO加盟国で6か月間有効となる国際証明書が発給され，入国時の検疫検査を無線で行うことができる．

⑦ 輸入食品届出検査

検疫所の重要な業務であり，食品衛生監視員が主で行っている．この業務についてはトラベルメディスンに直接かかわらないため，説明は割愛する．詳細を知りたい場合は，厚生労働省のウェブサイトを参考にしてもらいたい[8]．

〔阪口洋子〕

1) World Health Organization：International Health Regulations（2005）．
   http://www.who.int/ihr/publications/9789241596664/en/
2) 検疫所関係行政研究会監修：検疫関係法令通知集　七訂版．中央法規出版，2004．
3) 検疫法　http://law.e-gov.go.jp/htmldata/S26/S26HO201.html
4) Centers for Disease Control and Prevention：History of Quarantine. Quarantine and Isolation. U.S.A, 2012.

http://www.cdc.gov/quarantine/historyquarantine.html
5) 厚生省公衆衛生局 編：検疫制度百年史，1980.
6) 日本検疫衛生協会 編：検疫制度100周年記念誌，1979.
7) World Health Organization：Cumulative number of reported probable cases of Severe Acute Respiratory Syndrome (SARS). Geneva, 2003. http://www.who.int/csr/sars/country/en/
8) 厚生労働省：輸入食品監視業務
http://www.mhlw.go.jp/stf/seisakunitsuite/bunya/kenkou_iryou/shokuhin/yunyu_kanshi/index.html

B 検疫官の水際での対応

　検疫の対象となる疾患は，感染症法で定められている1類感染症や国内に常在しないウイルスの侵入を監視する目的で2017年3月時点では14疾患が検疫感染症として定められており，法で定められた潜伏期間とともに表6-B-1に示した．この項では検疫官が入国時に入国者に対して，どのような対応で検疫感染症の侵入防止に努めているか紹介する．

　水際での検疫検査は基本的に本人からの申告に基づく．その申告を促すために，アナウンスやポスターを掲示し，さらにサーモグラフィーを用いた体表温度測定による客観的データを収集して症状のある方の把握に努めている．また検疫官（主に看護師）が顔色や歩き方などを観察して，体調が悪そうな方には声をかけ，何らの症状が確認できた方には医師や看護師が，症状や渡航先，渡航期間，渡航先での行動，喫食状況，ワクチンの接種歴等を確認して，まずは検疫感染症か否かの判断をする．正確に判断するために，検疫官は日ごろから海外での感染症流行情報を収集し，常にそのリスクについてアセスメントしている．

　検疫感染症を疑う渡航者に対しては，とるべき対応が検疫法で定められており，疾患により実施できる措置が異なるので表6-B-1に記載した．重篤な検疫感染症に対応するために検疫所では個人防護として，図6-B-1のような感染経路を考慮した防護服を用い，検疫官自身が感染して感染源とならないように努めている．表6-B-2に検疫所で実施できる措置について簡潔にまとめた．

　実際このような措置をとることは大変まれであり，検疫感染症のリスクがない方がほとんどである．入国時の検疫検査時は，このような措置の対象になることを怖がり，自己申告する方が少ないように見受けられるが，積極的に自己申告してほしい．自己申告された方や検疫官の質問により症状や感染症罹患のリスクがある方に対しては，入国審査手前の検疫エリアにある健康相談室に入室してもらう．そこで渡航先や渡航中の行動等をさらに詳しく質問し，医師が診察を行い，必要に応じて検体を採取し，病因の究明を行うと共に入国後の注意事項の説明や医療機関を紹介している．

　実際に検疫官が水際でどのようなプロセスを経て対応しているか，図6-B-2にまとめたので表6-B-1と合わせて確認していただきたい．対象者が感染症法の1類感染症に規定されている検疫感染症の恐れがあれば，検疫所で検体を採取して委託している医療機関へ搬送する．もしくは医療機関への搬送が優先され，検体の採取が医療機関で行われる場合がある．検体の検査結果で検疫感染症への感染が確認されれば，その病原体を保有していないことが確認されるまで，搬送先の医療機関において隔離の上，治療を受けることになり，入国することはできない．隔離された方と旅程を共にした方や航空機内で近距離に着座していた方，お世話をした客室乗務員等の濃厚接触者とされる方は，今後発症する可能性があり，医療機関や宿泊施設，船

表 6-B-1　検疫感染症とその潜伏期間と実施できる措置 (5-C 参照)

検疫感染症	検疫法で定められた潜伏期間（到着前）	実施できる措置
【感染症法：1類感染症】		
エボラウイルス感染症⑯	504時間（21日）	質問 診察・検査 隔離 停留 消毒 健康監視
クリミア・コンゴ出血熱㉕	216時間（9日）	
痘そう	408時間（17日）	
南米出血熱㊾	384時間（16日）	
ペスト㊻	144時間（6日）	
マールブルグ病㊹	240時間（10日）	
ラッサ熱㊻	504時間（21日）	
【新型インフルエンザ等感染症】		
新型インフルエンザ等感染症⑫	240時間（10日）	
【感染症法：2類感染症】		質問 診察・検査 消毒 健康監視
鳥インフルエンザA（H5N1 または H7N9）⑭	240時間（10日）	
中東呼吸器症候群（MERS）㊻	336時間（14日）	
【感染症法：4類感染症】		
ジカウイルス感染症㉛	288時間（12日）	
チクングニア㊺	288時間（12日）	
デング㊽	336時間（14日）	
マラリア㉞	672時間（28日）	

（○数字は 5-C の番号）

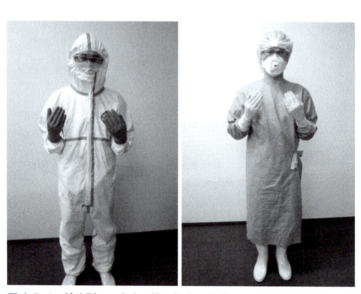

図 6-B-1　検疫所での有事の際の個人用防護具着用時の一例

舶内において停留という措置の対象となる．また感染している可能性は少ないが発症する可能性があるとされる方は，入国した後は健康監視の対象となり，朝夕の体温と体調を検疫所に報告してもらうことになる．新型インフルエンザ等感染症がその措置の対象疾患となった場合

表6-B-2 検疫所で実施可能な措置

法にて規定	質問	（第十二条）全入国者に対して、渡航先や症状の有無等について必要な質問を行うことができる
	診察・検査	（第十三条）入国者に対して、診察を行うことができ、医師の判断により、必要があれば病原体の有無に関する検査を行うことができる
	隔離*	（第十五条）検疫感染症の感染が確認された方に対して、感染症の種類により、指定された医療機関に隔離入院を委託して行うことができる
	停留*	（第十六条）検疫感染症の病原体に感染したおそれのある方に対して、各疾患で定められた潜伏期間（表6-B-1）を超えず、医療機関や宿泊施設、船舶内に収容して停留することができる
	消毒	（第十四条）検疫感染症の病原体に汚染された物や場所を消毒し、消毒が難しいものは廃棄を命ずることができる。また死体の火葬や物・場所の使用を禁止、制限することもできる
通知にて規定	健康監視	重篤な検疫感染症が流行している国からの入国者や患者と接触した方、また特定の動物と接触した方など、今後発症する可能性のある方を対象に、定められた潜伏期間内において、朝夕の体温と体調を検疫所に報告してもらう措置である。都道府県等との連携として、検疫所からは、検疫感染症に感染している入国者の報告をするだけでなく、健康監視の対象とした入国者についても都道府県等に調査協力を求める

＊：病原体を保有していないことが確認されれば、直ちにその措置を解かなければならない

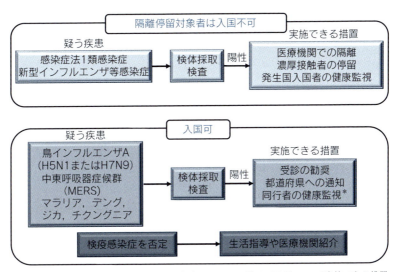

図6-B-2 水際（海空港）での対応の流れ（2017年現在）

は、健康監視者が多くなることが予想されるので、都道府県等にも調査協力を求めることになる。この場合は、隔離停留の対象となる方は手続き上、入国できていない状況であり、隔離停留が解除されれば、入国の段階に差し戻され、入国手続きを行う。しかし、海外での感染拡大状況や日本での発生状況により、厚生労働省において専門家の意見を聞いたり、担当部署等において検討など行い、実施できる措置が変更されることもあるため、図表に示した実施できる措置が必ずそのまま適応されるわけではない。

　鳥インフルエンザA（H5N1またはH7N9）、MERSについては、感染が確認された方は入

国したあと，地方自治体により，医療機関へ搬送され入院措置がとられる．患者と接触して感染が疑われる方や鳥やラクダとの接触があった方は健康監視の対象となる．マラリアやデング，ジカウイルス感染症の感染が確認された方は，自宅で待機してもらい都道府県等の指示に従ってもらう．蚊が媒介するような疾患の場合は，接触した個人，もしくは渡航先等から蚊に刺されて感染が疑われる場合でも停留や健康監視などの措置の対象となることはない．このような疾患はヒトからヒトへの直接の感染がないため，発症した場合は医療機関を受診すること，もしくは検疫所に相談するように説明して入国してもらう．

　感染症には潜伏期間があり，水際で100％の病原体の侵入阻止は現実不可能である．しかし限りなく侵入防止に努め，入国者が検疫所を通過する際にアナウンスやポスターを目にして，自分が病原体を持ち込む可能性があるという自覚をもって入国することで，早期発見，感染拡大防止につながると考える．入国後も検疫所では，何らかの症状が出現した方や入国時に検疫所で相談しなかったこと，不安なことなどがあれば電話相談を受け付けている．どのような病院にかかればいいか，どういう疾患の可能性があるか，受診する際の注意事項などをアドバイスできるため，検疫所を大いに活用してもらいたい．

〔阪口洋子〕

- 検疫法　http://law.e-gov.go.jp/htmldata/S26/S26HO201.html
- 健感発0918第7号平成27年9月18日健康局結核感染症課長「中東呼吸器症候群における検疫対応について」
- 健感発0426第3号平成25年4月26日健康局結核感染症課長「「鳥インフルエンザ（H5N1）における検疫対応について」の一部改正について」
- 健発0205第3号平成28年2月5日厚生労働省健康局長「感染症の予防及び感染症の患者に対する医療に関する法律施行令及び検疫法施行令の一部を改正する政令及び検疫法施行規則の一部を改正する省令の施行について（施行通知）
- 厚生労働省：感染症情報
  http://www.mhlw.go.jp/stf/seisakunitsuite/bunya/kenkou_iryou/kenkou/kekkaku-kansenshou/index.html

7 ワクチン・予防内服薬

> 私，おたふくかぜに罹ったから有名になったみたい．
> ジェリル・リン・ヒルマン

A ワクチンの適切な管理と接種

生物製剤であるワクチンの取り扱いには細心の注意が必要である（表7-A-1）．本項では基本的なワクチンの管理と接種における基礎をまとめた．日本のガイドラインと相違点はあるかもしれないが，詳細は文末の文献などを参考にされたい．

① 使用期限

国内産のワクチンは製造出荷のあと，検定を受け，卸への出荷となるが，ここが臨床的にはロスタイムとなる．ことに納品から有効期限までが通常以上に短いものが出回ることがあるため，納品時・冷蔵庫入庫時そして使用時に必ず確認する必要がある．特に，有効期限が差し迫っているものにはラベリングをしておくことをお勧めする．残有効日数が少ない製品を納品受理した時点で期限切れの責任は医療機関側にある．

② コールドチェーン[1,2]

工場から接種に至るまで，しっかりとした温度管理（適正温度は各ワクチン外箱に記載されている）が必要で，特に医療機関ではワクチン庫は頻繁に開閉があるため温度変化が著しい．納品されたら可及的速やかにワクチンは薬品用冷蔵庫に保管する．

③ 保管方法[1,2]

通常は，薬品用冷蔵庫を用い24時間温度記録を残す必要がある．それが難しい医療機関では霜取機能なしの一般冷蔵庫でもかまわないが，本来は推奨されない．後者の場合，ワクチンを格納するのは中央の段のみで，壁面，天井，最下段，扉ポケットは水を入れたペットボトルで温度の緩衝役とする．薬品用冷蔵庫でも壁面とワクチンは接してはならない．なお，ホテル

表7-A-1 ワクチン取り扱いの注意事項

> 使用期限
> コールドチェーン
> 保管方法
> 接種方法

表 7-A-2 禁止事項

- 冷凍機能が庫内にある冷蔵庫の使用
- 一般冷蔵庫の霜取り機能の使用
- 中央以外の段,ならびに扉ポケットの使用
- ワクチンの外箱を開封しての保存(箱が温度緩衝剤になっている)
- ワクチンの外箱を開封して別の容器(缶や箱)にバイアル・シリンジをバラで保管すること
- キット製品の部分量使用,他のシリンジへの移し替え
- ワクチン用冷蔵庫に飲食物を保管すること
- トリプルチェック以上の過剰確認(1 回確認と同等以下の効果)[2]

などにある同庫内に冷凍機能をもつタイプは使用禁止である(表 7-A-2).また,一般冷蔵庫の場合は最低限 1 日 2 回の温度チェックと記録が重要となる.本項の注意事項を遵守していれば,停電などの有事の際でも 2 時間ほどなら(環境温度にもよるが)通常の庫内温度は保たれると考えられる.

外箱を開封し,別の箱や缶にバイアルを入れて繁忙期のインフルエンザワクチンなどの場所確保をするのも,保管方法として不適切である.なぜなら,箱そのものが温度緩衝役を担っているため,開封保管することにより冷蔵庫の開閉に伴う温度の急激な変化の影響を受けてしまうからである.

④ 理想的なワクチンの接種

ワクチン学は非常に複雑かつ,執筆時点では解明されていない,もしくは答えのない分野・事象も含む.そのため医療・倫理的にも安全な接種を心がける必要があり,中途半端な知識で取り扱い,接種に踏み切ることがないよう十分な学習と修練も必要となるだろう.

1) 解剖と手技

外科系・麻酔科医師などが,幾度も実物を目にして施行してきた場合でも,必ず術前・施術前に繰り返し解剖図を手に取り,予習・復習・プランニング・イメージトレーニングを欠かさないのと同様に,非経口(parenteral)ワクチン接種のような侵襲行為には同様の努力が必要となる.必要に応じて解剖実習や手術見学,そしてワクチン接種医療機関での研修が望ましい.

2) 製品の理解・ワクチン学の理解

被接種者は不規則で予想外の接種スケジュールで来院される症例が少なくないため,現時点で理解されている最先端の作用機序や個々の製品特性を十分に理解しておかなければならない.被接種者の最大限の利益を最優先に「受診者中心医療」を実施する.自院に在庫のないワクチンは「接種不要」なのではなく,該当医療機関に紹介する.

3) 製品の確認・安全の確認

ワクチン製品が被接種者の受けるべきものと相違ないか,使用期限を過ぎていないか,適切

な溶解・取り扱いがされたかなどの確認は2人連続型（または同時双方向）・1人双方向型のダブルチェックが望ましい．トリプルチェックはエラー検出率がシングルチェックと変わらないと田中らは報告している[2]．その他，事故の未然防止策のプロトコールを設定しておくことがよいだろう．

4) 倫理的行為を心がける

医療機関・責任者の都合で，規則に反した「成人用キット製品*の半量接種」や「シリンジ製品を他の容器に移し替える接種」などは行ってはならない（補償適応外となる）．また，受診者も事前にそのようなリスクを回避できるように注意するのが理想だ．

万が一，紛れ込み等を含むワクチン接種後健康有害事象に遭遇し，大事に至った場合，仮にそのワクチンが国内未承認なら上記事象に携わった責任医師（輸入責任者）の行為により，その製品が日本での承認・上市されなくなる可能性がある．このようなことにも十分な配慮と責任をもちワクチン接種にあたることが望まれる．

5) ワクチン接種後有害事象

紛れ込みや局所反応などが多いと推測されるが，最も注意したいのが接種直後に現れる可能性のあるアナフィラキシーショックである．対応法や報告義務に関してはそれぞれの成書に譲る．

〔近　利雄〕

1) Centers for Disease Control and Prevention：Vaccine storage & handling toolkit：May 2014. https://www.cdc.gov/vaccines/hcp/admin/storage/toolkit/storage-handling-toolkit.pdf
2) 田中健次：ダブルチェックの方法とその選択．看護管理．2014；24（5）：426-31.
・Long AJ et al：Best practices essential for storage and temperature monitoring of refrigerated vaccines. J Am Pharm Assoc（2003）．2013；53（6）：660-1.

B ワクチンで防げる疾患 vaccine preventable diseases（VPD）

渡航時に限ったことではないが，個々人がワクチンで予防可能な病原体に曝露され，それぞれや，その社会が健康有害事象に苛まれないように未然に手を打つことが望ましいのはいうまでもない．日本では，時にワクチンによる健康有害事象を懸念するため接種を敬遠または最低限に抑えようとする気持ちが働くが，欧米先進国で開発・流通しているワクチンは十分に安全性と効果が実証され実用化されており，本来の発症（時には後遺症や死亡という転帰も含む）のリスク回避を目的に接種が行われている．つまり，仮に遭遇する可能性のある軽微で一過性の接種後有害事象を恐れ，個々人や社会をVPDから護る行為をネグレクトすることはなるべく避けたい．

＊：シリンジに出荷時から1回量として用意されている製品．英語では pre-filled syringe という．半量接種用の線が印字されていない場合は半量の抽出などは禁止されている．

① 疾病の予防

　万が一発症した場合の経済的負担・社会的打撃，そして他人や自国民へさらなる伝播が懸念される疾患をより安価・安全に防止する非常に効果的手段が予防接種である．英語では"immunization"も"vaccination"も同義語として用いられ，この行為は個人を護るだけでなく，公衆衛生的観点や国際保健，用途によっては国際支援で必要不可欠な医療行為である．渡航者においては，自国で受けてきた基礎的予防接種以外に，自国外であるからこそ曝露リスクがある感染症などの罹患を能動的に防止するとともに，帰国時に持ち帰らないためにも積極的にワクチン接種を励行する必要がある．

　執筆時点でVPDと想定される感染症・疾病を表7-B-1に列挙する（未承認ワクチン取扱医療機関であれば海外と同等の予防策を打つことが可能）．なお，海外市場では新たなワクチンの実用化が目まぐるしいため，次々と網羅される領域は拡大していくことが予想される．

　渡航に関連して曝露・罹患する可能性のあるものは，乳幼児の予防接種なども含めてトラベラーズ（渡航）ワクチンと呼ばれる．

表7-B-1　VPDと想定される感染症・疾病の例（ワクチンの承認状況別）

日本	A型肝炎 B型肝炎ならびにD型肝炎とそれぞれに関連する肝細胞がん 破傷風 ジフテリア 百日咳 ロタウイルス感染症 小児の粟粒結核 肺炎球菌性髄膜炎 H. influenzae b 関連髄膜炎 血清群 $ACW_{135}Y$ 型関連侵襲性髄膜炎菌感染症 日本脳炎 ポリオ 麻疹 流行性耳下腺炎 風疹 水痘 インフルエンザ 狂犬病 HPV感染関連の各疾患（尖圭コンジローマ，肛門がん，陰部がん，乳児咽頭乳頭腫，子宮頸がん：6, 11, 16, 18型関連） 黄熱
海外 （上記に加え）	ダニ媒介性脳炎 腸チフス コレラ 腸管毒素原性大腸菌感染症（ETEC/O139） HPV感染関連の各疾患（尖圭コンジローマ，肛門がん，陰部がん，乳児咽頭乳頭腫，子宮頸がん：6, 11, 16, 18, 31, 33, 45, 52, 58型関連） デング 血清群B型関連侵襲性髄膜炎菌感染症 B型肝炎ワクチン無反応者・透析患者にも有効なB型肝炎関連疾患 キャサヌル森林熱 炭疽菌感染症 アデノウイルス感染症（軍用ワクチン） E型肝炎

② ワクチンの限界と接種における時間的経済的拘束

上述，ワクチンはVPD予防に最も有効な手段ではあるが，防御率100％のものは少ない．言葉を換えると，トラベルクリニックではVPDとそれ以外の疾病に関して曝露・発症リスク軽減策を口頭ならびにプリントを併用して渡航者と話し合う．経口感染・飛沫核感染・経皮経粘膜感染・血液体液感染・接触感染や，その他様々な経路の感染症や外傷をいかに未然に防ぐか，曝露した場合，発症した場合の適切な行動などを渡航者に伝えるのが渡航外来・トラベルクリニックの価値である．これらの情報を得る権利を渡航者は全員もっており，それを期待しているため，ワクチン接種に傾倒した（もしくはワクチン接種のみの）医療行為は望ましくない[1]．

しばしば，有効なワクチン接種回数を完了する日数，または，経済的余裕がない渡航者に出会うこともあるだろう．その場合，国産製品にこだわらず，医師の責任と判断による未承認ワクチンの推奨や，緊急接種法などを含む幅広く深い知識が要求される．さらに，効果が認められているだけの接種回数を完遂できない渡航スケジュールの方に接種を推奨・施行することは医療職として考えるべきテーマである．

③ VPDワクチンの選択

ことにトラベラーズワクチンにおいて「どのワクチンを選択するか」というのは常に議論の対象となる．また，接種回数の設定，「追加接種扱い」または「やり直し接種」が適切なのかなど，学会などのシンポジウムでエキスパートが集まり議論しても「正解」がないことが多い．

まず，根幹となるのは表7-B-2に示す事項だが，その考え方を根幹から揺るがす未知なる免疫応答の個人差や膨大かつ多様なエビデンスの存在（時に，信頼に値するエビデンスの欠如）が提供者を悩ませる．ただし，経済的余裕のある渡航者・出資者であれば，過剰に接種した方が無難であることは現在の世界市場にあるほとんどのワクチン製剤に共通するところであろう．

④ 必須ワクチン

入出国や入学・入園で要求されるワクチンがある．更新も多いので，各自確認を要する．

1）黄熱ワクチン

現在，WHOがIHRで設定しているワクチンは黄熱ワクチンのみである（1-H参照）[2]．そのほか，南アフリカ共和国は表7-B-3に列挙される国から（その国で乗り継いだだけでも）の入国者に対して有効な黄熱ワクチン接種証明書を要求する．似たような規制をしている国はほかにもある（図7-B-1）．入国者などに対して要求されていなくても，黄熱感染リスクのある地域に行く際には接種を検討してほしい（5-C参照）．接種禁忌の場合，黄熱ワクチン接種機関（検疫所ウェブサイト：FORTH参照）で禁忌証明書を発行してもらう必要がある．渡航者は発熱時には検疫所・保健所などに連絡を取らなければならない場合がある．

表7-B-2　ワクチン選択時に参考にする情報

- 特定の疾患に曝露されるリスク（地域・季節・行動・最新の感染症速報など）
- 渡航者の年齢・健康状態（基礎疾患・常用薬・既往歴・曝露回避能力など）・ワクチン接種歴（医師の指名印とサイン，医療機関印のある信頼に値する書面記録）
- 過去のワクチン接種時の重篤な健康有害事象の有無
- 周囲の人間（家族・友人・受け入れ先の国民・帰国時の自国民）に感染させるリスク
- 予算や企業指定ワクチンに融通性があるか
- 留学の場合，受け入れ先が必須としているものがあるか
- 自己の医療機関・周辺の医療機関で取り扱いがない場合，渡航者が出向可能な範囲内に取り扱い医療機関があるか
- 出発前に有効な抗体獲得を得られるだけの接種回数を完了できるか
- 狂犬病ワクチンが3回完了してからの渡航になるか
- 渡航先で継続接種可能，もしくは，それまでの時間的曝露リスクや積算リスクはどうか

表7-B-3　南アフリカ共和国への入国時に黄熱ワクチン接種証明書が要求される滞在・経由国一覧

アフリカ		中央・南アメリカ
アンゴラ	セネガル	アルゼンチン
ウガンダ	チャド	エクアドル
エチオピア	トーゴ	ガイアナ
ガーナ	ナイジェリア	コロンビア
ガボン	ニジェール	スリナム
カメルーン	ブルキナファソ	トリニダード・トバゴ
ガンビア	ブルンジ	パナマ
ギニア	ベナン	パラグアイ
ギニアビサウ	マリ	ブラジル
ケニア	モーリタニア	フランス領ギアナ
コートジボワール	リベリア	ベネズエラ
コンゴ共和国（ブラザビル）	赤道ギニア	ペルー
コンゴ民主共和国（キンシャサ：旧ザイール）	中央アフリカ共和国	ボリビア
シエラレオネ	南スーダン	
スーダン		

2016年2月現在（予告なく変更されることがあるので確認が必要である）

2）ポリオワクチン

執筆時点，ポリオ撲滅運動の一環として，野性株ポリオ輸出国では4週間以上滞在している者は，経口弱毒生もしくは不活化のポリオワクチンを出国4週以上前かつ12か月以内に接種し証明書の提示を要求される．その他のポリオ感染地域への渡航者に対してはポリオワクチンの積極的追加接種が推奨される（5-C参照）．

3）その他

万が一，MERSやH5N1インフルエンザなどのアウトブレイクと急速な蔓延拡大が懸念され

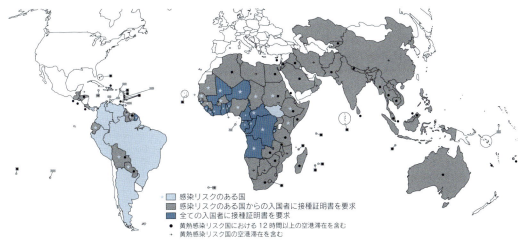

図 7-B-1　黄熱ワクチンの接種証明書を要求する国と黄熱リスクのある国
証明書が必要とされる国については随時更新されるため，渡航者自身が渡航先の国の規制について適宜大使・領事館に問い合わせ確認できるようにすることが重要である．

(http://www.who.int/ith/2016-ith-annex1.pdf をもとに作図)

図 7-B-2　黄熱ワクチンならびに入出国管理で要求されるワクチン接種証明書記入欄
WHO 発行の記録帳には「その他の予防接種のページ記載欄」があるため重宝する

る場合，かつ，これらに対して十分効果があるワクチンが供給されるなら，それの接種証明が要求される可能性がある．もちろん，これ以外にも想定されうる感染症でも同様となる．

⑤ 入出国で要求されるワクチン接種証明書

接種証明書は全てのワクチンと同様に英語またはフランス語での記載が義務づけられ，それ

以外の言語を付加することには問題ない．全ての日付は日/月/年で記載し，接種医師名・医療機関名とサインが要求される．入出国管理に関するものは International Certificate of Vaccination or Prophylaxis の所定のページ（図 7-B-2）に所定の記入方法で埋める（WHO 参照）．

〔近　利雄〕

1) Gherardin T：The pre-travel consultation：an overview. Aust Fam Physician. 2007；36（5）：300-3.
2) World Health Organization：Amendment to Annex 7 of IHR（2005）. WHA 67. 13. Implementation of the International Health Regulation（2005）. International Health Regulations（2005）. 2014.

● C 個人の防衛・社会の防衛

　　ワクチンや感染症関連で話題になるのが，ワクチンの費用対効果や重要性などについてである．医療経済学とは非常に複雑な分野であるため専門家に譲るが，ワクチンの受け手である渡航者や小児期のワクチン，HPV ワクチン，インフルエンザワクチン，肺炎球菌ワクチン，髄膜炎菌ワクチン，炭疽菌ワクチン，アデノウイルスワクチンなど，成人が受けるワクチンや軍事目的のワクチンも存在するため，接種に際しては個々人または提供する医療者が勘案しなくてはならない因子がある（表 7-C-1）．

　　また，ワクチンを接種するかどうかの最終決断は往々にして提供する医療スタッフの知識や態度，ワクチンに対する好みなどが影響する[1]．乳幼児期にはじまり，渡航者，軍人，医療従事者などのワクチン接種にはそれぞれの意味合いや二次的産物としての目的がある．残念なことに，個人レベルや企業レベルの思考では，個々人や特定グループの VPD 予防策としてのワクチン接種に留まりがちである．本項では，ワクチン接種などの感染症予防策が個人の防衛だけではなく，社会・国家レベルの防衛，さらには全世界の繁栄にもつながるということを解説したい．つまり，利己的な理由で予防策を講じる（または接種しない）のではなく，常に社会レベルや世界レベルでの思考を（少なくとも医療者は）渡航の有無にかかわらずもつ必要と責務があると考えてほしい．身体・宗教・経済的理由がない限り，VPD の予防をさせないことはネグレクトともとられる可能性があり，自らの判断で予防策を講じないのは，社会人なら責任ある行動を取っていないと誤解されるかもしれない．

① 個人の防衛

　　VPD 以外の予防可能な疾患は，それぞれへの対策を講じることにより，自らの健康被害リスクを低下させることは可能である．

表 7-C-1　ワクチン接種に際し勘案すべき事項

- 感染時の重症度
- その感染に対しての曝露・発症リスク
- ワクチン接種に関連する費用，ベネフィット，そして紛れ込みで遭遇するかもしれない健康有害事象など
- 接種すること，または未接種で罹患した際のことを受診者自らの責任として対処できるか
- 本当にいらないと言えるか

2015年にカリフォルニア州の巨大娯楽施設からの麻疹拡大は，該当州知事がワクチン接種を任意とした法律を可決し，横行していたワクチン反対派を含む，麻疹ワクチン未接種集団に大流行したものである[2]．この時問題となったのが，麻疹ワクチンを受けるには幼すぎる集団への影響だ．その後，ワクチン接種が罰則付きの義務となった[3,4]のは，予防策をとるか否かで個人とその周囲の集団の健康被害や命を左右することにつながるためである．

　そういった意味では患者の治療だけではなく，それ以上の感染拡大を防ぐための予防も患者に説明することは重要であり，前述のとおり提供する医療従事者が自信をもって接種すべきワクチンを推奨するだけでなく，手指衛生やマスクの正しい着用法，クシャミ・咳の正しい仕方，衛生動物対策などを日頃から伝授する必要がある．

　感染拡大の予防として，渡航者の帰国までの経路，受診までの経路，接触者の追跡などの情報収集も重要であるが，帰国者の全てが検疫所などを通過時に発症しているとも限らないうえ，申告せず入国してしまう可能性と影響力を平時から念頭においた診療が大切である．

② 医療従事者の防衛

　渡航者だけでなくトラベルメディスンに関わる医療従事者においても，疾病の予防は重要である．

　2015年に韓国で起こったMERSでは医療従事者が病棟間での媒介役を果たしてしまったといわれている[5]．さらに遡ると，2010年のハイチ震災後のコレラ大流行はネパール出身の支援者が引き金となった可能性が報告されている[6~9]．つまり，緊急支援であっても何らかの対策を講じてから出動すべきであったという教訓である．日本国内で流通していないワクチンだから未接種で海外支援に出てよいというわけではなく，取扱医療機関と連携するなどして被災地の迷惑にならないようにするのが本来のあるべき姿で，「ワクチンの存在を知らなかった」では済まされない．

　誰であろうと，個々人の感染症対策を十分に行えていなかったために拡散に至ったと言えるが，（特に医療従事者における）衛生管理の徹底，一般渡航者・支援者に対するワクチン接種に留まらない健康教育・実践，ワクチンがあるならば，その重要性と徹底した接種勧告をするべきであり，医療従事者が支援者として出向く時には「国内未承認だから受けない」ことは言い訳にはならない．支援者本人の罹患は，従事人数の不足となるため支援の意義さえ本末転倒となり得るばかりか，現地または帰国後の日本での感染症蔓延の原点とさえなり得る．

　災害支援だけでなく，日本の医療機関では入職時にB型肝炎，麻疹，おたふくかぜ，風疹，水痘などの各ワクチンの接種または抗体価証明などを要求し，毎年，インフルエンザワクチンの接種を行う．しかし，救急や当日外来，感染症内科外来，一般開業医，当直医は侵襲性髄膜炎菌ワクチンの接種（国内流通は血清群$ACW_{135}Y$の4価，未承認で血清群B型のワクチンが存在する）も忘れてはならない．いかに感染をリスクヘッジするかだけでなく，自らが他人への媒介者にならないことが医療者としての使命でもある．

③ Mass gathering（MG）

　大勢の人々が集まるイベントでは感染症は拡散しやすい（1-C，12-H参照）．しかし，例え

ばスポーツイベントにて開催地自体の衛生状態が悪いと仮定した場合，出場選手の基礎的健康管理では事足りず，日本未承認ワクチンの接種から徹底した会場の衛生管理が，選手の1/100秒の記録に影響する．応援に駆けつける邦人に対しても一般市場で流通しているワクチンや渡航医学の知識では不十分で，しっかりと時間をかけて渡航前診察とプリントを用いた説明を行うトラベルクリニックの重要性が際立ってくる．

④ DALYとQALY

障害調整生存年 disability-adjusted life year（DALY）と質調整生存年 quality-adjusted life year（QALY）は公衆衛生学や国際保健学でよく使用される政策立案ツール，評価ツールである．詳細な計算方法と現時点での先進国における意義について本紙面では割愛するが，それぞれ一定の意義はあり[10,11]多方面において使用されている．DALYに関しては，障害の程度や慢性疾患などを有する期間を算定に付加することによって調整した生存年数のことであり，有病者の障害の程度などがその社会基盤にどれくらいの社会・経済的打撃があるかをみてとることが可能となる．つまり，短い寿命であっても，障害を有して社会活動ができなかった場合も，結果的にはその国家・地域への経済活動や家庭の経済状況に影響をおよぼす．そのためワクチンによる疾病予防，健康・衛生教育活動，適切な井戸掘りの教育，手洗い励行などの効果を知ることもできる．健康関連ではQALYも使用されることがある．簡単に言うと，DALYはQOLのなかにおける損失の度合いを重点的にみており，QALYは健康でいることによってQOLがどれくらい得られたかをみていると筆者は解釈している．

図7-C-1に下痢性疾患でのDALY，すなわち社会的損失を図式化したものを例として挙げる．

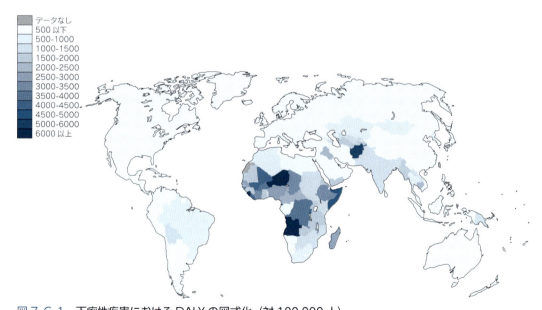

図 7-C-1　下痢性疾患におけるDALYの図式化（対100,000人）
（ⒸLokal_Profil　https://commons.wikimedia.org/wiki/File:Diarrhoeal_diseases_world_map_-_DALY_-_WHO2004.svg）
ⓒ BY-SA 2.5　https://creativecommons.org/licenses/by-sa/2.5/deed.en

⑤ ワクチンと社会・国家防衛

　タイトルからすると，軍人に対するワクチンを連想されるだろう．炭疽菌・ペスト菌・アデノウイルス・痘瘡ワクチンなどは確かに限定的ではあるが直接的国家防衛上，生物剤対処にかかわる者など，しかるべき任務に就く者が受けるに値するものであろう．炭疽菌ワクチンに関しては，米国では限定的に民間人への接種も行われている．

　上述軍事目的以外にも，個々人が定期接種や一般的に流通しているワクチン，渡航時に接種候補になる海外製のワクチンなどがある．ワクチンを受ける立場にある個人が接種することにより，感染・発症，持ち帰りで他人に伝播することを防ぐことができる．また，ワクチン接種が有効でない，あるいは生ワクチンを受けられない集団である免疫不全者や，接種該当年齢に達していない乳幼児を，周囲がワクチンを受けることによって護る cocooning という行為がある．

　とかく，日本ではワクチン接種は個人を護るという認識であるが，接種した個人の集合体は，コミュニティーにおける VPD 拡大の阻止につながるだけでなく，さらに大きな集団である社会を護ることになる．個人個人は国家の宝であるとともに，その大多数がワクチンを受け接種率が上がることにより一部のワクチンでは herd-immunity が確立する[12]．確立する接種率まで上がらなくても，国民1人1人が国力であるため「自分だけを護る」という意識ではなく「自分が受けることは社会にも役立つ」という高い意識をもっていただきたい．また，後遺症を残す疾病罹患は，その本人が幼少期にいじめに遭う可能性を生み，社会人としての活躍の場が制限されてしまうことが懸念される．国家としても，大切な社会人の多様性を失うことになる．このような意味で，個々人の選択の自由はせばまるかもしれないが，国家の存続のためには宗教的または個人の主観での接種拒否[12]は国が慎重に対応しなければならない．

　インフルエンザワクチンは予想株の当たり外れや，皮下接種が筋肉内注射よりも免疫効果等が劣ることなどから，日本と欧米でのデータの差が生じていると考えられる[13,14]．たかがインフルエンザとはいえ，学級閉鎖，出勤停止は日本国にとって大きな打撃である．前述のカリフォルニア州の巨大娯楽施設での麻疹大流行以前にも麻疹ワクチン未接種者がほとんどを占めた1989-1991年の米国麻疹大流行では医療費だけで1億ドルもの経済損失が出たと報告されている[12,15]．

　個人の防衛から社会の防衛に至ると，国家・文化・文明の発展に寄与することになり，これはワクチンのみならず，渡航医学・国際保健・国際協力の目指すところでもある．

⑥ まずは医療従事者から

　このように医療従事者において疾病の予防は，医療従事者自身の自己防衛だけでなく社会防衛にも関わる．そのため積極的に感染症予防を行う必要がある．

　今後，海外から日本へのインバウンド渡航者が増え，開業医や市中病院へ渡航者が風邪や怪我などの軽症例で受診するという機会が増えるかもしれない．そのインバウンド渡航者が感染症の不顕性感染や潜伏期間中，もしくは重症感染症の初期症状である場合も考えられる．そのため，全ての医療従事者には様々な感染予防と知識が必要である．雇用側・管理者は上述各ワクチンの最低限の接種機会を与え，国内ではまれな疾病・感染症の勉強会を積極的に行うこと

がのぞまれる．

［近　利雄］

1) Dubé E et al：Mapping vaccine hesitancy—Country-specific characteristics of a global phenomenon. Vaccine. 2014；32（49）：6649-54.
2) Halsey NA et al：Measles at Disneyland, a Problem for All Ages. Ann Intern Med. 2015；162（9）：655-6.
3) アメリカ合衆国カリフォルニア州法 Bill SB 277
   http://www.leginfo.ca.gov/pub/15-16/bill/sen/sb_0251-0300/sb_277_bill_20150630_chaptered.html
4) アメリカ合衆国カリフォルニア州法 Bill SB 792
   https://leginfo.legislature.ca.gov/faces/billNavClient.xhtml?bill_id=201520160SB792
5) Korea Centers for Disease Control and Prevention：Middle East Respiratory Syndrome Coronavirus Outbreak in the Republic of Korea, 2015. Osong Public Health Res Perspect. 2015；6（4）：269-78.
6) The Lancet Infectious Diseases：As cholera returns to Haiti, blame is unhelpful. Lancet Infect Dis. 2010；10（12）：813.
7) Piarroux R et al：Cholera and blame in Haiti. Lancet Infect Dis. 2015；15（12）：1380-1
8) Llanes R et al：Did the cholera epidemic in Haiti really start in the Artibonite Department? J Infect Dev Ctries. 2013；7（10）：753-5.
9) Katz JM：U.N. Admits role in cholera epidemic in Haiti. The New York Times. 17 AUG 2016.
10) 池田俊也ほか：わが国における障害調整生存年（DALY）−簡便法による推計の試み．医療と社会．1998；8（3）：83-99.
11) Sassi F：Calculating QALYs, comparing QALY and DALY calculations. Health Policy Plan. 2006；21（5）：402-8.
12) Ciolli A：Mandatory School Vaccinations：The Role of Tort Law. Yale J Biol Med. 2008；81（3）：129-37.
13) Lu PJ et al：Surveillance of Influenza Vaccination Coverage−United States, 2007-08 Through 2011-12 Influenza Seasons. MMWR. 2013；62（ss04）：1-29.
14) 延原弘章ほか：わが国におけるインフルエンザワクチン接種率の推計．日公衛誌．2014；61（7）：354-9.
15) Henderson DA et al：The Measles Epidemic：The Problems, Barriers, and Recommendations. JAMA. 1991；266（11）：1547-52.

D 開発が望まれるワクチン

　2015年12月，世界初となるデングワクチン（Dengvaxia®）がメキシコにて認可された．デングワクチンの開発には莫大な費用と20年という長年月がかかっており，大変な困難を乗り越えてきた賜物である．このワクチン上市により，毎年数億人におよぶ感染者を出しているデングコントロールに向けて大いに期待されるところである．

　マラリアワクチンについては，例えば生後5〜17か月の乳幼児に対してマラリア発症を27％抑制したという臨床治験が報告されているものの，実用化承認までにはまださらなる道程が残されている．マラリアによるヒトへの甚大な影響については5-Bを参照していただきたい．マラリアによる犠牲者の大多数はサハラ砂漠以南のアフリカに住む5歳未満の子どもたちで，毎年数十万人の命が失われている．しかしながら，マラリアワクチンが実用化されることによって，相当数の人命が救われることが期待され，保健医療界で切望されている．さらに，外交カードとしての有用性や経済効果なども指摘されている．人間の健康を守るという視点から考えると，疾病をいかに予防するかが重要な鍵であり，その役割の1つを担うのがワクチンである．本項ではワクチンの有効性が期待できる疾患について記述する．

① 住血吸虫症

　マラリアと並んで重要な熱帯感染症で，2〜3億人の感染者がいると推計されている．ヒトに感染する主な種はアジア圏では日本住血吸虫 *Schistosoma japonicum*，メコン住血吸虫 *S. mokongi*，アフリカ圏ではマンソン住血吸虫 *S. mansoni*，ビルハルツ住血吸虫 *S. haemato-*

bium，インターカラーツム住血吸虫 *S. intercalatum*，南米ではマンソン住血吸虫が分布している．マラリアのように急性期の経過を辿って致死的となる疾患ではないが，10年以上という長期間の慢性的感染により肝硬変や膀胱がんなどの重篤な病態へと至る可能性のある感染症であり，徐々にではあるが確実にADLやQOLを低下させていく要因となる．日本でも日本住血吸虫症が流行した時代があり，ADLやQOLを極端に低下させることを示すエピソードが残っている．住血吸虫症に罹患し腹水貯留して腹部膨隆となった人をして「水腫脹満　茶碗のかけら」と呼ぶ人もいたという[1]．つまり，水腫脹満（日本住血吸虫症）に罹患した者は茶碗のかけらと同じで，何の役にも立ちゃしない，と言っているのである．"顧みられない熱帯病 neglected tropical diseases"の1つに分類されるが，本症が流行している地域の住民にとって生活の要となる淡水域との接触が重要な感染経路となっているため，流行地域で生活している以上は常に感染のリスクと共存しているという現実がある．したがって，感染コントロールが極めて困難な感染症という側面を有しているため，ワクチンでのコントロールに期待がもてる．

② HIV 感染症

サハラ砂漠以南のアフリカでは，特に小児の新規HIV感染者数が50％以上減少したのをはじめとして，新規感染者数は減少傾向を示している．一方，日本においては増加傾向となっている．感染経路としては性的接触が83.9％と最多（2012年）であり，静注薬物使用による感染は1％未満と諸外国と比較して少ないという特徴がある[2]．HIVに感染後，いかにして発症を防ぐかが重要であり，その意味での治療ワクチンの開発が進められている．HIVの変異が非常に多様性を示すため，種々のタイプのワクチン開発が試みられており，複数の臨床試験が行われているものの，今のところ有効性が確立できそうな見込みのあるものはまだなさそうである．

〔三島伸介〕

1）小林照幸：死の貝．文藝春秋，1998．
2）矢崎博久：HIV/AIDS．臨床と微生物．2014；41（1）：79-83．

E 予防内服

VPDについてはワクチンを受けておくことが最も手っ取り早い予防法である．それ以外でも，一部の疾患（非感染症を含む）では薬の予防内服の効果が認められており，トラベルクリニックで処方されることも多い．しかし，不適切な使用や乱用，耐性菌などを考慮しない処方などが懸念されるため（特に曝露前の）予防内服は慎重でありたい．予防接種・予防内服よりも知識と実践による健康管理が何よりの防衛策である．

① 代表的な予防内服の対象疾患

表7-E-1に示すように，感染症と非感染症に大別される．前者ではインフルエンザが一般に

表7-E-1 主な予防内服の対象疾患

感染症	曝露前	マラリア，渡航者下痢症，レプトスピラ症，アデノウイルス
	曝露後	創感染，Bウイルス，インフルエンザ，髄膜炎菌，結核，ペスト，炭疽菌，HIV
非感染症	軽症	乗物酔い（動揺病），時差症候群
	軽～重症	高山病，深部静脈血栓症

広く認知されているが，トラベルクリニックにおいてはマラリアが最も重要である．後者では乗物酔いが身近な疾患だが，トラベルクリニックにおいては高山病が重視されることが多い．

② 感染症

感染症の予防内服は曝露前予防と曝露後予防の2つに分かれる．前者では感染リスクのある期間（および潜伏期間）を通じて内服を継続する．後者では実際に感染した，またはその可能性があった場合に発症を抑える目的で迅速に内服を開始する．

1）曝露前予防

マラリア

マラリア予防薬の詳細については5-Bと表7-E-2，図7-E-1を参照されたい．

なお，熱帯熱マラリアの潜伏期間は通常7日以上であることから，1週間未満の渡航の場合は発症が帰国後になる．よって，帰国後なら日本で診療が受けられるため予防内服は不要という考え方もある．しかしながら，実際には日本では首都圏などごく一部の都市部を除くと，マラリアの診療に長けた医療機関はかなり限定される．地方でも大学病院などを中心にマラリア診療可能な機関は散在するものの，例えば専門医が学会等で揃って不在である可能性もある．土日などはその可能性がさらに高まるが，病は曜日を選んではくれない．熱帯熱マラリアは時に急激な経過で死に到る病であるため，1週間未満の渡航でもハイリスクな場合は予防内服を考慮すべきという考え方もあってよいと思われる．もちろん予防内服の効果は100％ではないため，防蚊対策の併用は必須である（5-A，B参照）．

渡航者下痢症 Travelers' Diarrhoea（TD）

TDの大半が細菌感染に由来するため，抗菌薬の予防内服（およびスタンバイ治療）が有効である．ニューキノロン系抗菌薬（シプロフロキサシンやレボフロキサシンなど）やアンサマイシン系抗菌薬（Rifaxim）およびマクロライド系抗菌薬（アジスロマイシン）の効果が確認されており，時に使用されることがあるが，耐性菌には注意したい．耐性菌を勘案するため健常な渡航者に対するTDの予防を目的とした抗菌薬の使用は一般に推奨されていない．ただしプロトンポンプ阻害薬（PPI）使用者や胃切除後患者（12-A参照），その他の基礎疾患などによりTD症状に耐えることが困難な者，乳幼児等はTDのハイリスク者と考えられており，状況に応じて抗菌薬の使用を考慮する．腸管毒素原性大腸菌に対しては経口ワクチンWC/rBS（死菌全菌体＋コレラ毒素Bサブユニット）が有効である．

海外で止痢薬・収斂薬として市販されている次サリチル酸ビスマス製剤はTDのリスクを半

表 7-E-2 主なマラリア予防薬の一覧

一般名	メフロキン	ドキシサイクリン*	アトバコン・プログアニル合剤
主な商品名	メファキン(Mephaquin)®, Lariam®	ビブラマイシン（Vibramycin)®	マラロン(Malarone)®, Malanil®
飲み方（成人）	1週間に1回1錠（メファキン®なら275 mg）空腹時を避けて内服 流行地到着の1〜3週前から 流行地を離れて4週後まで	1日1回1錠（100 mg）食後，または食事とともに内服 流行地到着の1〜2日前から 流行地を離れて28日後まで	1日1回1錠（アトバコン250 mg/プログアニル100 mg）食後，または食事やミルクとともに内服 流行地到着の1〜2日前から 流行地を離れて7日後まで
主な副作用	嘔気，嘔吐，頭痛，めまい，不眠，抑うつ等（特に飲み始めの頃や治療で使う場合に多い）	嘔気，嘔吐，日光過敏，膣カンジダ等（さほど問題にならないことが多い）	腹痛，嘔気，嘔吐，頭痛等（いずれも頻度はまれ）
併用注意	心疾患治療薬，経口生腸チフスワクチン，危険ドラッグおよび大量のアルコール	Fe, Ca, Mg, Al 等を含む薬や食品(1時間以上あけて摂取すべき)，バルビツール酸系薬，フェニトイン，カルバマゼピン，抗凝固薬，ビタミンA	他のプログアニル含有薬，テトラサイクリン系抗菌薬，リファンピシン，リファブチン，メトクロプラミド，ワルファリン
長所	使用実績が豊富．血中半減期が長く，週に1回の服用で済む．妊娠中期以降の妊婦にも使える（日本の添付文書では禁忌）	安価．渡航直前でも間に合う．抗菌薬なので，他の感染症の予防効果も期待できる（特に各種スピロヘータやリケッチア感染症）	渡航直前でも間に合う．帰国後もほかより短期間の服用でよい．副作用の心配が少ない．耐性が少ない．治療薬としても使いやすい
短所	精神疾患，てんかんの既往がある人には使えない．心疾患がある人には慎重投与．出発が迫っている人には使いにくい．週1回は忘れやすい．特にインドシナ半島諸国の国境付近では耐性が深刻化している	妊婦，授乳婦，8歳未満の小児には使えない．毎日飲むのが煩わしい．帰国後も長く飲み続ける必要がある．薬剤耐性細菌の蔓延を助長する恐れがある．マラリア予防薬としては日本では未承認	重度の腎機能障害がある人，妊婦，授乳婦（子が体重5 kg未満），体重5 kg未満の乳児には使えない．毎日飲むのが煩わしい．高価（ゆえに長期の渡航には不向き）
備考	スタンバイ治療薬として用いることもできる（ただし予防の場合の数十倍の血中濃度になるため副作用の出現率も高まる）	抗菌薬として感染症治療に用いられているが，渡航者下痢症に対する効果は期待できない 経口生腸チフスワクチンを使う場合は本剤内服後24時間以上経ってから	最新の抗マラリア薬．スタンバイ治療薬として用いることもできる

＊日本ではマラリア予防薬として未承認

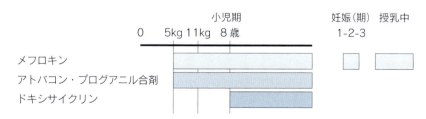

図 7-E-1 クロロキン耐性マラリア地域への渡航における各マラリア予防薬の適用

減できる[1].

　抗菌薬や止痢薬・収斂薬に比べ身近で，日本でも頻用されるものとして整腸薬（活性生菌製剤）がある．これはいわゆるプロバイオティクスと呼ばれるもので，腸内細菌叢のバランスを改善する目的で TD 予防にもしばしば使用されるがコンセンサスは現時点では明瞭ではない．

レプトスピラ症

　本疾患も予防内服の効果が認められている感染症の 1 つであり，短期的かつハイリスクな活動（主に，淡水への曝露を伴う野外活動）を行う者は渡航者でなくてもその使用が考慮される．曝露期間を通してドキシサイクリン 200 mg を週 1 回内服する方法が一般的である．同剤をマラリア予防目的で内服している場合は，その用法容量で十分にレプトスピラ症（やマダニ等に媒介されるリケッチア感染症など）の予防効果も期待できる．ジャングル等でハードな活動を行う渡航者には推奨される選択肢である．ただしドキシサイクリンも抗菌薬ゆえ薬剤耐性菌の蔓延を助長するのはできる限り避けたいため，医療者は「安価なうえにいろいろ防げるからとりあえずドキシサイクリンを勧める」という安易な態度は慎むべきであろう．積極的処方を考えるが，一般的に予防内服は賢明ではない．なおドキシサイクリンは TD の主な原因菌となる細菌への有効性は十分ではないため，TD 予防の効果は期待できない．

アデノウイルス感染症

　アデノウイルス adenovirus は急性呼吸器疾患 acute respiratory disease（ARD）のほか様々な病態を引き起こす．感染力が強いため特に集団生活を送る小児や若者の間でしばしば流行し，重症化することも珍しくない．4 型アデノウイルス（Ad4）および 7 型アデノウイルス（Ad7）に対しては錠剤型の経口生ワクチンが実用化されており，米国では軍の新兵が入隊時に接種するワクチンの 1 つとして知られている．

その他

　あまり一般的ではないものの，リンパ系糸状虫症やロア糸状虫症の高度流行地域に長期間滞在する場合，週に 1 回のジエチルカルバマジン 300 mg の内服が勧められることがある．

2）曝露後予防

創部感染（B ウイルス含む）

　外傷時の創部感染予防の基本は創の洗浄であるが，細菌感染を合併するリスクが高いと判断される場合には抗菌薬の予防内服が行われることがある．この場合，嫌気性細菌もカバーできる抗菌薬（アモキシシリン・クラブラン酸カリウム配合薬など）が望ましい．加えて，受傷状況に応じて破傷風や狂犬病のワクチン（やグロブリン）接種も考慮される．サル咬傷の場合には B ウイルスに対する曝露後予防内服として抗ヘルペスウイルス薬（通常バラシクロビル 3,000 mg 分 3 を 14 日間）が投与されることもある．

インフルエンザ

　2009 年の H1N1 パンデミックのように，新型インフルエンザが発生した時に赴任先での混乱を最小限に留めたいという考えに基づき，海外赴任者と帯同家族に抗インフルエンザ薬（治療目的または予防目的）の携行を推奨している企業もある．これについては専門家の間でも賛否両論あるが，トラベルクリニックに従事する医療者は，時にそのような相談や依頼があることを普段から念頭に置いておくべきである．

その他

　感染力が強いものや発症すると重篤な感染症については，状況に応じて曝露後予防内服が考慮される．内服薬ではなく免疫グロブリンや予防接種などの注射薬を使用するものもあるが，経口薬だけで対応するものもあり，後者としては髄膜炎菌，結核，ペスト，炭疽菌，HIVなどが一般的である．それぞれの方法については感染症の専門書を参照されたい．ただし，生物テロと思われる場合には病原体がカスタマイズされており一般感染症治療では発症予防・治療できない可能性も想定する（9-D参照）．

③ 非感染症

　非感染症で予防内服の対象となる疾患は，同じ条件の下でもその罹りやすさや症状にかなりの個人差がある．ここでは便宜上，軽症のものと軽〜重症のものに大別して述べる．

1）軽　症

乗物酔い（動揺病）

　全く酔わない人もいれば，乗物に乗りこんだ途端に（動く前から）気分が悪くなる人もいる．後者に該当するような人にとって，乗物酔いは渡航自体をあきらめる原因にもなる非常に重大な健康問題である．いわゆる酔い止め薬はトラベルメディスン領域で最も身近な予防内服薬であり，様々なものが流通し，OTC薬も多い．

時差症候群

　これも症状の現れ方は人によって差があるが，乗物酔いに比べその差は小さく，誰もが悩まされ得る問題である．時間の経過とともに自然に治るが，症状は主に睡眠リズムの乱れに起因するため，睡眠薬の類を一時的に利用して睡眠をコントロールすることが予防にも治療にも役立つ．ただし航空機内での使用は，後述の深部静脈血栓症のリスクを高めるおそれがあり，推奨されていない．なお，米国などではサプリメントとして市販されているメラトニンが概日リズム（体内時計）をコントロールする目的でしばしば服用される．

2）軽〜重症

高山病

　標高や，高地に達するのに要した時間によっては，誰もがリスクにさらされる．ただし，時間をかけて高度を上げれば発症リスクを抑えることができ，もし発症しても軽症であれば安静もしくは速やかに低地へ移動することで回復が望める．しかしその一方で，場合によっては重篤化し死に至ることもある．予防内服薬としてはアセタゾラミドが頻用され，高地到着の前日から1回125 mgまたは250 mgを12時間ごとに合計3〜4日間内服する方法が一般的である．なお，小児におけるアセタゾラミドの使用は日本では確立されていない．デキサメタゾンも有効で，高地脳浮腫への効果も併せもつ．さらに，高地肺水腫を意識した予防にはニフェジピン，サルメテロール，タダラフィルなどが効果的である．しかし，むやみに薬を使用しながら無理に高度を上げたり高地に留まったりするよりは，症状を感じた時点でそれ以上の高度へ

上がらない，または降りるというのが最も賢明な選択である．さらに，登山者は単なる高地滞在と異なるリスクもあり，予防薬投与などについても登山医学の専門家との慎重な検討が必要とされる（4-F，巻末資料⑤，⑨，⑩参照）．

DVT

渡航の有無にかかわらず発症することがあり，最悪の場合は死に至る．長時間動かずにじっとしていると発症のリスクが上がることから，航空機による長距離移動などではその予防が特に重要視される．同疾患の既往や凝固異常をもつような渡航者には抗凝固薬の使用が考慮される．しかしこれには出血傾向という副作用のリスクもあり，安易に処方されるべきではない．こまめに体（特に下肢）を動かす等の基本的な対策が大切である（表12-D-2，巻末資料④参照）．

〔中谷逸作〕

1) Keystone JS et al：Travel Medicine 3rd ed. p.191, Elsevier Saunders, 2013.
・Brunette GW et al：CDC HEALTH INFORMATION FOR INTERNATIONAL TRAVEL 2016. Oxford University Press, 2016.
・Davis CE：The International Traveler's Guide to Avoiding Infections. The Johns Hopkins University Press, 2012.
・Plotkin SA et al：VACCINES 6th ed. Elsevier Saunders, 2012.

8 途上国・新興国と医療

貧困とは暴力を最も酷く表現した姿である．
マハトマ・ガンディー

A 途上国・新興国への渡航と医療的課題

　日本人がはじめて途上国・新興国で暮らす時，仕事以外で一番気になるのが，子どもの教育と家族の健康であるといわれる．日本では，外来診療や育児書などにおいて，「子どもの健康で何か気になったときは，医師に相談してください」という指導が当たり前のように行われている．ところが，海外では，状況は一変する．熱を出したので小児病院の救急センターを受診したが，重症の患者から優先的に診察されるので，自分の子どもを診察してくれる気配もない．結局，発熱だけで比較的元気だった子どもをそのまま自宅に連れ戻った，といったエピソードには事欠かない．

　海外では，「自分の健康は自分で守る」という気持ちをもって，病気になった場合の対処法をふだんから準備しておくことが重要である．また同時に，海外で暮らす時は，どんなに予防や注意をしていても，病気やケガをするものだという開き直りも必要である．渡航前の準備，海外での生活と健康，日本に帰国後の注意に分けて，考えていきたい．

① 渡航前の準備

　渡航前の健康診断の内容は，基本的に会社での健診あるいは学校健診と同じもので十分である．慢性疾患がある場合は，英文の診断書を発行する．投薬内容は必ず一般名で（商品名ではなく）書くことが重要である（コラム 5 参照）．一般の診断書や予防接種の見本は，ウェブサイトからダウンロードできる．

　携行すべき医薬品や衛生用品は，渡航先での生活が軌道にのるまでは，必要な薬などがどこで手に入るかわからないのが普通なので，当面，必要なものは，日本から持参しておきたい．家庭の常備薬としては，総合感冒薬，鎮咳薬，解熱鎮痛薬，健胃消化薬，下痢止め，緩下薬，駆虫薬，目薬，軟膏・クリームなどがあげられる．衛生用品としては，体温計，絆創膏，ガーゼ，包帯，伸縮包帯，爪きり，耳かき，トゲ抜きなどがあげられる．個人的な経験では，先進国においても，爪きり，耳かき，トゲ抜きなどの衛生用品は，日本製のものは質が高く使いやすかった．また，途上国においては，虫刺され用軟膏，昆虫忌避剤，蚊とり線香や湿布剤などが重宝された．国によっては，ほとんど現地で調達できる場合もあるので，前任者などからの情報を参考にして決めることになる．ただ，携行するかどうか迷った時は，持っていった方がいいと勧めている[1]．

表 8-A-1　途上国で保健医療を受けるための基本的アドバイス

① 首都や大都市では外国人の診療に慣れた医師がいるので，その個人クリニックが比較的利用しやすい
② ミッション系の病院や高級な私立病院を利用することも多い
③ 基本的に公立病院や公的な保健医療サービスは利用しにくい
④ 日本語を話せる医師の診療能力が高いとは限らない
⑤ 重症や緊急時に近隣国あるいは日本へ搬送するルートを調べておく
⑥ 地方に住む場合は，大都市で医療を受けるための移送手段を用意しておく
⑦ 保険に加入する時には，アシスタンスサービス（緊急時の移送や日本語サービスがある）が付いた保険に加入しておいた方がいい

② 海外での健康生活

　海外では，日本と保健医療システムが異なるので，相手国のシステムをよく知り，上手に利用することが求められている．大病院でも個人クリニックでも，患者がかかりたいと思う医療機関を自由に選択でき，同じ治療法なら診療費用は全国的に同一価格であるという日本の保健医療システムは，世界的にみると非常に特殊な方式である．海外での医療機関の選択に関してアドバイスする時は，日本のようなシステムではないことを念頭におく必要がある．個人的には，健康な時に家庭医あるいは主治医を見つけておくことを強調している．先進国では何でも気軽に相談できる自宅近くの家庭医が望ましく，途上国では外国人の診療に慣れた医師が望ましい（表 8-A-1）[2]．

　英語で医師の診察を受ける時には，簡単な英語での経過表を作ってから受診すると，医師との会話が非常にスムーズになる．このような経過表と医師に対する質問表をもって，聞きたいことをどんどん質問するという積極的な姿勢が必要である（表 8-A-2）[2]．

③ 帰国後の注意事項

　帰国後 1 か月以内に生じる発熱や下痢の場合は，渡航した国との関連性を疑う必要がある．日本に帰国後に発症した場合，マラリア，アメーバ赤痢などをはじめとする熱帯感染症の発見が遅くなる傾向がある．

　また，海外で受けられなかった予防接種や検査のことも考慮する必要がある．外国で出生した子どもの多くは，先天性代謝異常症などの検査は受けていないことも忘れてはならない（13-C 参照）．

④ 在日外国人の里帰り

　外国人は，地方自治体においては住民である．外国人住民の増加，国際結婚の増加，外国人を親にもつ子どもが増加し，地方自治体においては，従来以上にグローバルな視点からの保健医療サービスの提供が求められる[1]．

　国際結婚で生まれた日本人小児の里帰りのエピソードを紹介したい．父親が日本人で，日本国籍をもつ 5 歳の子どもが，母親の出身地であるフィリピンの小さな島に里帰りした時のことである．地元のバランガイ・ヘルス・センター（日本の保健所に相当する）を受診したら，そ

表 8-A-2　英語で医者にかかるときの経過表
病院やクリニックを受診する前に，下記のように簡単な経過表を作っておくといい
（日本語でも外国語でも，順序だてて経過を話すことが大切である）

DATE 日付					
FEVER 発熱					
	39℃				
	38℃				
	37℃				
DIARRHOEA 下痢					
COUGH 咳					
VOMITING 嘔吐					
PAIN 痛み					

（筆者作成）

【この表の使い方】
- 発症の日からのおおまかな熱型をグラフにする
- 下痢や咳などがある場合は（＋），ないときは（－），非常に強いときは（＋＋）と記入する
- 上記以外の症状があれば，下の空欄に記入する
- 家族に同様の症状の人がいれば，その人の経過表も作成する
- しくしく痛いか，鈍痛かといった痛みの性状などは気にしないで作成する
- すでに，家庭薬などを飲んだときは，そのことも書いておく

の看護師から，「まだポリオを2回しか接種していないので，3回目を接種しておいてくださいネ」と指導を受けたという．また，韓国で里帰り出産した子どもは，ロタウイルスの初回接種を受け，「続きは日本で受けてください」と言われたが，日本では任意接種で有料であることに驚いていた．

　日本に住む日本人だけを対象に，保健医療システムを構築する時代は終焉を遂げた．人々がグローバル世界を移動しているのである．予防接種1つをとってみても，日本だけが特殊なシステムを維持していくことは不可能である．

⑤ 外国人が参加できるシステムが必要

　各地域における在日外国人の生活上の問題点について最も精通しているのは，「地域に住む外国人」本人である．私の経験でも，日本に住み，日本で子育てした経験のある外国人の方から教えられることは非常に多かった．今後，地域における保健医療の施策について，外国人当事者の視点からみた改善の努力が必要である．文化人類学では，外部者の視点 etic view と内

部者の視点 emic view は峻別されている．残念ながら，日本人の医療者が外国人の医療の改善に個人的に努力しても，外国人の目から見れば限界がある．医療は，地方自治体が提供すべき重要な外国人サービスの1つである．外国人の医療に関して行政を巻き込み，地域に住む外国人に加わってもらい，外国人当事者の視点からみた改善の努力を行うことが求められている．

日本の保健医療の優れた点は堅持しつつ，世界のスタンダードに準拠できる部分は柔軟に対応し，日本に滞在する外国人の保健医療関係者との連携を強化し，「共生」をめざした保健医療が発展することを期待してやまない．

〔中村安秀〕

1) 中村安秀：国際化社会における外来小児科の役割．外来小児科．2009；12（3）：311-22．
2) 中村安秀：海外母子保健マニュアル．母子衛生研究会，2007．

B 国際保健協力の潮流と取り組み

① グローバルヘルスの潮流

2015年9月，国連サミットにおいて「持続可能な開発目標 Sustainable Development Goals（SDGs）」が採択され，グローバル社会は「経済」「社会」「環境」が調和した「普遍的 universal」で「変革的 transformative」な取り組みによって，「誰ひとり取り残さない」ことが求められる新しい時代に入った[1]．保健分野においては，その序文の中で，「身体的及び精神的な健康と福祉の増進並びにすべての人々の寿命の延長のために，我々はユニバーサルヘルスカバレッジ universal health coverage（UHC）と質の高い保健医療へのアクセスを達成」することが目標として掲げられ，女性，子ども，高齢者，障害者，マイノリティなどの社会的脆弱層への保健医療サービスの公正性を確保するための保健システム強化の取り組みが求められている．

このようなグローバルな潮流と並行して日本政府は，2013年に日本国際保健外交戦略を発表し，2015年には「平和と健康のための基本方針」を策定し，公衆衛生危機や災害などの外的要因に強靭な保健システムと社会を構築するために，人間の安全保障の考えに基づき「全ての人が生涯を通じて必要な時に基礎的な保健サービスを負担可能な費用で受けられるUHCの実現」に向けた包摂的な取り組みを行っていくことを発表した[2]．特に，安倍首相自らがランセット誌に2度にわたって寄稿を行い，経済成長を遂げている国においても脆弱な状況に置かれた人々がいることに配慮し，人口構成や疾病構造の変化さらには公衆衛生危機に配慮しつつ，健康格差の増長を未然に防ぐ努力を行うことこそが「人間の安全保障」の理念を具現化する優先課題である，と国際社会に訴えたことは特記すべきことである[3,4]．

このように，グローバルヘルス分野における基本的姿勢として，UHCの達成を目指した保健システム強化が注目されてきた背景としては，経済格差に伴う健康の格差が国際比較においても，また国内の貧困課題としても顕在化してきており，1993年に世界銀行年次報告書[5]で示されたように，「健康への投資が当該国の経済的・社会的発展に重要である」，という主張がSDGs時代にあって責任国家のあり方の議論とともに見直されてきていることがある．先の世界銀行年次報告書（1993年）を主筆したローレンス・サマーズ Lawrence Summers 教授

（元ハーバード大学学長）らは，2013年ランセット誌において，「健康寿命の伸長による経済発展の恩恵を考慮すると，先進国および途上国，国際機関・援助機関・民間セクター・市民社会が一体となって取り組むことで，2035年までには1,000万人の命の救済，健康格差の大幅な是正，さらには途上国の援助体質からの脱却ができると確証する」ことを発表し[6]，SDGsにおけるUHC達成の目標設定に大きく貢献した．

2016年1月，英国オックスファム Oxfam は，「わずか62人の富豪が持つ富は，世界の半分の人口の持つ富に等しい」ことを示し，世界に衝撃を与えた[7]．経済格差の急激な伸長によって，きわめて急激に社会が不安定になってきていることを明らかにした．つまり近代社会における資本主義は，資産の国内蓄積によって世界経済の発展を牽引してきたが，現代社会における資本主義は資本蓄積における抜け道やインフォーマルセクターによる所得の再分配機能の低下，さらには雇用やジェンダーなどの社会的な決定要因によって格差社会を助長し，社会の不安定要素を産み出しているという問題意識を提議している．

保健セクターの開発課題に目を向けると，生活習慣病や悪性新生物（がんなど）や精神疾患などの非感染性疾患 non communicable diseases（NCD）の増加にともなう医療負担の増加，高齢化による生産と負担，女性・少子化による労働と福祉の関係などによる「健康格差」の助長が深刻さを増してきており，医療・就労・生活を包括するグランドデザインが求められている．WHOと世界銀行は，"Tracking Universal Health Coverage" において，経済格差の伸長が話題となる一方で，世界で4億人もの人々が基礎的な保健サービスにアクセスできないばかりか，増大する保健支出による家計負担の増加によって，中間所得層の7％が貧困層（所得が$1.25/日以下）に陥っている（$2.0/日以下にすると17％），つまり本来貧困を削減するための保健サービスの使用によって，保健セクター自身が貧困を産み出している，というジレンマが報告された[8]．

このようにSDGs時代を迎えたグローバルヘルス分野は，従来の保健分野での協力に加えて，貧困，水衛生，環境，教育，労働，ビジネスなどの分野と協調的な支援を行うマルチセクトラルな対応が求められてきている．行き過ぎた格差の拡大は，単に貧困層を増やすだけでなく，信頼やネットワークを通した人々のつながりといったソーシャルキャピタルの低下，さらには外的資金などへの援助への依存を深めることによる汚職や怠慢によるモラリティの低下，最終的には健康格差となって社会の生産性の低下を引き起こしている．保健分野における協力は，社会のあらゆる仕組みとの関係において，貧困，教育，ジェンダー，人権，就労などの社会的な決定要因に注目し，マルチセクトラルな支援を基本とし公正性に配慮した保健システムや社会保障などの制度設計やサービス提供メカニズム，さらには税制改革を含む国内資金の動員を含めた包括的支援を行っていくことが求められる時代になっている．

② 保健システム強化とは

保健システム強化とは，保健医療サービスを人々に提供するための行財政や人材・施設・資機材などの基盤を整備・拡充するための取り組みである．2007年WHOは保健システムの基本的なコンセプトを6つのブロックを使った複合的モデルとして示し[9]，以降このWHOフレームワークを基調とした議論が展開されてきている（図8-B-1）．

このような「保健システム強化」という開発援助の潮流は，2000年以降に打ち出された様々

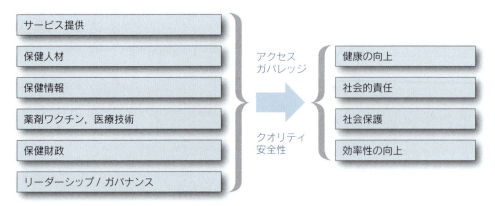

図 8-B-1　WHO の保健システムフレームワーク

(文献 9) p.3 より引用)

な国際資金調達メカニズム（世界エイズ・結核・マラリア対策基金，ワクチンと予防接種のための世界同盟，など）などによる垂直的（バーティカル）な疾病対策プログラムが主流化される過程において，保健人材，保健財政，保健情報，サービス提供，リーダーシップやマネジメント，そして医薬品や技術革新などの横断的（ホリゾンタル）な機能が包括的に強化されることが，サービスの継続性や自立発展性のためにも重要であることに注目したアプローチである.

加えて，人々が疾病に罹る原因としての，貧困，教育水準，住環境，水と衛生，差別，ジェンダーなどの様々な社会的決定要因に対処することが重要であり，様々な社会的・経済的・文化的な要因の関係性に注目する「システム思考」に基づくマルチセクトラルな対策が解決の鍵となる．つまり，1978年のアルマ・アタ宣言を受けたプライマリヘルスケア政策[10]による基本的な保健医療サービスへのアクセスの確保や予防健康増進活動に加え，医療費負担による家計破綻の防止や質の高いサービス提供を通じた UHC を実現するためにも，このような保健システムの強化という包括的アプローチの重要性が増している．

一方で，保健システム強化にはパッケージと呼べるような単一の処方箋はなく，保健システムのパフォーマンスを向上するということは一連の過程であり，その過程はそれぞれの国の歴史的背景，社会的・文化的な価値観，政治指導体制，行政システムなどを考慮した最適化のプロセスである．そのために，垂直的プログラムアプローチと比較して投入と結果の関係を可視化することが難しく，多くの誤解を得てきたことも事実である．しかしながら，SDGs 時代になり今後増大が予想される非感染性疾患などの対策を推し進めるにあたり，特に保健財政や人材育成，情報システムの構築，医薬品の調達やロジスティックなど包括的な保健システム強化がますます重要となってきていることも事実である．さらに，被援助国の国家保健計画に沿った中長期的協力の推進と援助協調の促進によって，援助調整にかかる機会費用を減らし，途上国自身の主体性を高めて自立発展を育てる戦略が求められ，UHC 達成を目指した保健システム強化の取り組みは，今後のグローバルヘルス分野における主流となってきている．

保健システム強化の事例

ケニア ニャンザ州保健マネジメント強化プロジェクト（2009年7月～2013年6月まで）
1990～2000年代にかけて保健サービス指標や健康指標の悪化が見られたケニアにおいては，包括的な保健システムの再構築が課題となっていた．特に国内の地域間格差が大きいことから，地方の保健行政能力の強化が急務であり，高いHIV有病率，高い子どもの死亡率など，ケニア国内においても最も保健課題の大きいニャンザ州を対象に，国際協力機構は技術協力プロジェクトを通して保健行政のマネジメント強化を支援した．プロジェクトではケニア国内の大学や他の開発援助機関とも共同し，リーダーシップ，チームビルディング，コーチング・メンタリング，リソース管理など12のモジュールからなる保健システムマネジメント研修プログラムを開発．パイロット県から段階的に拡大し，ニャンザ州保健行政チームおよび州内36県保健行政チームの全てに研修を行った．また，研修成果を実際の活動で活かすためにヘルスプロモーション活動や保健サービス提供施設に対するスーパービジョン等の強化にも取り組んだ．結果，ニャンザ州全体では2008～2011年にかけて専門職の介助による出産の割合が28％から49％へと上昇したのに比し，プロジェクトがパイロットとして重点的に支援を行ったキスム・ウェスト県では27％から64％へ，シアヤ県では28％から57％へと顕著な伸びが見られた．プロジェクトによる協力成果はケニア政府に高く評価され，新憲法で設立されたカウンティの保健行政チームの能力強化に活用されている．

③ 異文化との遭遇―医療人類学的な視点―

私たちが旅先で「四十肩が痛い」と訴えても，外国では「それは筋肉痛なのか，脱臼なのか？」となかなか理解されない．つまり，先に述べた健康における社会的決定要因の1つとして，文化や社会のあり方が健康に影響すること，つまり「病気は文化である」という側面がある．ある特定の地域だけにみられる病気や障害を，その地域の生態系や社会環境の特徴から理解し，発生の原因や解決策を模索するアプローチとして，医療人類学という分野がある．個人や集団の病気や苦しみの意味づけ，対処の仕方を，その個人や集団が共有する信念や世界観に照らして読み解こうとする医療人類学は，1960年代後半から70年代前半にかけて，北米の研究者を中心に徐々に成長，確立した分野であるが，類似の研究は，医史学や民族医学などにおいて，ほぼ全世界的に1930年代頃には研究が始まっていた[11]．医療人類学を学ぶことで，人間の身体や健康，病気や障害についても様々なとらえ方があることがわかり，また多様性だけではなく，人間に共通する普遍性もあるのだと知ることも可能である．また，最近では，医学・看護・福祉を専門とする人たちも関心を示し，医療人類学はこれらの領域と人類学をつなぐ学際領域として発展してきている．

特に，グローバルスタンダードの医療が，経済的に発展しえた地域における西洋医学の標準化であるとするなら，アフリカという特殊な社会・経済構造における地域医療の西洋化はまだまだ途上である．しかし「医療は文化である」という言説に端的に表現されるように，それぞれの地域に暮らす人々によって文化的，宗教的にとらえられる疾病の概念があり，その要求に呼応して発展してきた各地の医療システムがある．このことを無視しては，異なる社会・文化構造における真実の医療の姿は語りえない．

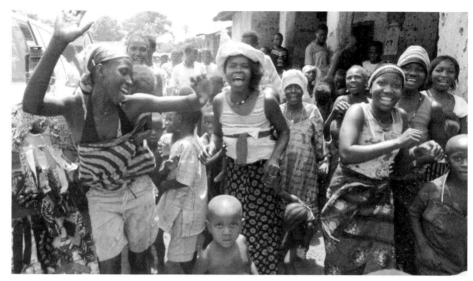

(撮影：杉下智彦　シエラレオネ 2006 年　写真は本文とは関係ありません)

　生命の尊厳に対する敬愛と病や死に対する畏怖の感情は，世界のどの地域に行っても全く同じである．そこには病に苦しむ人々の姿があり，疾病に真摯に対応する医療従事者たちの姿，患者を支える家族や友人たちの姿がある．このようにグローバルな視点からの医療とは，「生命の原点」に対峙してきた医学・医療の発展という意味で標準的なものであり，地域の違いを超えた普遍性があると思われる．そして文化的・社会的な多様性を包括しながら民衆によって長い年月をかけ育くみ慈しんできたものこそが，その地域における真の医療の姿である．

医療人類学的視点の例

　タンザニア共和国モロゴロ州キロンベロ県キベレゲ村に，1 人の伝統医師によって建設された大規模な診療施設（コンパウンド）がある．施設長であり伝統医であるマングク氏は，地元の大学で経営学を修めた後，県職員として長く行政に携わっていた．しかし 1997 年に有名な呪術師である祖母が他界したことを契機に，街からこの山村に移り住み，300 ヘクタールの土地に私財を投資して，大規模な診療施設を建設してきた．現在 60 人を収容できる入院施設は質素な茅葺ではあるが完全個室であり，患者さんの満足度によって任意に支払われる診療費の急激な増加によって，さらに病床を拡張する予定であるという．現在では外来患者は平均 50 人/日，入院患者は常に満床状態であり，薬草を中心とした伝統治療が施されるとともに，精霊信仰に基づいた精神療法や園芸療法などの独自な診療を行っている．特に入院時に行う通過儀礼は日本の禊に似ており，精霊が住むという場所で精霊に祈るその儀式は伝統的なもののように思われたが，実はマングク氏自身が考案したものであるという．入院患者の半数はエイズ末期疾患，残りが精神疾患で占められ，その多くが政府系の病院を追い出された経緯があった．つまりエイズ疾患や精神疾患という，現代医学の限界により既存の診療システムの網の目をすり抜け，さらにコミュニティでの行き場をも失ってしまった者たちが，薬草による優れた対症効果，家族の付き添いのもとで得られる安心感，そして生命の伝統的価値観を「新しい伝統」

の中で確認するために辿り着いた，終着点としての医療の姿がここにある．そして何よりも重要なことは，現代医療を提供する政府系診療システムの欠陥に対して，コミュニティから発せられる要請を1人の伝統医が自発的に昇華し，1つのビジネスとして起業的に補完医療システムを発展させている点であり，グローカルな視点から見つめたアフリカの医療システムの能動性と柔軟性を確認することができる[12]．

〔杉下智彦〕

1) http://www.unic.or.jp/activities/economic_social_development/sustainable_development/2030agenda/
2) 外務省：平和と健康のための基本方針の決定　http://www.mofa.go.jp/mofaj/ic/ghp/page22_002274.html
3) Shinzo Abe：Japan's strategy for global health diplomacy：why it matters. Lancet. 2013；382（9896）：915-6.
4) Shinzo Abe：Japan's vision for a peaceful and healthier world. Lancet. 2015；386（10011）：2367-9.
5) The World Bank：World Development Report 1993：Investing in Health, World Bank, 1993.
6) Summers LH et al：Global health 2035：a world converging within a generation. Lancet. 2013；382（9908）：1898-955.
7) Summers LH：An Economy for the 1%, Oxfam, 210 Oxfam Briefing Paper, Jan. 2016.
8) The World Bank：Tracking Universal Health Coverage, First Global Monitoring Report. WHO, World Bank, 2015.
9) Everybody's Business, Strengthening Health Systems to Improve Health Outcomes, World Health Organization, 2007.
10) Declaration of Alma-Ata, International Conference on Primary Health Care, Alma-Ata, September 1978.
11) 池田光穂，ほか編：医療人類学のレッスン．学陽書房，2007.
12) 杉下智彦：東アフリカの地域医療から学ぶこと．治療．2005；87（1）：186-91.

C Neglected tropical diseases と neglected zoonotic diseases

① Neglected Tropical Diseases（NTD）

NTDは日本語で"顧みられない熱帯病"と訳される疾患群のことで，WHOは18疾患（表8-C-1）の制圧に向けて取り組みを進めている．いずれも熱帯および亜熱帯を中心に蔓延している感染症で，149の国と地域で10億人以上もの人々が感染していると推計され，途上国の発展を妨げる大きな障壁となっている[1,2]．

地球の歴史の中でNTDの多くは「人類の時代 Anthropocene」に急増・拡散しているともいえる．人類の時代には農耕・森林伐採・産業革命・人口急増など，めまぐるしい変遷を地球におよぼしてきた（図8-C-1）[3]．その視点からNTDを考える必要もある．NTDの最大の問題点は，その多くが世界の最も裕福な20か国のなかの貧困層で起こっており（図8-C-2）[4]，その他のNTDも多くは貧困と関連していることである．

そのため，治療や予防の方法があってもそれを十分に享受できていない．また，新たに治療薬やワクチンを開発しても製薬業界はそれに見合う利益の回収を期待できないため，研究開発が進まず，欠点の多い古くからの薬が現役で使われ続けていたりする．逆に言えば，資金が確保されれば開発は進む．よってNTD制圧に向けた取り組みの中では，各国政府と援助団体と製薬業界の協力が大きな柱となっている．

NTDには臨床的に慢性の経過をたどるものも多く，障害や外見の変形，それによる偏見や差別までをも引き起こす．その結果，働くことも制限され，貧困の悪循環を生む．NTDの制圧はその悪循環を断ち切るものとしても期待されている．

各疾患の蔓延地域はかなり重複しており，しばしば1人の人が複数のNTDに混合感染している．また，1つのNTDに対する治療薬が他のNTDにも有効であったり，1つの介入策が複数のNTDに有効であったりする．このため，NTD対策は各疾患に個別に焦点を当てるより，

表 8-C-1　Neglected Tropical Diseases

原因微生物		疾患	主な流行地
寄生虫	蠕虫	メジナ虫症 Dracunculiasis	サハラ以南アフリカ
		包虫症 Echinococcosis	世界各地
		食物媒介吸虫症 Foodborne trematodiases	世界各地
		リンパ系フィラリア症 Lymphatic filariasis	サハラ以南アフリカ，東・南アジア，太平洋諸島
		オンコセルカ症 Onchocerciasis	サハラ以南アフリカ，中南米
		土壌伝播蠕虫症 Soil-transmitted helminthiases	熱帯・亜熱帯地域全般
		条虫症/嚢虫症 Taeniasis/Cysticercosis	熱帯・亜熱帯地域全般
		住血吸虫症 Schistosomiasis	サハラ以南アフリカ，中南米，アジア
	原虫	シャーガス病 Chagas disease	アメリカ大陸（特に中南米）
		アフリカ睡眠病 Human African trypanosomiasis	サハラ以南アフリカ
		リーシュマニア症 Leishmaniasis	サハラ以南アフリカ，中南米，中近東，西・南アジア
真菌または細菌		菌腫 Mycetoma	熱帯・亜熱帯地域全般
細菌		ブルーリ潰瘍 Buruli ulcer	サハラ以南アフリカ
		トレポネーマ感染症 Endemic treponematoses	アフリカ，アジア，中南米
		ハンセン病 Leprosy	サハラ以南アフリカ，南アジア，中南米
		トラコーマ Trachoma	世界各地（特に中近東およびアフリカ）
ウイルス		デング&チクングニア Dengue and Chikungunya	熱帯・亜熱帯地域全般
		狂犬病 Rabies	世界各地

（色字は Neglected Zoonotic Diseases）

複数疾患をまとめて意識した対策が効率的といえる．表 8-C-2 に WHO が掲げる 5 つの公衆衛生的な介入策を紹介する．

② Neglected Zoonotic Diseases（NZD）

　NTD のうち人畜共通感染症は 7 種類（表 8-C-1 の色字）で，これらは特に NZD と呼ばれる．さらに，炭疽症，ブルセラ症，レプトスピラ症を加えることもある．NZD の制圧には獣医・畜産関係の専門家・専門機関の協力が欠かせない．表 8-C-3 に WHO が進める 6 つのアプローチを簡潔に示す[2]．

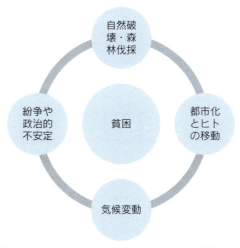

図 8-C-1　人類の時代の出来事で NTD の急増に加担しうる因子
ⓒⓒ BY 4.0　https://creativecommons.org/licenses/by/4.0/

（文献 3）より改変）

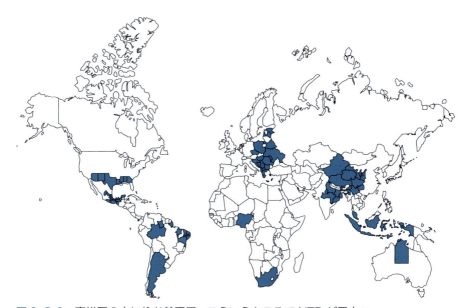

図 8-C-2　富裕国の中に住む貧困層：こういうところで NTD が目立つ
ⓒⓒ BY 4.0　https://creativecommons.org/licenses/by/4.0/

（文献 4）より）

③ NTD および NZD のこれから

　WHO 主導の NTD・NZD 対策は各国で着実に成果を上げているが，その一方で一部の疾患（デング，チクングニア，シャーガス病など）は国際間の人の移動（渡航）に伴い流行地が広がる傾向やその懸念があり，再興感染症あるいは新興感染症として以前にも増す大きな脅威となっている．さらに，例えば台湾における野生動物の狂犬病のように，一度制圧された国での

表 8-C-2　NTD に対し WHO が掲げる 5 つの介入策

介入策	内容
予防的化学療法 Preventive chemotherapy	安価な薬の単回投与が治療に有効な疾患が対象．安全で品質の保証された薬を，蔓延地域の住民に無料で定期的に集団投与する
革新的かつ強化型の疾病マネジメント Innovative and intensified disease management	診断や治療が難しく，しばしば重篤な症状や合併症を引き起こす疾患が対象．効果，安全性，簡便性，コスト面でより優れた診断方法と治療方法の開発を進める
ベクターコントロールと殺虫剤処理 Vector control and pesticide management	媒介動物のある疾患が対象．安全で的確な殺虫剤処理を含む総合的な対策でベクターコントロール（媒介動物防除）を進める
安全な飲用水，基本的な衛生設備，衛生事業および教育 Safe drinking-water, Basic sanitation and hygiene services, and education	ほとんどの NTD に対し直接的または間接的に有効．水・衛生設備（井戸，トイレ，上下水道など）の整備や健康教育を通して衛生状態の向上を優先的に進め，各種疾患の罹患率を持続的に減少させる
人畜共通感染症のマネジメント Zoonotic disease management	人畜共通感染症が対象．獣医学および獣医公衆衛生学の観点から野生動物や家畜，ペットなどに対する介入を行う．それがヒトを感染症から守ることにもつながる

表 8-C-3　NZD に対する 6 つのアプローチ

- 各種介入方法の費用対効果や社会的負担について分析・評価する
- ヒト・動物・生態系の各方面に関係する政府機関や民間組織および財団の横断的な協力を促進する
- 疾患に対するサーベイランス・予防・治療の方法の有効性を実証するエビデンスを収集する
- 費用対効果に優れた統合的な疾病予防・管理・治療方法を導入・強化できるように各国を援助する
- 畜産業と健康の橋渡しを目的に，各国における関連各部門の間での情報共有の仕組みを確立・強化する
- 疾病の予防・制御・体制の強化・研究に対する，エビデンスに基づいた出資の呼びかけを行う

再興が報告された疾患もあり，感染症コントロールの難しさを物語っている．疾患制圧へのハードルは高いが，達成された後それを維持するのもまた容易なことではない．なお，18 疾患には含まれていないが，2014〜2015 年にかけて西アフリカで猛威を振るったエボラウイルス感染症が世界中の人々に大きな混乱と打撃を与えたのは記憶に新しい．今や NTD・NZD は日本を含む先進国にとって対岸の火事ではなく，"顧みないわけにはいかない熱帯病"といえる．

〔中谷逸作〕

1) World Health Organization：Neglected tropical disease. http://www.who.int/neglected_diseases/en/
2) 一盛和世ほか：顧みられない熱帯病（Neglected Tropical Diseases）制圧―第 66 回世界保健総会決議と WHO の取り組み．Journal of International Health. 2013；28（4）：337-47.
3) Hotez PJ：Neglected Tropical Diseases in the Anthropocene：The Cases of Zika, Ebola, and Other Infections. PLoS Negl Trop Dis. 2016；10（4）：e0004648.
4) Hotez PJ（2013）NTDs V.2.0："Blue Marble Health"―Neglected Tropical Disease Control and Elimination in a Shifting Health Policy Landscape. PLOS Neglected Tropical Diseases 7（11）：e2570.

D 感染症と文化・習慣・先進国によるネグレクト

　いわゆる開発途上国における感染症の流行は，そこで暮らす人々の文化や習慣と密接に関係しているという議論がある．これは一面では正しい．感染症が人から人へと感染する場合であれ，そうでない場合であれ，その流行の仕方は人間の生活と多かれ少なかれ関係している．そのため，当該地域の文化や習慣について知ることは，医学的な取り組みとは異なるやり方で状況を改善するために役立つことがある．しかし，文化で全てを説明できると考えることには弊害もある．2014年にギニア，リベリア，シエラレオネで流行したエボラウイルス感染症を例に，開発途上国における感染症と文化の関係をめぐる複雑な状況を解きほぐしていこう．

① エボラウイルス感染症と文化

　2014年3月に発覚したギニア，リベリア，シエラレオネにおけるエボラウイルス感染症の流行は，2016年3月末現在も完全に収束してはいないが，新規感染者数は大幅に減少している．2016年3月27日までに，上記の3か国で，28,646人が感染し，その39.5％にあたる11,323人が亡くなったとされる[1]．

　エボラウイルス感染症の感染拡大はそこで暮らす人々の文化によって助長されているという説明は，日本だけでなく世界中で盛んに報道された．その代表的な例として取り上げられたのが，人々が葬式の際に遺体を素手で水洗いするという習慣があることだった．このような話を聞くと，私たちは，どうしてそんなことをするのかと思いがちである．そしてこの疑問は，すぐに，どうしてそれをやめないのかという疑問にすり替わってしまう．別に遺体を素手で水洗いしなくてもいいのではないか，というのである．

　文化の違いがやっかいなのは，外から見ている者には，特定の習慣の重要性がなかなか分かりにくいところにある．流行範囲が広いので地域ごとに詳細は異なるものの，この地域では，遺体をきれいに洗うことは，死者の冥福に重要な意味をもつと考えられている．これを迷信だと片付けるのは簡単だが，それほど突飛な発想ではないことにも注意しておきたい．普段あまり意識することはないかもしれないが，日本で暮らす私たちも，遺体をできるだけ綺麗な状態で埋葬したいと考えている．何らかの理由で身体がひどく損傷している場合には，「可哀想だな，できれば綺麗な状態で死なせてあげたかったな」と考える人は決して少なくないだろう．いずれにしても，文化は，たとえそれが医学的に問題のあるものだとしても，現実問題として，簡単に変わるものではない．

　とはいえ，文化はまったく変わらないというわけでもない．リベリアやシエラレオネでは，死者が長いこと埋葬されずに道端に放置されていることに抗議するデモが頻発していた．私たちは，このことを，人々の無理解を示すものというよりはむしろ，大多数の人が自分たちの手で死者を埋葬しなくなっていた証拠として，好意的に受け止めるべきである．国境なき医師団などによって指導された医学的に安全な方法で埋葬する専門のチームが組織され，人々に後ろ指を指されながらも各地を移動しながら埋葬を行っていた[2]．文化は不変ではないし，感染症の拡大を食い止める方向に変わることも珍しくはない．

② 人びとの嘘と勘違い

　エボラウイルス感染症の流行が長引いた理由として，感染者が誰と接触したのかを把握することが難しかったことも指摘されている．治療薬もワクチンも存在しない状態で流行をコントロールするためには，感染者を隔離する必要がある．エボラウイルス感染症の場合は，発症してからも1週間程度はそれほど感染力が強くないとされる．エボラ治療センターに運ばれてきた陽性の患者から，発症してから誰と接触したのかを聞くことで，感染している可能性のある者を探し出し，潜伏期間とされる21日間隔離することで，新たな発症者からの感染を防ぐことができる．これが徹底できれば，流行をコントロールし，感染症を排除できる．

　もちろん，これは口で言うほど簡単な作業ではない．隔離する方もされる方も感染の恐怖にさいなまれながら，地道な作業を続けなければならない．そうしているうちにも，どこから感染したのかわからない新たな患者が発見され，その感染源が誰で，その人がほかの誰と接触していたのかを追跡していかなければならない．この作業をさらに困難にしていたのが，治療センターに隔離された患者のほとんどが，自分の住所に関する正確な情報を提供しなかったという事実である[3]．

　なぜ彼らは嘘をついたのか．これには，少し複雑な事情がある．背景には，流行初期から広まっていた噂がある．これは，過去にも起きたことだが，エボラウイルス感染症のような深刻な感染症が急速に拡大する場合，原因と結果が混乱して理解されることがある．つまり，感染症が起きたから医療チームが派遣されたという現象が，医療チームが派遣されたことによって感染症が起きたと理解されるのである．このような理解にとらわれている人々は，たとえ治療を受けている患者であっても，身近な者のもとに医療チームがたどり着くことを嫌がる．医療チームによって病気がもたらされる可能性を，それがたとえわずかなものだったとしても，払拭できないためである．再び，どうしてそのような勘違いが起きるのかと不思議に思う方もあるだろう．しかし多くの場合，この認識は，時系列としては間違っていない．医療チームは感染症よりも「先に」やってくるからである．

　遠くから眺めている私たちは，とかく，「西アフリカ」でエボラウイルス感染症が発生したという大雑把な認識で状況を把握しがちである．しかし，最初から全ての地域で病気が流行しているわけではない．感染地域は徐々に拡大していく．それに対応するように，医療チームは展開する．しかし，病気の存在が人目につきにくいのに対し，病気について聞きまわり，治療施設を設置し，感染者を治療するために移送してくる医療チームは，まだ流行が拡大していない地域においても，非常に目立つ存在である．ただでさえ，多くの「白人」がいっせいに田舎町を訪れることは珍しい．人々が，原因と結果を取り違え，医療チームによって病気がもたらされたと勘違いしたとしても無理のないことである．

　ここで注意を促したいのは，この勘違いは，文化に起因するのではないということである．人々は，全ての病気が医療チームや「白人」によってもたらされたと常に認識するわけではない．勘違いが起きる正当な理由があるのであり，文化の問題というよりはコミュニケーションの問題である．非常事態に際し，なぜ医療チームが派遣されていて何をしようとしているのか，十分な理解が得られれば，感染の拡大をより小規模に抑えることができる可能性がある．もし，感染症の流行拡大は文化のせいなのだと早合点し，コミュニケーションを改善する努力が行われなくなるのだとすれば，そちらの方が危険な勘違いだと言わざるを得ない．

③ 政治経済という視点

このように，感染症の拡大が文化と関連しているという考え方は，必ずしも的外れなものとはいえないが，文化を不変のものとしたり，全てを文化のせいにしたりすることで，医学的ではない方法で状況を改善するための思考と努力の可能性を閉ざしてしまうことがある．もう1つ忘れてはいけないのは，彼らの文化によって感染症が拡大しているという認識が，災禍の原因をすべて「彼ら」のせいにすることで，「私たち」の責任を免責する効果をもっているということである．この点について，ハイチやルワンダで，長期にわたって医療活動を続けてきたハーバード大学のポール・ファーマーは，「構造的暴力」や「慢性病に重なる急性」という言葉を用いて説明している．

「構造的暴力」とは，開発途上国を中心に地球の各地で見られる人々のきわめて悲惨な境遇を個人の問題としてではなく，政治的・経済的に構造化されたものとして，誰かの贅沢や無関心によって弱者に押し付けられ続けている暴力の結果であるという発想である[4]．また，「慢性病に重なる急性」とは，突発的に表れたように見えるアウトブレイクの背後には，それを引き起こしやすくするような慢性的な問題が存在していることを指摘するための表現である[5]．

西アフリカにおけるエボラウイルス感染症の流行について言えば，とりわけリベリアとシエラレオネは，1980年代後半から2000年代前半にかけて，それぞれおよそ10年におよぶ内戦を経験したばかりであり，医師や看護師といった医療従事者の数も圧倒的に少なかった（最新の統計は入手できなかったが，WHOの資料によると，2000年代中ごろには両国ともに，医師は全人口に対して200人に満たず，同様に看護師は2,000人に満たなかったという）．それから10年の後，多少の改善がみられたとしても，エボラウイルス感染症のような病気に対応できる能力を十分に備えていたとは言いがたい．

このような状況は，まさに医療体制が「慢性病」に罹っていたと考えられる状況であり，人々は「構造的な暴力」によって放置されてきた犠牲者であったとも言えよう．もし，もっと早く流行に気づいていたら，もっと早く大規模な支援がなされていれば，そもそも流行前に医療体制の整備を支援できていれば，流行をより小規模に抑えられたかもしれない．感染症の流行に際し，当該地域で暮らす人々の文化の奇抜さに目を奪われる前に，私たちにはやるべきことがある．いまだ「急性」の状況には至っていないものの，現在も医療体制が「慢性病」に罹っている地域は決して少なくない．そこに注目することによってこそ，地球規模での感染症の拡大を防ぎ，渡航中の病気のリスクを減らすことができるのかもしれない．

〔浜田明範〕

1) WHO : Ebola Situation Report-30 March 2016.
2) Nossiter A, Solomon BC : Those Who Serve Ebola Victims Soldier On, New York Times, AUG. 23, 2014.
3) Faye S : What it means to involve and mobilize communities in fighting against Ebola in Guinea Conakry. presented in MAGic 2015, University of Sussex, Sep. 9, 2015.
4) ポール・ファーマー：権力の病理．（豊田英子訳），みすず書房，2012．
5) ポール・ファーマー：復興するハイチ．（岩田健太郎訳），みすず書房，2014．

E 激変する途上国の医療事情

3-Bで前述したとおり，途上国においては富裕層や外国人向け医療機関と一般庶民向け医療

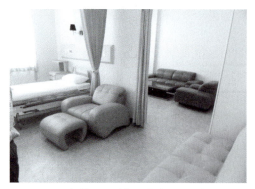 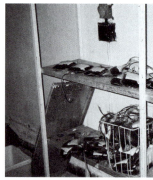

図 8-E-1　富裕層や外国人向け医療の病室
（ミャンマー　Victoria 病院）

図 8-E-2　セネガルの血液庫
血液パックが無造作に積み上げられている

機関の間に，大きな格差が存在し，一等車の医療と二～三等車の医療にたとえられる如くそれぞれが全く別物のように存在している．そしてそのそれぞれが，政治経済的条件の影響を受けて大きく変化する．

① 富裕層および外国人向け医療（一等車の医療）の変化

その国の経済が拡大する過程では富裕層が増加し，あるいは投資拡大により在住外国人数が増加するとともに充実してゆく．

中国の医療機関では特需病棟という，共産党や軍幹部など特権階級専用の病棟があったが，経済発展とともに特権階級でなくとも高額医療費を支払えれば入院できることとなり，実質的に富裕層向け病棟となった．さらに都市部では外資系医療機関の進出が増加して競争状態となっている．

ミャンマーでは 2011 年の民主化により軍事政権が終了して以降，諸外国からの投資ラッシュとなっているが，その流れの中で富裕層や在住外国人向け医療機関の需要が増えるとともに急速に充実してきている．写真はその中の1つ Victoria 病院であるが，リゾートホテルを転用した病室は豪華で快適である（図 8-E-1）．外資系アシスタンス会社との共同事業による外国人専用外来（Leo medicare）が始動し，さらには 2016 年からは日本人医師の常駐も実現している．

タイや韓国など，国策としてメディカルツーリズム受入れに注力する国でも目覚ましく充実してゆく．競争熾烈なこの分野では中東やアジアの富裕層を引き付けるべく，医療レベルの維持や設備の快適さはもちろんのこと，通訳やエスコートサービスも含めてソフト面でもますます充実してきている．

② 一般庶民向け医療（二～三等車の医療）の変化

こちらは基本的に国公立の医療機関なので，その状況は国家財政や先進国からの支援によって左右される．アフリカ諸国の多くでは，内戦やクーデターなど戦乱が多発し医療機関にも多大なダメージを与える（図 8-E-2）（10 章参照）．

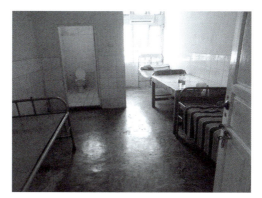

図 8-E-3 Yangon Mental Health Hospital 病室

　逆に，政治的経済的に注目されその国と付き合うことにメリットが生じるとなると，海外からの支援が増えるとともに医療施設の状況も改善する方向に動く．東南アジアの国々では，日本からの技術支援を含めたレベルアップの果実が見られる．2014 年にエボラウイルス感染症に見舞われたギニア，シエラレオネ，リベリアの 3 国は，それまで世界から注目されず得られる支援も限定的で，医療施設は荒廃していた．エボラウイルス感染症の流行で繰り返し惨状が世界に報じられ知られるところとなった今，先進国からの ODA に民間援助も加えて支援が本格化し，今後充実することを期待したい[1]．

③ 拡大する精神科医療の対象

　途上国において精神科医療が対象として扱う範囲は，統合失調症をはじめとする幻覚妄想状態や興奮状態をきたす疾患と薬物依存症のみという国が多く，それ以外の気分障害・摂食障害・不安障害などは放置されることが多い（世界中に報道されるような大規模災害の後には先進国からやって来るボランティア医師によって PTSD などトラウマ関連のケアが行われるということはあるが）．しかしながら，この精神科医療においても，経済発展めざましい国においては，気分障害や不安障害も都市住民の中間層以上から順次，医療の対象となってくる．例えばインドネシアのジャカルタにおいては，近年になって気分障害や不安障害を精神科医療が扱う対象となりつつあるが，地方ではまだ精神病圏内のみが対象となっている．ミャンマーでは，一般受診が可能な精神科専門病院が全国に 2 か所のみ（ヤンゴンとマンダレー．ほかに，一般には開放されず軍関係者と公務員に限定されるが軍病院に 1 か所精神科病棟あり）しかなく，精神科医療の恩恵に浴せるのは地理的にも経済的にもごく一部に限られている（図 8-E-3）．扱う範囲は統合失調症など精神病圏内に限らず，薬物依存症，アルコール依存症，気分障害など拡大しつつあり，精神科医たちが TV 出演して啓発活動を行ったり，公共施設を借りて地域で移動クリニックを開いたりしている．同国の経済発展とともに 5 年後 10 年後様変わりしていることを期待したい．

〔勝田吉彰〕

1) 勝田吉彰：パンデミック症候群〜国境を越える処方箋〜．エネルギーフォーラム，p.151〜156，2015.

9 災害医療

> 他人のために自らを失うほど
> 美しい生き方はない．
> マハトマ・ガンディ

A 感染症のアウトブレイク

① 災害と感染症

　災害によって生ずる健康上の問題は，災害の種類によって違いはあるものの感染症以外にも多岐にわたるのが常である．そして災害の発生した地域・時期，その災害が発生する前のその地域における社会構成やヘルスケアシステムの状況，上下水道・電気・ガス・交通・通信などのインフラストラクチャーの在り方，感染症の流行状況，災害への緊急支援の質量と迅速性などによっても大きく左右される．災害により衛生環境を保つためのインフラストラクチャーや人的資源は損なわれ，緊急の救出や緊急医療を必要とする者は多く，また，急性疾患に対応するのと同様に慢性疾患を患う者には透析をはじめとした必要な治療の継続が，被災した医療機関に入院中であった患者には診療可能な医療機関への搬送が必要となる．それらの被災地における様々な健康上の問題への対応の中の1つとして感染症対策がある．

　地震，津波，台風や竜巻・洪水などの風水害，火山噴火などの災害では多くの命が失われる．家屋が崩れ，道路は寸断され，多数の遺体が同時に目に留まる状況からは感染症の流行を連想させられ，被災者は緊張と不安を募らされることとなる．過去の例を見ても災害後に特異な感染症流行が発生することがあるのは事実であるが，大規模な感染症流行が必発かといえば必ずしもそうとはいえない．例えば2011年の東日本大震災においては，発災直後の破傷風にはじまり，津波肺炎やレジオネラ，避難所でのインフルエンザやノロウイルス，麻疹など様々な感染症が大流行を起こすのではないかと心配されたが，実際には避難所においてインフルエンザ，ノロウイルスの発生例はあったものの例年に比べて爆発的な流行とはいえず，複数の避難所をまたぐようなアウトブレイクもなかった．しかしながら同じ先進国を襲った災害でも2005年にアメリカで発生したハリケーン・カトリーナでは，約28,500人が避難したヒューストンのアストロドーム球場で短期間のうちに1,000人以上のノロウイルスによる感染性胃腸炎患者が発生し，また人食いバクテリアと呼ばれる*Vibrio vulnificus*感染症は4人の死亡を含めた7例にのぼった．

　一方で開発途上国における災害では，災害前からインフラの整備が十分ではないことが多く，特に上下水道の整備がなされておらず，水源として使用されている河川や井戸が災害により汚染されやすいなど，やはり感染症流行のリスクは高い．1998年にインドで発生した洪水では16,000人以上のコレラ患者が発生し，2004年にバングラデシュで発生した洪水でも17,000人以上のコレラ，腸管毒素原性大腸菌（ETEC）感染症が発生，2010年にハイチで発生した地震後にもコレラの大流行が発生している（7-C参照）．ハイチでは地震後の1年間で

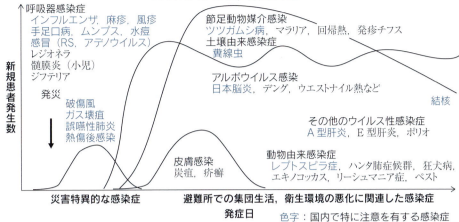

図 9-A-1　災害後に問題となる感染症の時間経過

(防衛医科大学校　加來浩器教授作成)

47万人以上のコレラ患者が発生し，うち25万人が入院，6,600人以上が死亡したと報告されている．ことに，ハイチのコレラ大流行の発端は，ネパールから派遣された国連関連職員が当地に持ち込んだという報告もあり，必ずしも被災地古来のものではなく，人道的支援者が持ち込むことにより蔓延する危険性の教訓となっている．そのため国際協力や災害支援に携わる者の日頃からの予防接種・健康管理とスクリーニングから，現地に出向くあらゆる人員の管理が重要となることは自明だ．

　開発途上国における災害後には衛生動物（4-E 参照）などを介した感染症が流行することも報告されており，1995 年ニカラグア，1996 年ブラジル，1997 年ロシア，1999 年インド，2000 年タイでの洪水後にはレプトスピラの流行が，1991 年コスタリカ，2000 年ドミニカ共和国での洪水後にはマラリアの流行が，1997 年ルーマニア・チェコ共和国での洪水後には西ナイル熱の流行が発生している．1991 年のフィリピンでのピナツボ火山噴火，2000 年のエチオピアでの干ばつでは衛生状態の劣悪な避難所の環境で災害前から予防接種率の低かった麻疹が大流行した．またあまり事前に予測されえなかった感染症が多く発生することもある．2008 年の中国四川大地震ではガス壊疽を合併した外傷患者が 1 万人以上発生した．資材が不足した地域で遺体をほぼ素手で掘り起こそうとしてできた手指の傷が土壌により汚染されたことが原因と考えられている．

　これらの経験からも，当然被災地では感染症への警戒を高めておく必要はある．しかし，1980 年頃以降の報告を見ると災害後に感染症がアウトブレイクしたと言えるほどに流行したのは全体の 1 割もない程度であり，おそらく一般的に考えられているほどにはその可能性は高くない．通常，災害のあとに流行する感染症は，災害の前からその地域で頻発しているものが多い．また，災害そのものの影響が大きい発災直後から衛生状態の悪化や栄養不足，体力などの低下による被災者の密集した避難所内での感染症の流行が危惧される急性期以降まで，時間経過により流行が予測される感染症は異なるものとなる（図 9-A-1）．災害の種類や発生地域

などを鑑みながら，あくまでもその地域での日常的な衛生状況，診療内容の延長として，どのような感染症がその災害でよりリスクを高めるのか，という考え方から入り，まずは平時にその地域に必要とされている感染症対策を災害後にはよりしっかりやる，というところから始めるのがよい．

② 災害時の感染症サーベイランス

　災害時の感染症サーベイランスの主たる目的はアウトブレイクの徴候をいち早く検知し拡大防止を図ることであろう．そのためには疾病（診断名）サーベイランスではなく症候群（症状）サーベイランスを行うことになる．対象となる症状の選定は災害の種類や規模，地域性，季節性，アウトブレイクの可能性，公衆衛生上の重要性などに基づき，想定されるうちの優先順位が高い疾患から選択される．被災地域（避難所）全てを対象とするのが理想だが，それが可能になるまでは代表性があり地理的分布に偏りがなければ特定の被災地域を定点として実施してもよいかもしれない．感染の徴候があっても必ずしもすぐに受診するわけではないことを考えれば，アウトブレイクを早期検知するためには，救護所等の診療実績の解析よりも，可能であれば配食時に健康チェックを実施するなど，直接被災者から情報を得る方が好ましい．実施の際には報告のタイミングや手段が重要だが，早期検知が目的であれば毎日の報告をしてもらう必要がある．手段は電話やメール，紙に記入して届け出てもらう等状況によって決定するが，なるべく簡便なものを選択する．集まったデータの分析は専門家が実施することが望ましい．一旦動き始めたサーベイランスシステムは，目的を果たせているかどうか定期的に評価することが必要で，また必要な情報を抽出して迅速に現場へフィードバックすることが重要である．

③ 災害時の具体的な感染症予防

　災害時には当然のことながら「限られたリソースでどこまでできるか」という発想が大切である．言い換えれば教科書的な正しい感染症予防法に縛られず臨機応変に対応する知恵が求められる．また物資だけではなく人そのものも限られたリソースであることを忘れてはならない．自分自身が適切に栄養を補給し休息をとることを意識しながら，同時に仲間も疲弊しないように気を配ることが重要である．

1）安全な水の確保とトイレの設置

　感染症予防のためにまず重要なのは安全かつ十分な水の確保である．飲料用に必要な水に加え，もし水が潤沢にあれば手洗いなど個人の衛生保持もカバーできる．しかしながら過去の経験からインフラが世界で最も強固とも言える日本ですら災害直後はとても潤沢とまでは言えない水の供給であり，これが開発途上国ともなればさらに困難である．まずは最低限安全な飲料水を確保すること．これができていない場合には最優先課題としてあらゆるルートを通じて水の確保に努める必要がある．時に被災地においては井戸水などが貴重な水源となるが，仮に災害前は飲用に適していたとしても災害の影響で汚染されている可能性がある．比較的容易に入手可能な次亜塩素酸を使用するなど，国際的な基準を満たせるような配慮が必要である．

被災地における適切なトイレの設置と使用は感染症予防の基本となる．特に感染症にかかりやすい上にし尿の処理が適切にできない小児の排泄物には十分な注意を払う必要がある．トイレに問題があれば，下痢症発生予防は困難になり，またトイレを我慢したり水分摂取を控えたりすることによって体調を崩す原因にもなりかねない．十分な数の仮設トイレの設置が必要で，場合によっては野外に溝を掘ってトイレを設置する必要がある．設置の際には雨が降った時に溢れることがないように，利用者の靴が汚染されないようにといった注意が必要である．

2）医療ケア

災害の種類にもよるが，被災直後はまず外傷患者ケアがメインとなることが多い．感染症予防の観点からは外傷患者に対する抗菌薬の投与と破傷風対策がポイントとなる．外傷患者に対する抗菌薬の投与判断においても実際には限られたリソースの中でのやりくり，つまりそこにある抗菌薬の量と患者数を見て処方を決断することになる．しかしながら，フォローアップのできない受診機会となることも多く，比較的積極的に抗菌薬を処方する方がよいかもしれない．投与期間に明確な基準はないが，すでに明らかな創部感染を起こしていると思われたら1週間程度，そうでなければ3日程度が標準的と考えられる．抗菌薬の種類は第一世代のセフェム系薬やβラクタマーゼ阻害薬入りのペニシリンなどが理想ではあるが，実際にはその場にあるもので対応せざるをえない．

また災害時には破傷風が問題になることも多い．2004年インドネシアのアチェ州での津波では20人の死亡を含む106人の集団発生を認め，2011年の東日本大震災でも9人の患者が報告されている．ひとたび発症すると治療に難渋する疾患であり，予防が非常に重要である．受傷別の破傷風トキソイド接種状況にもよるが，見た目に汚染されている創傷には破傷風トキソイドが，汚染の強い創傷にはそれに加えて破傷風免疫グロブリンの投与が必要になる．

超急性期あるいは急性期が過ぎた後は避難所等で発生する可能性のある感染症が問題になる．蔓延する恐れのあるものとしては結核や麻疹など飛沫核感染するもの，風邪やインフルエンザなど飛沫感染するもの，ノロウイルスやロタウイルス，コレラなどのいわゆる下痢症などが挙げられる．飛沫核感染する感染症が発生した場合は実際に蔓延予防を実施するのは非常に困難である．可能な限り別室に隔離するほかない．麻疹については災害前の予防接種率が低い場合には速やかにワクチン接種を実施した方がよい（間に合わない場合かつ，栄養状態の悪い小児にはビタミンAの投与を検討する）．風邪やインフルエンザの対策としてはもし水が潤沢にあるなら最も大事なのは手洗いである．場合によっては医療従事者やボランティア自身が感染を広げているかもしれず，十分な注意を要する（7-C参照）．コレラの場合，アウトブレイクの際の蔓延拡大を最小限に食い止める目的なら経口コレラワクチンを1回接種，疾患そのものを予防するなら2回以上の接種が有用である．抗インフルエンザ薬がある場合にはインフルエンザの発生が疑わしければ積極的に抗インフルエンザ薬を処方した方が周囲への感染拡大の予防効果があるかもしれない．インフルエンザワクチンが手に入るならば基礎疾患のある者等を優先的に流行が拡大する前に接種を完了させておくのが理想である．また複数の避難所を渡り歩いたりする可能性のあるボランティア等は積極的なワクチン接種が望まれる．下痢症の蔓延予防も厄介である．発症者の吐物や便は可能な限り手袋とマスクを着用の上で処理をする．有症状者の使用するトイレは限定することが推奨される．ドアノブや蛇口など直接手が触れる

場所は次亜塩素酸ナトリウム水（600 ppm：6% の製剤を 100 倍に薄めたもの）を用いて消毒する．下痢症状のある者は調理や配食に関わらないようにすることも大切である．下痢症の治療の原則は輸液であり，多くの場合は経口摂取で対応可能である．細菌性下痢症が疑われる場合に，通常時であれば積極的に投与はされない抗菌薬や止痢薬を積極的に投与することも感染拡大予防に繋がる可能性がある．

3） ベクターコントロール

　蚊が媒介する感染症が発生する地域では，風水害等により水たまりが増え媒介蚊の発生が増えることで症例が増加することがある（津波の後など逆に症例が減ったりする例もある）．駆除などの媒介蚊コントロール，防蚊対策教育が重要である．

④ 災害時の感染症アウトブレイク対応

　様々な感染症予防策がとられていてもアウトブレイクは起こりうる．アウトブレイク対応の目的は被害の最小化であり，感染源対策，感染経路対策，感受性者対策を実施することで感染拡大のサイクルを遮断することが目標となる．特に感染症の被害が大きくなる可能性のある小児，妊婦，高齢者，基礎疾患をもつ者などの対策には常に注意を払うべきである．

⑤ 災害医療支援者の感染症対策における事前の準備と注意点

　被災地ではインフラが破壊され医療サービスも機能していないことが多く，健康リスクは通常の渡航よりもはるかに高い．被災地に行く以上はリスクをゼロにすることは不可能であり，支援者は自身が被災地で倒れて被災者により迷惑をかけるだけにならないように十分な準備と注意が必要である．

　感染症対策としてまず重要なのは渡航前のワクチン接種である．短期旅行者で考慮される麻疹，おたふくかぜ，風疹，ポリオ，A 型肝炎，黄熱，髄膜炎菌，狂犬病，破傷風，日本脳炎，インフルエンザなどのワクチンに加えて，被災地に医療支援として入る際には，B 型肝炎，腸チフス，経口コレラワクチンなどの接種が考慮される．それぞれのワクチンの必要性は災害前の現地の状況を鑑みた上で，災害の種類，現場からの情報を加味して判断されるが，基本的には発症可能性のあり得る疾患のワクチンは全て接種しておくべきである．一般的には直前の準備期間はワクチン接種を実施するには短いことが多く，災害医療支援を考えているものは日常からそれに備えた予防接種を実施しておくべきである．

　流行地においては蚊が媒介する感染症の対策も必要である．一般的な防蚊対策のほか，マラリアに対する予防的内服も考慮される．風水害等の直後には蚊の幼虫も同時に洗い流されるため，残った水たまり等で媒介蚊の繁殖が始まるのには気温・湿度にもよるが，6～8 週間程度のずれがあるとも考えられており，急な渡航に対してマラリア予防としてメフロキンを使用する場合でも血中濃度を素早く上昇させるためのローディング・ドース loading dose までは用いずともよいかもしれない．

〔田村　格〕

- EM-DAT：The International Disaster Database. http://www.emdat.be/
- UNESCO：Disaster preparedness and mitigation, Unesco's role, 2007. http://www.unesco.org/
- WHO：Communicable diseases following natural disasters, Risk assessment and priority interventions, 2006.
  http://www.who.int/diseasecontrol_emergencies/guidelines/CD_Disasters_26_06.pdf
- WHO：Myths and realities in disaster situations. http://www.who.int/hac/techguidance/ems/myths/en/
- WHO：A field manual- Communicable disease control in emergencies 2005.
  http://www. who. int/diseasecontrol_emergencies/publications/9241546166/en/
- Iwata K et al：Communicable Diseases After the Disasters：with the Special Reference to the Great East Japan Earthquake. Journal of Disaster Research. 2012；7（6）：746-53.
- Yee EL et al：Widespread outbreak of norovirus gastroenteritis among evacuees of Hurricane Katrina residing in a large "megashelter" in Houston, Texas：lessons learned for prevention. Clin Infect Dis. 2007；44（8）：1032-39.
- Noji EK：The public health consequences of disasters. Prehosp Disaster Med. 2000；15（4）：147-57.
- Kunii O et al：The impact on health and risk factors of the diarrhoea epidemics in the 1998 Bangladesh floods. Public Health. 2002；116（2）：68-74.
- Piarroux R et al：Understanding the Cholera Epidemic, Haiti. Emerg Infect Dis. 2011；17（7）：1161-8.
- Grad YH et al：Deciphering the Origins and Tracking the Evolution of Cholera Epidemics with Whole-Genome-Based Molecular Epidemiology. Mbio. 2013；4（5）；e00670-13.
- 日本環境感染症学会：大規模自然災害の被災地における感染制御マネージメントの手引き．アドホック委員会　被災地における感染対策に関する検討委員会報告，2014．
- WHO：Outbreak surveillance and response in humanitarian emergencies. WHO guidelines for EWARN implementation, 2012. http://apps.who.int/iris/bitstream/10665/70812/1/WHO_HSE_GAR_DCE_2012_1_eng.pdf
- CDC：Emergency Wound Management for Healthcare Professionals.
  https://emergency.cdc.gov/disasters/emergwoundhcp.html
- 国立国際医療研究センター平成22年度厚生労働科学研究費補助金「新型インフルエンザ等の院内感染制御に関する研究」研究班作成：避難所における感染対策マニュアル．2011年3月24日版．
- Heymann DL：Control of Communicable Diseases Manual 19th ed., American Public Health Association. 2008.
- Keystone JS：Travel Medicine 3rd ed. Saunders, 2013.
- 箱崎幸也：自然災害．災害・健康危機管理ハンドブック．石井　昇編，p121，診断と治療社，2007．

B 各自然災害と発生しやすい感染症

災害後に発生する感染症の流行は，災害そのものが感染症を運んでくるわけではなく，その災害により新たに生起する感染症流行のリスクファクターや既存のリスクの増大がきっかけとなり発生するものである（表9-B-1）．

① 地　震

地震は地球表面に構成されている岩盤において，断層と呼ばれることになる部分を境目にして急激にずれが生じることで引き起こされる地面そのものの振動のことを言う．地震には特に誘因なく自然に発生する自然地震，火山マグマの上昇などによる火山性地震があり，大きな津波を伴うものを津波地震とも呼ぶ．地震による災害のことを震災といい，その中でも特に被害の大きなものを大震災と呼ぶ．いわゆる「ガレキの下の医療」が必要とされる超急性期に始まり，急性期には地震そのものの影響による疾患である，建造物崩壊，家具転倒や落下物などによる外傷，地震に伴って発生する火災や津波による疾患が多く，被災後3〜5週間を経過したころから流行性の感染症が問題となってくることが多い．

地震発生直後から3日以内は外傷，熱傷，骨折等の患者が最も多く発生する．地震の際の外傷部分は汚染されていることが多く，破傷風を含めた創感染の危険性は高い．適切な創洗浄と創処置，抗菌薬投与が必要である．また外傷患者に対応する医療者は患者の血液や体液に対し

ての感染予防策を徹底することが必要である．

　地震発生から3日を過ぎると，避難所での集団生活者や上下水道汚染などによる衛生状態の不良，避難生活の長期化に伴う栄養問題などが流行性の感染症を引き起こす可能性を高める．特にコレラや赤痢を含めた下痢症，インフルエンザを含めた呼吸器感染症，麻疹，結核などの流行には注意を要する．限られたリソースでの臨機応変な対応が望まれる．安全な水の確保，適切なトイレの設置，手指衛生，呼吸器衛生・咳エチケット，可能なワクチンの接種などを検討する．複数の避難所等に関わる場合には医療従事者やボランティア自身が感染を広めるリスクがあることに十分注意する．

② 津　波

　海域に生起した地震により発生する波を津波と言う．まれに海底の地滑りや海洋への隕石落下などによるものもある．海底下の震源が浅い時，その海底の上下動により周辺の広い範囲にある海水も短時間に急激に上下動することで発生する海面のもり上がりと沈みこみが津波となる．水深の浅いところでは津波は急激に高くなるが，海岸線の地形などにも影響されるため実際にはその高さは単純には決まらない．時に100mにまで達することもある．津波の速度は水深が深いほど速く，大洋を隔てた震源地で生じた津波は，十数時間後に大洋を横断して沿岸

表 9-B-1　自然災害と注意すべき感染症

		外傷	避難所等の密集環境	上下水道汚染	水たまりの増加	媒介動物の大量発生	栄養問題	被災者移住
災害の種類	地震	○	○	○		○	○	○
	津波	○	○	○		○	○	○
	台風，洪水・雨害		○	○	○	○	○	○
	火山噴火	○	○					○
	干ばつ		○				○	○
災害発生からの時間	超急性期	○						
	急性期	○	○	○				
	慢性期				○		○	○
流行する感染症	下痢症（コレラ・赤痢等）		○	○	○		○	
	レプトスピラ				○	○		
	A型肝炎			○				
	呼吸器感染症（含インフルエンザ）		○				○	
	麻疹		○				○	
	髄膜炎菌性髄膜炎		○					
	結核		○				○	
	マラリア				○	○		○
	デング				○	○		○
	破傷風	○						
	ガス壊疽	○						

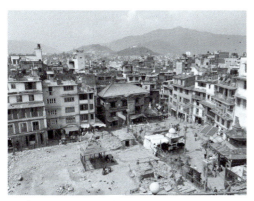

ネパール，カトマンズ被災から1年ほど経過した様子

（2016年3月　近 利雄撮影）

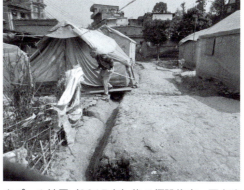

ネパール地震（2015年）後の仮設住宅．下水路の状況は良いとはいえない

（2016年3月　近 利雄撮影）

域に被害をもたらすこともある．津波に含まれるエネルギーは途方もなく甚大で，多くの建造物や車などが壊滅し，それら全ての残骸が津波とともに押し寄せるためさらに被害を拡大させる．上下水道管，送電線やガス管などのライフライン設備もほとんどが破壊され，被災地域は壊滅状態となる．また津波後は被災地域の医療機関も壊滅的な打撃を受けるため，応急治療さえ不可能になることが多い．道路網の寸断により救援活動も困難を極める．

　津波により受傷した外傷から軟部組織感染症を引き起こすことは多い．原因菌として黄色ブドウ球菌などのグラム陽性球菌のほか，通常の市中軟部組織感染症の原因とはあまりならない緑膿菌や腸内細菌属，*Aeromonas* 属などが原因となると報告されている．また海水の中で受傷した創傷への感染症として *Vibrio vulnificus* 感染症には注意を要する．

　津波特有の疾患として津波肺が有名である．津波に含まれる重油や土，病原体などを吸引することによって生じる肺炎で，通常の細菌性肺炎と臨床像が大きく違うことがあるため注意が必要となる．軟部組織感染症と同じく水が関与する緑膿菌や腸内細菌属，*Aeromonas* 属のほか，*Nocardia* や *Candida*，腐生性真菌である *Scedosporium* や *Pseudallescheria* などにも注意が必要とされる．

③ 台風，洪水・水害

　台風やハリケーン，サイクロンの大きさや強さの区分は国や機関によって異なるが，全て熱帯低気圧が発達したもののことを指し，発生した地域でその呼称が変わる．台風が上陸あるいは接近すると暴風，高潮，高波による建造物の損壊や大雨による洪水，浸水や土砂崩れ，地滑りなどの被害が発生する．また世界中で最も多い自然災害は洪水であり，大雨が原因となり河川が氾濫することによって起きる水害，大雨長雨による水害に大別できる．また大雨によるがけ崩れや土石流などによる土砂災害が起こることもある．

　平時から上下水道が整備されていないなどインフラが脆弱な開発途上国で洪水が起きた時には，利用されている水源が洪水により汚染されることから感染症流行のリスクは高く，赤痢・コレラを含む下痢症や腸チフスなどの流行のリスクは特に高い．またネズミの尿により汚染された水や湿地，草木にヒトの皮膚粘膜が接触することで感染するレプトスピラ症の流行は洪水

の後によくみられ，洪水後にできた水たまり等が媒介蚊の発生源となったり，低流行地から高流行地に人々が移住することなどが誘因となり，マラリアやデング，西ナイル熱などの流行がみられることもある．

④ 火山噴火

　火山とは地殻の深部にあったマグマ（溶岩）が地表または水中に噴出することによってできる地形のことであり，噴火とは火山からマグマや火山ガス，火山灰が噴き出すことである．

　火山噴火による代表的な直接死因は火砕流と火山ガスであり，中でも火砕流による死亡は関連死の70％を占める．火砕流による死因は爆発による外傷，猛烈な高熱による熱傷であり，即死に至らない程度の熱傷患者ではその後の感染症コントロールが大きな問題となる．一般的に高度熱傷センターでも一度に治療可能な重症熱傷患者数は数人と限られており，同時に多数の重症熱傷患者が発生する火山噴火では広域搬送の必要性が高いとされている．開発途上地域で火山噴火が起こった場合には呼吸器系と腸管系感染症が増えるとの報告もあり，この原因は汚染水や公衆衛生環境の悪化と考えられている．

　また火山活動は長期間にわたることも多く，火山活動により多くの人々が避難を強制されることになる．20世紀には世界中の火山活動で約86,000人が亡くなり，600,000人以上が避難を強制された．マラリアやデングの流行地への移動を余儀なくされるなど，大人数が移動することでの新たな感染症の発生にも留意が必要となる．

⑤ 干ばつ

　干ばつとは長期間降水がないため土壌が著しく乾燥し農作物などに被害をおよぼす現象のことであり，その地域の環境，経済，社会に様々な影響をおよぼすものである．その地域に住み続けられなくなることから，大人数の移動は避けられず，また残った僅かな水資源が汚染されることでの感染症の流行も報告されている．その他，2000年のエチオピアの干ばつでは，栄養状態が悪化した5歳未満児が1日1万人以上亡くなったとの記録があるが，その22％が災害前から予防接種率が低かったところに過密な住環境で流行した麻疹が原因であったと報告されている．

⑥ 紛争地域における感染症と生物テロ

　国家間や国内の武力紛争ないし政治的要因による緊急事態を complex emergencies（CE）という．CEの特徴には ① 政治経済体制の崩壊，② 暴力の横行，③ 特定の文化・民族・宗教グループへの弾圧，④ インフラ・保健システムの崩壊，⑤ 乳幼児・女性・老人のリスク高，⑥ ジュネーブ条約・基本的人権宣言の違反，⑦ 国内外避難民の多発，⑧ 状況の広範さと継続性，などが挙げられる．CEでは自然災害と比べて感染症のリスクは高いとされる．その理由として深刻な食糧不足による子どもを中心とした栄養状態の悪化，インフラ崩壊による衛生環境の悪化，保健システム崩壊による適切な医療アクセスの途絶などがあり，かつこれらのリスクに対して，CEの危険性や当事者間の利害関係により国際的援助が届きにくく，また自然災害に

比べて状況の収束には非常に長い時間がかかることなどがより事態を悪化させる.

　従前からその地域に存在している感染症がまず懸念されるということに関しては，CE においても自然災害においても共通している．裏を返して言えば CE において求められる感染症対策はその地域においてよくある感染症への対策である．1991 年の冷戦終結以降に CE を生じた国は北イラク，ソマリア，ルワンダ，コンゴ，コソボ，東ティモール，イエメン，シリアなどであり，内戦や武力紛争により多数の難民や国内避難民を生じるのは近年ではアフリカや中東を中心とした開発途上国が多い．つまるところ，CE においては，これらの開発途上国で日常から実施されている基本的な感染症対策，すなわち麻疹ワクチンの普及やビタミン A 投与，安全な水の確保，防虫剤処理蚊帳の配布，ORS の普及，母乳育児支援などが重要視される．CE においては，これらの対策を系統的に実施できれば，それだけで死亡率を 20～30％下げることができるとされる．支援者の安全確保の問題やリソースの制限などからより高度な感染症対策，例えば安全で衛生的な分娩であったり，重篤な小児下痢症への対応であったり，結核対策や HIV 感染症対策などは通常実施困難なことが多い．

　細菌やウイルス等の微生物や毒素等を使用し人や動物を殺傷するものを生物剤と言う．生物剤は CE において使用される可能性があるほか，いわゆる生物テロとして政治的・宗教的・経済的なパニックを起こすことを目的に使用されることもある．管理や保管が容易でかつ低コストなものであり，テロに使用した際に被害が大きく対処が困難なものが生物剤として使用される傾向にあり，可能性のある生物剤としては炭疽菌やペスト菌，天然痘ウイルス，ボツリヌス毒素などが代表的なものとして挙げられている．病原体がカスタマイズされている可能性もあり，生物テロにより発生した患者は通常の感染経路と異なることから，患者の初診時の臨床症状や検査結果から原因病原体を推察するのが困難（9-D 参照）であるが，当初は重症例の集積として認知され，感染経路の違いから症状が多彩であり，病原診断が遅れる，などの特徴が逆に生物剤の使用を検知するきっかけになる．サーベイランスを機能させておくことが対応の第一歩となる．

〔田村　格〕

・Kouadio IK et al：Infectious diseases following natural disasters：prevention and control measures. Expert Rev Anti Infect Ther. 2012；10（1）：95-104.
・International Tsunami Information Center：Tsunami, the great waves. National Oceanic and Atmospheric Administration, Washington DC, 1994
・Katragkou A et al：Scedosporium apiospermum infection after near-drowning. Mycoses. 2007；50（5）：412-21.
・気象庁ホームページ　http://www.jma.go.jp/jma/index.html
・CDC：Surveillance for Illness and Injury After Hurricane Katrina New Orleans, Louisiana, September 8-25, 2005. MMWR Morb Mortal Wkly Rep. 2005；54（40）：1018-21.
・WHO：Communicable diseases following natural disasters, Risk assessment and priority interventions, 2006.
　http://www.who.int/diseasecontrol_emergencies/guidelines/CD_Disasters_26_06.pdf
・Malilay J et al：Public health surveillance after a volcanic eruption：lessons from Cerro Negro, Nicaragua, 1992. Bull Pan Am Health Organ. 1996；30（3）：218-26.
・Baxter PJ：Medical effects of volcanic eruptions. Bull Vulcanol. 1990；52：532-44.
・福岡管区気象台：防災気象情報ハンドブック 2005（九州・山口）．44-51, 2005.
・CDC：Mortality during a famine-Gode district, Ethiopia, July 2000. MMWR Morb Mortal Wkly Rep. 2001；50（15）：285-8.
・Salama P et al：Lessons learned from complex emergencies over past decade. Lancet. 2004；364（9447）：1801-13.
・Burkle FM Jr：Lessons learnt and future expectations of complex emergencies. Br Med J. 1999；319（7207）：422-6.
・WHO：Health aspects of chemical and biological weapons, 1st edition, 1970.
　http://www.who.int/csr/delibepidemics/biochem1stenglish/en/
・CDC：Bioterrorism Agents/Disease by category, Emergency Preparedness and Response.

http://emergency.cdc.gov/agent/agentlist.asp
・WHO：Public health response to biological and chemical weapons：WHO guidance（2004）
http://www.who.int/csr/delibepidemics/biochemguide/en/

C 海外緊急医療支援

① WHOと赤十字の役割

1）WHOと災害

　WHOの目的は「すべての人々が可能な最高の健康水準に到達すること」であり，災害時緊急支援もその活動の1つである．WHOが災害現場で果たしている役割は，あまり知られていないかもしれないが，保健衛生分野において，加盟国に対して準備・対応・復興の技術支援を行っている．後述する「クラスターアプローチ cluster approach（CA）」の先導機関 lead agency（LA）として，政府や人道支援団体や組織が行う支援活動を調整し，被災者の健康に関するニーズを評価し，改善のための計画策定なども担っており，被災国の災害支援対応を舞台の裏方として支えている．また，WHOは平時から加盟国に対して感染症のモニタリングや対策強化，必須薬品の管理などの技術的な支援を行い，災害に強い国作りを支援している．感染症アウトブレイクに対しては，2000年に世界中の疫学や検査，臨床治療などの専門家が各国の要請にもとづいて感染症アウトブレイクに迅速に協力して対応するネットワークGOARNを設置した．GOARNは必要な専門家を派遣しており，現在までに50以上の感染症アウトブレイクの事例に対して400人以上が派遣されている．

2）クラスターアプローチとWHO

　災害時の連携調整は重要である．1980年代から場当たり的な国際的な組織・団体による支援が現場にもたらす弊害とその調整の必要性が指摘されていた．2004年スマトラ沖地震・津波災害対応の反省から，UNOCHAをはじめとする国連機関や機関間常設委員会（IASC[*1]）が人道支援改革を開始し，その一環としてCAが提唱された．このアプローチは，災害現場において，各団体・組織は食糧，保健衛生，シェルターなど11の支援分野を担当する「クラスター」として活動すること，各クラスターに指定されたLAが，災害時に対応すべき優先事項と団体・組織の役割と責任を明確にし，協調した人道支援活動を行うものである．WHOは保健衛生の支援分野（ヘルスクラスター）のLAであり，災害時には政府と協力してプラットフォームを立ち上げ，各団体・組織と協力，調整してニーズアセスメントやギャップ分析，モニタリングや報告を行い，計画立案や戦略的な決断を支援し，将来の災害に対するキャパシティビルディング capacity building や予算計画を行う．

[*1]：Inter-Agency Standing Committee（IASC）：国連機関やNGO，国際赤十字などが集まり，調整，政策協議，意思決定するフォーラム

表9-C-1　災害対応へのWHOの取り組み

・Non-regrets Policy（後悔しないよう）
・Surge Policy（急激に変化する需要に柔軟に対応）
・Health Emergency Leader Policy（保健衛生分野のリーダーとして緊急対応チームを立ち上げ支援活動を開始）

3）近年のWHOの災害対応の動き

WHOは2013年，災害など緊急時におけるWHOの主要な役割や責任を明確にした"緊急対応フレームワーク"を作成し，WHOが発災後のリスクアセスメントにより決められた災害グレードに応じて，3つのポリシーを明記し，災害対応への取り組みを強化した（表9-C-1）．また，WHOは西アフリカ3か国でのエボラウイルス感染症大流行に対する対応の遅れの批判を受けて，2015年5月第68回WHO総会でWHOの緊急時対応の大改革の実施を宣言し，現在WHO内で災害対策支援強化に向けて組織的な変革を進めている．

4）赤十字と災害

赤十字と災害の関係は赤十字の歴史そのものに基づいていると言ってもよいほど深い．赤十字とは，150年の歴史をもつ，人道を基本とした7原則（人道，公平，中立，独立，奉仕，単一，世界性）に基づいて活動する国際的な運動Movementである．赤十字の理念は，1862年アンリ・デュナンJean Henri Dunant（1828-1910）が出版した「ソルフェリーノの思い出Un souvenir de Solférino」に端を発しており[*2]，国際人道法のルーツといわれるジュネーブ条約の成立にも深くかかわっている．「赤十字運動」は，以下3つの機関から成り立っている．

- 赤十字国際委員会（ICRC）：1863年設立された国際赤十字の創設機関．国際人道法の「守護者Guardian」として紛争地や抑留者の保護などの活動をする．本部はスイスのジュネーブ．およそ90か国に13,000人以上の職員が活動中．
- 国際赤十字・赤新月社連盟（IFRC）：1919年，平時における赤十字活動を推進するために設立．主に自然災害への対応や調整，それに続く復興支援，開発協力活動を行う．本部はスイスのジュネーブ．
- 各国赤十字社・赤新月社：世界190の国と地域に赤十字社または赤新月社がある．各社は「生命と健康を守り，人間の尊厳を確保する」ため，自国内で災害救護や社会福祉など幅広い活動を行う．

5）日本赤十字社と災害

日本赤十字社は，1887年に創設され世界で19番目に承認された赤十字社で，「日本赤十字社法」に基づく厚生労働省管轄の認可法人で，災害や有事の際に一定の義務を付与された指定公共機関である．現在92の赤十字病院，6つの看護学校，54の血液センターに加え，専門ボ

---

*2：Dunantは戦争体験をもとに，「負傷兵を救うために平和なときから救護組織を作っておく」こと，「その活動を国際条約で保証する」ことを提案した．

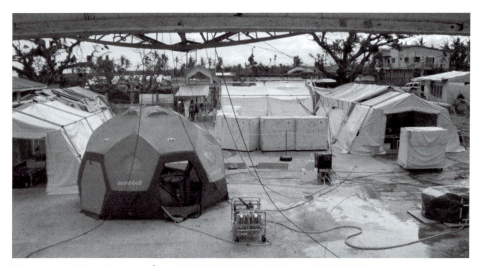

図 9-C-1　2013 年フィリピン中部台風救援活動で展開した基礎保健 ERU

(写真：日本赤十字社)

ランティアなど含めたボランティア組織と 100 万人以上の青少年赤十字組織を有する．国内・国際を問わず災害時の救護活動は日本赤十字本来の使命であり，日本赤十字法には，人道の理念のもと業務として「非常災害時または伝染病流行時において，傷病，その他災厄を受けた者の救護を行うこと」(第 27 条) と明記されている．なお，日本赤十字社医療センター，名古屋第二赤十字病院，大阪赤十字病院，日本赤十字社和歌山医療センター，熊本赤十字病院の 5 つの赤十字病院は国際医療救援拠点病院として指定され，海外で発生した災害にすぐに対応できるようにしている．

6) 赤十字の海外緊急医療支援の仕組み

赤十字は，被災国の対応能力を超える大規模災害が発生した時には，3 つの赤十字機関が協力して支援活動を行っている．これは赤十字の海外緊急医療支援の特徴であり，現地赤十字社や ICRC，連盟の要請があってから発動され，緊急医療支援の後も，復興，防災対策まで一連のプロセスを継続して支援する．

赤十字の緊急医療支援の 1 つの方法として，Emergency Response Unit (ERU) がある．ERU は約 4 か月間自己完結で展開できる資機材と，日頃から訓練された専門家チームからなる連盟の災害対応ツールで，現在，病院，基礎保健，給水・衛生，IT・通信，救援，ロジスティックス，ベースキャンプの 7 つの ERU があり，各赤十字社が自らの強みを生かした分野で整備している．日本赤十字社は基礎保健 ERU を有し，仮設診療所で外来患者に対する小手術を含む基礎的な治療，巡回診療，母子保健，地域保健，予防接種などを実施する (図 9-C-1)．基本的な構成はチームリーダー 1 名，ヘッドナース 1 名，医師 2 名，看護師 3 名，管理・技術スタッフ 4 名であるが，状況に応じて，診療放射線技師，薬剤師，助産師，臨床心理士などが加わる．近年他赤十字社と共同派遣することが多くなり，国際的なメンバーで活動する．

赤十字は，よりよい災害対応のためのルールや基準の策定にも力を入れており，ルワンダ紛

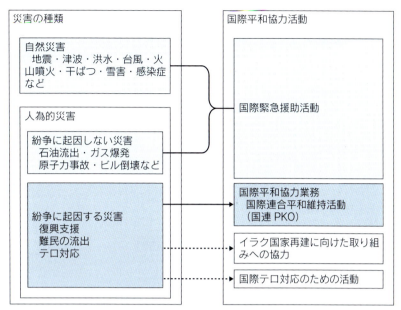

図 9-C-2　災害の種類と，自衛隊の国際平和協力活動

争時の支援活動の反省を基に，赤十字と大きな国際 NGO により 1997 年に策定されたスフィア・プロジェクト Sphere Project は，支援のための理念・哲学・原則に加えて，災害支援の主要分野の具体的最低基準（給水，衛生や食料の確保，栄養，シェルター，保健活動など）と支援活動を行う際の行動規範（Code of Conduct）からなるハンドブックで，人道支援活動のバイブルとなっている[1]．

② 自衛隊の役割

自衛隊の任務の 1 つである海外における各種活動は，国際平和協力活動と総称される．自衛隊の本来任務の 1 つとして，日本の防衛や公共の秩序の維持といった任務に並んで位置づけられている．また，国際平和協力活動は国際的な安全保障環境を改善するために，国際社会が協力しあって行われている*3．

この国際平和協力活動は国際緊急援助隊法，国際平和協力法および各種特別措置法といった法律に基づき行われている．これまでに自衛隊では，海外の大規模な災害に対応する国際緊急援助活動，国際平和維持活動（PKO）への協力をはじめとする国際平和協力業務，旧イラク特措法に基づく活動ならびに米国ニューヨーク 9.11 テロ後の旧テロ特措法に基づく活動等を行ってきている[2]（図 9-C-2）．

---

*3：平成 23 年度以降に係る防衛計画の大綱「Ⅱ我が国の安全保障における基本理念」

表9-C-2　自衛隊における医療活動のある国際緊急援助活動

派遣年	派遣地域	災害の種類	活動内容
1998年	ホンジェラス	台風	医療・防疫・航空輸送
2005年	インドネシアスマトラ島	地震津波	医療・防疫・海上・航空輸送
2006年	インドネシアジャワ島	地震	医療・防疫・航空輸送
2009年	インドネシアスマトラ州パダン沖	地震	医療
2010年	ハイチ	地震	医療・航空輸送
2013年	フィリピン	台風	医療・防疫活動/航空輸送
2015年	ネパール	地震	医療活動・物質輸送

（文献3）を一部改変）

1）自衛隊における国際緊急援助活動

　このうち，自衛隊の海外における緊急医療支援の1つとして国際緊急援助活動がある．国際緊急援助活動は，海外の大規模災害に対して被災国政府等の要請に応じて実施する人的援助活動である（2-D参照）．1992年の法律改正後，自衛隊の保有する能力が国際緊急援助に活用されることとなり，自衛隊が国際緊急援助活動や，そのための人員や機材などの輸送を行うことが可能となった．

　自衛隊は要請に基づき，現在（2017年3月）までに，19回の派遣を実施しており，そのうち7回で医療活動を行っている[3]（表9-C-2）．

✚ 待機体制

　被災国の政府等からの要請に基づき，外務省と協議して派遣が決定される．迅速かつ適切に国際緊急援助活動を実施するため，平素より態勢を維持している．陸上自衛隊では中央即応集団・各方面隊，海上自衛隊では自衛艦隊・各地方隊，航空自衛隊では航空支援集団が派遣に対応できる態勢を維持している．

　これらの実施部隊を編成するため，要員候補者はあらかじめ指定されており，予防接種，旅券の事前取得，情報収集，装備品等の準備，教育訓練等を実施している．

　派遣対象地域は主としてアジアおよびオセアニアの開発途上地域であり，派遣規模は，外務省との協議によりその都度判断している．派遣命令後，先遣隊は48時後以内に出発し，主力部隊は5日内に出発，2週間以内に被災地域に到着し，おおむね3週間程度を活動期間の目途としている[4]．

✚ 活動の内容

　自衛隊の特徴の1つとして，自己完結性が挙げられる．そのため，活動内容は多岐にわたり，被災地における応急医療・防疫等の医療活動をはじめ，ヘリコプターなどによる物質・人員等の輸送活動，輸送機・輸送艦等を活用した機材・人員の被災地までの輸送などを行う（表9-C-2）．この際，当該国内において武器を携行することはない．

　また，派遣任務として医療活動が含まれていない派遣活動でも，現地で活動する自衛隊員等の診療のために医官を含む衛生隊員が常に派遣されている．

表 9 C-3 自衛隊における国際平和協力業務

派遣期間	派遣地域	活動内容
1992年9月～1993年9月	カンボジア（UNTAC）	停戦監視, 道路・橋などの修理, 給油, 給水, 施設提供, 医療
1993年5月～1995年1月	モザンビーク（ONUMOZ）	輸送業務の調整等
1996年2月～2013年1月	ゴラン高原（UNDOF）	輸送, 物資保管, 道路等の補修, 重機材などの整備, 消防, 除雪
2002年2月～2004年6月	東ティモール（UNTAET/UNMISET）	道路, 橋などの維持・補修, 給水所の維持, 民生支援
2010年2月～2013年1月	ハイチ（MINUSTAH）	瓦礫除去, 道路補修, 施設建設など
2011年11月～	南スーダン（UNMISS）	道路などのインフラ整備, 後方補給業務などに関する調整

（文献 5）を一部改変）

2) 自衛隊における国際平和協力業務

国際連合が, 世界各地の紛争の解決のために行っている活動として, 国際連合平和維持活動（国連 PKO）がある. 自衛隊では, 1992 年のカンボジア派遣をはじめとして, 各種の PKO 活動に参加している[5]（表 9-C-3）.

✚ 待機体制

国連からの要請を受け, PKO 活動に参加している. 派遣決定後, 中央即応連隊の先遣隊が派遣予定地に展開され活動準備を行う. また, 派遣候補要員はあらかじめ指定されており, PKO 活動において必要な教育が国際活動教育隊や国際平和協力センター等の教育部隊・機関において行われ, 派遣に備えている.

✚ 活動の内容

PKO では, 国連から各国への要員派遣の打診の迅速化・円滑化を目的とした国連待機制度 UN Stand-by Arrangements System への登録制度がある. 日本では,

① 医療（防疫上の措置を含む）
② 輸送
③ 保管（備蓄を含む）
④ 通信
⑤ 建設
⑥ 機械器具の据付け, 検査又は修理
⑦ 軍事監視要員
⑧ 司令部要員

といった ①～⑥ の後方支援を行う部隊や ⑦⑧ の要員の派遣用意がある旨を登録している[2].

3) その他の活動

上記の活動のほか, イラク戦争後にはイラク国家再建に向けたイラク人道復興支援活動を, 9.11 テロ後には国際テロ対応活動として, 海上自衛隊によるテロ海上阻止活動に参加する国への補給活動などを行ってきている.

また，医療関連の多国間共同訓練として，アジア・太平洋地域の各国が参加するコブラ・ゴールド（CG）訓練や，パシフィック・パートナーシップ（PP）訓練にも参加している．

4）自衛隊の役割

海外緊急医療支援では自衛隊の独自性，自己完結能力を期待され派遣されるが，被災国における日本の「オールジャパン」体制での支援において，JICA や NGO との連携は不可欠で相互の連携例が増えている．ハイチ（Mission des Nations Unies pour la stabilisation en Haïti：MINUSTAH[*4]）では，自衛隊は医療援助隊の活動拠点を JICA より引き継いで活動を開始し，撤収時には日本赤十字社に引き継ぎ，日本国として継続した支援を可能とした．南スーダン PKO（United Nations Mission in South Sudan：UNMISS[*5]）でも，JICA と連携し施設解体や道路整備を行っている．また，国際機関との連携や他国派遣部隊等との連携も積極的に行われている．

自衛隊では被災国の平和と安定を第一の目的としており，支援が撤収後に被災国の自力での再生を促す活動を目指している．被災直後は，世界中の注目と支援が集中するが，復興は支援が撤退した後も続いている．イラクのサマーワ Samawah における医療支援では，医官による地元医師への医療教育も行われ，撤収時には医療機材の無償譲渡とその使用法，保守・管理教育まで含めて行われた．その結果サマーワ母子病院 Samawah Maternity and Children's Hospital において，自衛隊派遣前後で新生児死亡率が約 1/3 にまで減少している．

任務以外にも，現地において隊員はボランティア活動も行っており，このような種々の活動を通じて，日本の国際貢献と共に，現地における日本の信頼の獲得に貢献している．

〔大津聡子，本間健一〕

1）国際赤十字赤新月社連盟　http://www.ifrc.org/
2）防衛省：国際平和協力活動への取組．平成 27 年度版日本の防衛，防衛白書，p.297-305，防衛省，2015．
3）防衛省：国際緊急援助活動．平成 27 年度版日本の防衛，防衛白書，p.395，防衛省，2015．
4）朝雲新聞社出版事業部：国際緊急援助隊．平成 27 年度版防衛ハンドブック，p.734-747，朝雲出版社，2015．
5）防衛省：国際平和協力業務．平成 27 年度版日本の防衛，防衛白書，p.394，防衛省，2015．

D 生物テロ

国際協力・国際保健と渡航医学は綿密にオーバーラップしている．つまり，災害時の国内外医療支援と渡航医学で身につけるべき見識も共有する必要がある．ことさら災害医療を語る上で重要なのが，その災害・健康被害の原因が自然災害なのかテロなどによる CBRNE 災害であるか，二次的災害（2-B 参照）などによくある NBC 災害であるのかなどである．このうち，本項では生物剤 biological agents（生物テロ）に重点を置き解説していく．

生物剤は，製造コストが他の兵器よりも格段に安価かつターゲットへのダメージや社会インパクトが大きいという面で，ハードテロ（特定個人を狙ったもの）においてもソフトテロ（特

[*4]：国際連合ハイチ安定化ミッション United Nations Stabilization Mission in Haiti
[*5]：国際連合南スーダン派遣団（国際連合南スーダン・ミッション）

定集団というより騒動を起こすことにより自分の存在感の証明や企業・国家に金品を要求する手段)にも非常に使いやすい．以前は生物剤の安定性を保つ困難さ等の問題があり，輸送方法・温度などが障壁となっていたが，最近はバイオ技術の革新で難題は払拭されつつある[1]．

よって理想的な生物剤とは表 9-D-1 のような特徴をもつ．

本来，生物剤は自然界に存在する野生株を用いていたが，昨今は技術革新で遺伝子操作[*1]などによるカスタマイズ製造が可能になっている[2]ため，表 9-D-2 に示す想定されうる「一般的」生物剤は平常時の臨床マニュアル的治療法は無効である可能性[3]や，成書にあるような臨床像ではない可能性が懸念されるため，感染症内科の医師や救急医は未然の学習・演習や適切な対応を求められる．生物テロの可能性を医療機関や医療従事者がはじめに疑うことができるかどうかが，初期対応として重要である．

詳細は専門書に譲るが，生物テロでは，感染者の潜伏期間中の移動によって感染が拡大するため，患者の移動制限や追跡調査が必要となることは忘れてはならない．テロリストは，生物剤使用の可能性を明らかにすることだけでも，世間に恐怖やパニックを引き起こすことが可能である．これらの特徴から，生物剤は有効なテロ手段であり紛争・戦闘地域での使用の可能性を必ず念頭に置く必要がある．

生物テロリストにとって理想的な生物剤の特徴から，CDC や WHO は，生物テロとして使用される可能性のある生物剤を挙げており，CDC は感染性，伝染性，致死率等から微生物 26 種，毒素 4 種を，WHO は 2004 年に微生物 11 種，毒素 6 種を挙げている[4,5]（表 9-D-2）．これらは，いわゆる風土病として認識されている疾患が多いが，エアロゾル化などにより広範囲に散布可能な状態に加工され，遺伝子改変により強毒化が図られている可能性がある．2001 年のアメリカ炭疽菌テロ事件で，実際に炭疽菌が「白い粉」として使用されている．また，過去の生物剤開発国[3]からテロ組織へ流出している可能性が指摘されている．そのため，これら生物剤の脅威について理解しておく必要がある（表 9-D-3）．

したがって災害援助は該当地域の状況をよく把握した上で十分な準備[6]を行ってから向かうことが望ましく，非医療者が向かう際には B 型肝炎ワクチンの緊急接種（スケジュールは 0，7，21，365 日），渡航者下痢・コレラワクチン，腸チフスワクチン，髄膜炎菌ワクチンなどの感染症予防策，自己防御服の準備着用演習から精神心理学的ケア・スクリーニング，参加している間の賃金・保険保証がなくなる可能性，家族側の理解・決別など検討・整備をしっかり

表 9-D-1　生物テロの特徴

- 他の攻撃手段よりも低コスト
- 細菌そのものは容易に入手可能で生産も比較的容易
- エアロゾル，液剤，乾燥粉剤などに加工可能
- 遠距離からの広大地域への散布可能
- 潜伏期があり，早期の診断が困難
- 兵器用に開発された病原体により，強毒化が可能
- 最初の兆候が瀕死または病人
- 使用の脅威，可能性を示すだけでも恐怖とパニックの惹起
- 治療・拡大防止に，医療資源や防疫対策の過大負担が必要
- 犯人は効果出現前に逃走可能
- 犯人はワクチン接種や抗菌薬内服により予防が可能

*1：合成生物学 synthetic biology や逆遺伝子学 reverse genetics

表 9-D-2　WHOとCDCの提唱する生物テロで使用されうる生物剤

微生物	WHO	CDC
炭疽菌	○	○
ブルセラ菌	○	○
鼻疽菌	○	○
類鼻疽菌	○	○
コレラ		○
コクシエラ菌（Q熱）	○	○
O157：H7 大腸菌		○
野兎病菌	○	○
ペスト菌	○	○
発疹チフスリケッチア	○	○
サルモネラ菌		○
赤痢菌		○
腸チフス		○
オウム病クラミジア		○
コクシジオイデス属	○	
アレナウイルス		○
エボラウイルス		○
ニパウイルス・ハンタウイルスなどの新興感染症		○
ラッサウイルス		○
マールブルグウイルス		○
天然痘ウイルス	○	○
アルファウイルス（ベネズエラウマ脳炎ウイルスなど）	○	○
クリプトスポリジウム		○
毒　素	WHO	CDC
ボツリヌス神経毒素	○	○
ウェルシュ菌のイプシロン毒素		○
リシン	○	○
黄色ブドウ球菌毒素	○	○
アフラトキシン	○	
トリコテセン	○	
サキシトキシン	○	

（文献 4, 5）より作成）

行うべきである．特に精神的には，現代日本では想像もつかないほどの人権侵害・公処刑または自分が肉体的尋問に曝される覚悟や同僚を撃ち殺したり拷問する要求をされる可能性も視野に入れることである（10-B 参照）．

〔本間健一，近　利雄〕

表 9-D-3　想定される生物剤のカテゴリー分類

カテゴリー	疾患名	病原体・物質
A：簡便にヒト-ヒト拡散・感染が期待でき，高い致死率から公衆衛生上の打撃が大きい．パニックや社会混乱を起こしやすいことから日頃の公衆衛生準備が肝要となる	炭疽	*Bacillus anthracis*
	ボツリヌス症	*Clostridium botulinum toxin*
	ペスト	*Yersinia pestis*
	天然痘	*Variola major*
	野兎病	*Francisella tularensis*
	ウイルス性出血熱	*Filoviruses, Bunyaviruses, Flaviviruses, Arenaviruses*
B：比較的伝播しやすいが，健康被害インパクトはさほど大きくない．しかし，的確かつ高度な診断治療と疾病サーベイランスを要する	ブルセラ症	*Brucella spp.*
	イプシロン毒素	*Clostridium perfringens*
	上水道・食品衛生脅迫テロ	*Pathogenic Vibiros, Salmonella spp., E. coli O157：H7, Shigella, Listeria monocytogenes, Campylobacter jejuni, Yersinia enterocolitica, Caliciviruses, Hepatitis A*，その他，原虫，真菌
	鼻疽	*Burkholderia mallei*
	メリオイドーシス（類鼻疽）	*Burkholderia pseudomallei*
	オウム病	*Chlamydia psittaci*
	Q熱	*Coxiella burnetii*
	リシン毒素	*Ricinus communis*
	ブドウ球菌毒素	*Staphylococcus spp.*
	発疹チフス	*Rickettsia prowazekii*
	蚊媒介性ウイルス性脳炎	*Alphaviruses, Flaviviruses* など
C：いわゆる新興生物剤．自然界などから簡単・大量に入手できる．バイオ技術で罹患率・致死率も非常に高くでき，容易に大量生産が可能	新興感染症各種	*Nipahvirus, Hantavirus, prions, SARS-CoV, MERS-CoV*，各種薬剤耐性感染症（性行為感染症を含む）
	ダニ媒介性脳炎ウイルス	*Tickborne encephalitis viruses*
	ダニ媒介性出血熱ウイルス	*SFTS, Omsk hemorrhagic fever virus, Kyasanur Forest virus*
	狂犬病ウイルス	*Rabies virus*
	その他のリケッチア	

・Department of Public Health, City and County of San Francisco　http://sfcdcp.org/btagents.html
・Cenciarelli O, et al：Bioweapons and Bioterrorism：A Review of History and Biological Agents. Defence S&T Tech. Bull. 2013；6（2）：111-29.
・National Institute of Allergy and Infectious Diseases: NIAID Emerging Infectious Diseases/Pathogens　https://www.niaid.nih.gov/research/emerging-infectious-diseases-pathogens　より作成

1) Arora DR et al：Biological Warfare：Bioterrorism. Indian J of Med Microbiology. 2002；20（1）：6-11.
2) 特定非営利活動法人NBCR対策推進機構：国民保護とNBCR災害対策Ⅵ．P.58-63, 2015.
3) Cenciarelli O et al：Bioweapons and Bioterrorism：A Review of History and Biological Agents. Defense S & T Tech Bull. 2013；6（2）：111-29.
4) World Health Organization：Public health response to biological and chemical weapons：WHO guidance. p.214-276, 2004.
5) Centers for Disease Control and Prevention：Emergency Preparedness and Response
　https://emergency.cdc.gov/agent/agentlist.asp
6) 東京都NBC災害対処マニュアル【概要版】．2004年3月

10 情勢不安定・紛争地域への渡航

> 人間は自分だけの幸せを考えて生きてはいけません．
> われわれは皆，同じ船に乗っているのですから．
> この船に乗っている人々が，
> 争いもなく幸せにいきていけるようにするのが政治です．
> マーガレット・ヒルダ・サッチャー女男爵

A セキュリティ・クリアランス

　情勢が不安定な国や，明らかに紛争の可能性が高い地域・国（選挙などの期間も），実際に紛争が発生している国，発生していた地域への渡航が必要な場合もある．ここでは組織的な対応を中心に述べるが，考え方の基本は個人渡航者であっても同じであるため，参考にしていただきたい．

① リスク・アセスメント

　どこにどのようなリスクがどれだけあるかを明らかにせずに渡航するのは，海図なしに大海原に筏で漕ぎ出すようなものだ．まずは渡航先における紛争，テロ，犯罪，交通事故などの被害に遭う可能性と，発生した場合の影響度の大きさをマッピングすることから始める（図10-A-1）．

　その上で，予防の観点から対処できること，また，発生してしまった場合に備えて被害を最小化するための事前準備施策を，プロセス・人的・物理的な観点から対策を練る（図10-A-2）．

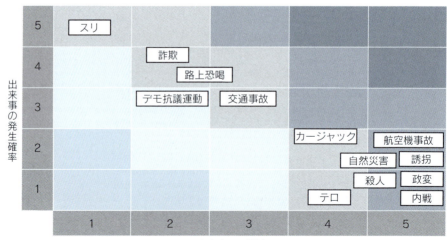

図10-A-1　リスク＝「出来事の影響度」×「出来事の発生確率」

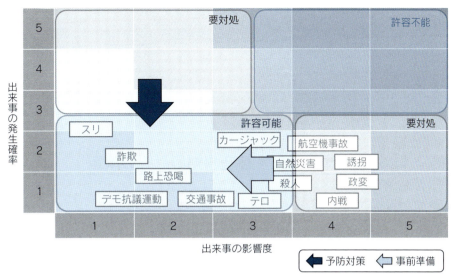

図 10-A-2　リスクの低減＝予防対策×事前準備

② 安全管理体制の構築

ハイリスク地域において安全管理体制を構築する際には，組織・プロセス，人的対策，物理的対策の 3 点で考える必要がある．

1）組織・プロセス（計画の作成）

・安全管理責任者・担当者の任命，役割分担
・リスク情報収集体制の策定
・定期的なリスク再評価の仕組み化
・有事対応計画や各種危機管理手順書の作成
　　移動管理計画（渡航者トラッキング）
　　通信ルール
　　緊急避難計画（含　籠城計画）
　　施設警備実施手順書　ほか

2）人的対策

・渡航前リスク認知ブリーフィング
・高脅威下有事対応トレーニング

3）物理的対策

・居住・就労施設等サイトの安全点検と強化

・移動手段の整備（車両，運転手，燃料，スペア備品）
・通信手段の構築（固定・携帯電話，衛星電話/インターネット，無線）
・飲食日用品の備蓄
・緊急避難用バッグの準備

　上記はあくまで一例であるが，リスク・アセスメントを行った後に，必要な安全対策を実施し，定期的に再評価，点検を行うという基本サイクルは渡航先に関わらず基本対応となる．

③ 最悪の事態に対する有事対応計画の策定

　リスク・アセスメントの際には「情勢悪化のシナリオ（トリガー）」を明らかにしておくことが重要である．下記のような事象が例として挙げられる
・夜間外出禁止令の発令
・警察によるデモ鎮圧時の死傷者発生
・空港へ向かう道路の一時封鎖
・航空会社の定期便運行停止
・外国資本・権益に対する明らかな批判，攻撃の増加
・外務省による危険情報の配信

　また，避難計画の策定については，多くのNGOや国際機関・企業も行っているが，「避難ありき」が前提となっていることが多い．2006年のイスラエルによるレバノン侵攻や，最近ではサウジアラビア-イエメン間の武力衝突のように空港・空域が封鎖されると突然に「避難できない状況」に陥ることもあるため，籠城場所の選定や籠城への備えも極めて重要だ．

　個人の住居においては，家屋進入強盗があった場合に寝室を籠城場所（セーフルーム）とできるよう，固定電話・携帯電話といった通信手段の配備，寝室ドアの強化と閂状の鍵の設置，緊急連絡先カードの常設を行う．

　一方で，現地に行ってしまえば頼れるのは自分のみ，といった状況もあり得る．そういった状況に備え，ハイリスク地域への渡航が多い場合には，高脅威下トレーニング Hostage Environment Training と言われる紛争地域で襲撃を受けたり誘拐される状況を想定したフィールド型の実地訓練を受講することも有効だ．紛争地での従軍経験がある教官による実際の襲撃を模擬したものであるが，高いストレスを受ける中で，正しい意思決定と行動をすることが求められるため教育効果が高い．

　日常における個人の行動から，組織的な安全管理にいたるまで，1つの対策に頼ることなく，複数の対策を重ねるほどより安全性は高まるため，可能な限り重層化させることが重要だ．

〔福間芳朗〕

B 軍事医療・紛争地域でのストレス

① 紛争・軍事医療

1）患者発生時の優先事項

　情勢不安定・紛争地域では，医療資源や施設，輸送手段が限られると同時に，戦闘やテロのような突発事態により傷病者が同時多発的に発生する．このような現場における初期対応の優先事項・優先順位を，英国の災害教育プログラムである Major Incident Medical Management and Support（MIMMS）では，頭文字 CSCATTT で示している[1]（表10-B-1）．前者4つ "CSCA" は対応時の組織運営体制について，後者の3つの "T" は医療支援内容を示している．

2）トリアージ

　大量の傷病者が同時に発生した場合には，救助者は現場において治療の優先順位を決めるトリアージ triage を行う．トリアージの基本は，傷病者の全身状態を正しく判断して適切な治療，後送を行うことである．トリアージ法には各種あるが，国内外の災害現場で汎用されている START 法を示す[2]（図10-B-1）．現場でトリアージされた患者は，後送先の救護所等で再度トリアージされ，さらに後方へ搬送される．トリアージは一度では終わらず，後送段階や状況の変化に合わせて何度も行い全身状態を確認する．

3）戦闘地域での治療

　紛争・戦闘地域における戦傷者は，さらなる攻撃の危険に晒され，その救護者も脅威が続く特異な環境にある．米軍はベトナム戦争において，医療施設に搬送前に死亡した兵士について分析し，前線の戦闘地域で治療が施行できていれば生存の可能性があった兵士について，防ぎ

表 10-B-1　現場対応の優先事項・優先順位（CSCATTT）

		優先事項		活動内容
組織体制	C	Command & Control	指揮命令/統制	医療現場責任者を明確にし，その指揮命令下で，医療活動を組織的に実行する
	S	Safety	安全	3S ①自分自身（Self）②現場（Scene）③生存者（Survior）の安全を確認する
	C	Communication	情報伝達	現場や各種機関の，縦と横の情報伝達を徹底する
	A	Assessment	評価	負傷者数，傷病者の種類，緊急度・重症度を把握する 評価は継続的に実施する
医療支援	T	Triage	トリアージ	傷病者の重症度を素早く，正確に判断し，治療の優先順位（緊急度）や搬送順位を決定する
	T	Treatment	治療	トリアージで優先順位の高い傷病者に適切な治療を行う
	T	Transportation	搬送	現場や，後送先の医療施設の状況を考慮して，後方への搬送を行う

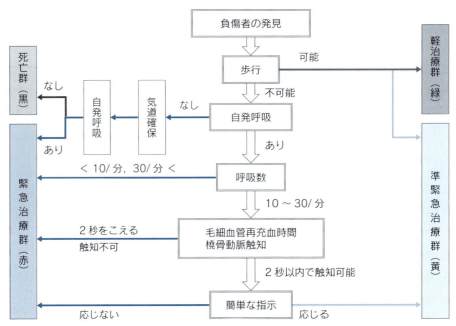

図 10-B-1　START（Simple Triage And Rapid Treatment）法によるトリアージ区分
患者 1 人あたり，30 秒以内に判定する．緊急治療群（immediate/RED），準緊急治療群（delayed/YELLOW），軽治療群（minor/GREEN），死亡群（decreased/BLACK）

得た戦傷死 preventable combat death と定義し，以降は前線の戦闘地域での応急治療を開始した．陸戦での防ぎ得た戦傷死は，四肢の損傷による出血，気道の閉塞，緊張性気胸の 3 つが代表であり，これらの疾患を中心に前線で応急治療を開始することで，米軍の戦傷者の死亡率は第 2 次世界大戦の 19.1％から，2000 年代のイラン・アフガニスタン戦争では 9.4％まで改善した[3]．この改善には，戦傷救護のガイドライン Tactical Combat Casualty Care（TCCC または TC3）化と，患者の防護装備や後送手段の発達が大きく貢献している．

4）TCCC

　TCCC は米軍で始まり，現在は多くの軍隊で導入されている戦傷救護のガイドラインである．この TCCC は戦闘時に一般兵士や戦闘衛生兵 Combat Medic（CM）によって行われる，現場から医療施設に到着するまでの一連の応急処置を含む各種医療活動である．TCCC の目的は 3 つあり

　① Treat the casualty（負傷者の救護）
　② Prevent additional casualties（さらなる負傷者発生の防止）
　③ Complete the mission（任務の完遂）

である[4,5]．危険の大きいところでは迅速に，安全な場所では時間をかけて確実に処置をする，"Good medicine can sometimes be bad tactics"（良い医療行為は，時には望ましくない戦法となりうる）という考えを忘れてはならない．TCCC において特に重要視する状況は

　・四肢の損傷による大量出血

表10-B-2 米軍における戦闘傷病者の管理分類と処置

分類	状況	処置
Care under fire（戦闘下でのケア）	・敵の砲撃下 ・負傷者は自身の持参した救急セットで処置	・止血帯（タニケット）による四肢出血の止血．平時の外傷処置とは異なり，確実性よりも，迅速性を重視
Tactical field care（戦術的フィールドケア）	・敵の直接の砲撃を脱した状態 ・短時間での処置が必要 ・衛生兵により医療資源制約下での処置	・確実な止血処置（被覆，圧迫止血，タニケットコンバージョン） ・輸液（末梢静脈，骨髄内） ・輪状甲状靱帯切開術を含めた気道確保 ・開放性気胸には閉鎖的被覆 ・緊張性気胸には胸腔穿刺 ・低体温防止 ・貫通性眼損傷の処置 ・全身観察と各損傷に対する処置 ・鎮痛処置（フェンタニル等の投与） ・抗菌薬の投与 ・熱傷対応
Tactical evacuation care（戦術的な撤退救護）	・航空機，車両，艦船による搬送	・安定化（輸血を含む）しながら後送

・緊張性気胸
・気道閉塞
・Damage control resuscitation（DCR）：止血と輸液・輸血療法（蘇生）

などである．

　治療方針は，戦場からの距離で3段階に分類し，段階的な治療を行う（表10-B-2）．これは，戦闘地域では敵の脅威から速やかに離脱するため最低限の処置のみを行い離脱し，戦場から遠い安全な場所で十分な医療を提供するという考えである．米軍では，衛生兵が外科的処置まで認められているのが日本との大きな違いであるが，紛争・戦闘に巻き込まれた場合，この原則に考慮し医療を行う．

② ストレス

1）情勢不安定・紛争地域でのストレス

　情勢不安定・紛争地域での過酷な体験とストレスは，日常体験をはるかに越えたものであり，体験した者に非常に強い苦痛をもたらす．これを心的外傷traumaという．この心的外傷体験の結果生じる精神障害を，心的外傷後ストレス障害 post traumatic stress disorder（PTSD）という（10-D参照）．心的外傷後，症状が1か月以上継続する場合PTSDといい，1か月未満の場合を急性ストレス障害 acute stress disorder（ASD）という．

2）ストレス要因とストレス反応

　紛争・戦闘地域では，長期化する紛争への不安や，死体の目撃などの紛争や戦闘地域特有のストレス要因に加え，それに付随する貧困，暴力などの様々なストレス要因を生じる（図10-

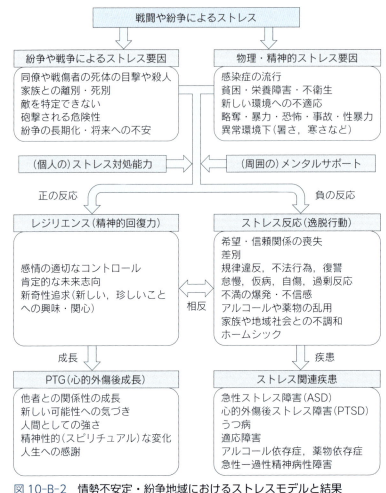

図10-B-2　情勢不安定・紛争地域におけるストレスモデルと結果

（文献6）を元に改変）

B-2）．これらのストレス要因に対して，個人や社会で適切に対応ができない場合，患者はストレスに対する反応として，ASD/PTSDやうつ病，適応障害，急性一過性精神病性障害などのストレス関連疾患を発症する．これらの疾患は，被支援者のみではなく，現地への渡航者や支援者，軍人でも同様に発生し得る問題である[6,7]．

3）ストレス対処のマネジメント

　心的外傷やストレスを完全に回避することは現実的には不可能であるため，テロや戦闘への遭遇といった心的外傷を体験した渡航者や，渡航先環境への不適応といったストレス要因を体験した渡航者を早期発見することが重要である．例えば，自衛隊部隊では海外派遣や災害派遣前から派遣後まで，全隊員に対して定期的にメンタルヘルスの状態をチェックするとともに，ストレスの軽減に必要な知識を与えるためメンタルヘルス講習や，カウンセリング教育受講隊員の現地への配置を行っている．また，派遣部隊への医官の配置に加え，メンタルヘルス診療

支援チームなどを派遣し，現地でのストレス対処法や，帰国後の家族および所属隊員とのコミュニケーションにおける注意点などについて教育を行っている[8]．米軍では，戦地でのメンタルヘルス対策を実施するため，「戦闘ストレス管理部隊 combat stress control unit」という専任の部隊を編成し，米軍の作戦地域において現地で活動している[9]．このような組織的対策は個人旅行では難しいが，渡航者には多くのストレス要因が加わることを理解し，渡航者に対して何となくおかしいと感じた時には，精神科医にコンサルトすることが求められる．

その一方で，心的外傷を体験した際に，ストレス反応からPTSDを発症するのではなく，それを乗り越えうまく適応していくことで，成長につなげていく回復過程と適応力が注目されている．この精神的な回復力をレジリエンス resilience という．レジリエンスにより，経験を糧としてさらなる成長を遂げることを，心的外傷後成長 post traumatic growth（PTG）という[6]．

渡航先での経験が，渡航者にとって成長を促す要因と素晴らしい思い出になるような，メンタルサポートを実施することが望ましい．

③ 感染症

1） 戦闘行動に伴う感染症

戦闘行動で最も多く発生する疾患は銃創，切創，爆風傷などの挫滅創である．これらの創の2次感染により陸上では破傷風（開口障害，筋けいれん，神経症状），壊死性軟部組織感染症（ガス壊疽性筋膜炎，劇症型溶連菌感染症など），海中ではビブリオ属感染等（巻末資料⑥参照）に注意する必要がある．また，熱傷部位の創感染では黄色ブドウ球菌と緑膿菌感染が問題となる[10]．

2） 紛争・戦闘地域に関連する感染症

現地で流行している地域・季節特異的な感染症を確認しておく（5章参照）．また，紛争地域では共通して，公衆衛生の悪化による急性胃腸炎などの流行，ワクチン未接種によるポリオや麻疹の流行，社会的背景や貧困による教育環境の悪化によりHIV/AIDSやHIV合併結核の流行などが問題となる．

3） 生物テロとしての感染症

殺傷目的で使われる微生物や毒素を生物剤という．生物剤の攻撃には，市民を狙う生物テロと，生物兵器として使用する軍事攻撃がある（9-D参照）．

〔本間健一〕

1) 浅井康文ほか：［増補版］DMAT標準テキスト．第1版，日本集団災害医学会ほか編，p12-15，へるす出版，2012.
2) Benson M et al：Disaster triage：START, then SAVE--a new method of dynamic triage for victims of a catastrophic earthquake. Prehosp Disaster Med. 1996；11（2）：117-24.
3) Holcomb JB et al：Understanding Combat Casualty Care Statistics. J trauma. 2006；60（2）：397-401.

4) 後藤浩也：米軍における戦傷治療ガイドライン．自衛隊医官のための救急医療標準診療指針ガイドブック，大鹿芳郎ほか編，p82-87，防衛医学振興会，2014．
5) 作田英成ほか：術的な戦傷救護（TCCC）：「防ぎえる死」の原因となる致死的戦傷への現実的対応．防衛衛生．2012；59（12）：121-30．
6) 長尾恭士ほか：戦闘と作戦における Behavioral Health（1）．防衛衛生．2015；62（Suppl. 7・8）：1-11．
7) 高橋祥友：メンタルヘルス．自衛隊医官のための各種災害派遣対応マニュアル．上部泰秀ほか編，p48-58，防衛医学振興会，2012．
8) 防衛省：国際平和協力活動への取組．平成27年度版日本の防衛．防衛白書，p297-305，防衛省，2015．
9) 鈴木滋：メンタル・ヘルスをめぐる米軍の現状と課題—「戦闘ストレス障害」の問題を中心に—．レファレンス．2009；703：31-53．
10) 長川真治：戦闘行動（島嶼防衛・ゲリコマ対処を含む）で留意すべき感染症．自衛隊衛生のための感染対処マニュアル．鈴木智史ほか編，p32-33，防衛医学振興会，2015．

C 難民や国内避難民の多い紛争地

① 難民とは何か？

　1951年，国連で合意された「難民の地位に関する条約」によれば，難民とは，「人種・宗教・国籍・特定の社会的集団への所属もしくは政治的意見を理由に迫害を受けるという十分に根拠のある怖れのために，国籍国の外にあって，かつ，国籍国の保護を受けることができない者，あるいはこのような怖れのために国籍国の保護を受ける意志を有しない者」とされている．この定義の中で，中心的な位置を占めるのは「迫害」の概念である．その後，紛争などにより多くの難民が発生したアフリカの事情を背景に，「アフリカにおける難民問題の特殊な側面を規定するアフリカ統一機構条約」（1969年）により，戦争や内乱あるいは抗争の結果，故国を失った人々を難民として保護するための定義が付け加えられた[1]．

　一方，人道支援の立場からは，「自国外にあること」という難民の定義のもつ意味合いが小さくなっている．内乱や外国の占領などにより自分の居住地を追われ逃亡した人々にとって，人為的な国境線を越えたかどうかの区別は重要ではない．1991年に筆者がクルド難民支援に赴いた時，難民たちはイラクとトルコの国境である川幅2メートルの小川を行ったり来たりしていた．元来，その土地に住んでいた人々にとっては，日常的に国境を自由に往来してきたのである（図10-C-1）．現在では，このような国境を越えていない国内避難民 internally displaced persons（IDP）に対しても，国際機関やNGOが積極的に支援活動を行っている[2]．

　ここでは，国際法上の狭義の難民だけに限定することなく国内避難民をも含めた概念として捉え，難民・国内避難民が居住する地域に赴く時の保健医療上の留意点について考える．

② 難民・国内避難民への保健医療

　難民に対する保健医療の支援は，時期により大きく異なる．難民が大量に流出する緊急期にあっては，感染症治療や救急医療が重要である．緊急事態を評価する指標として，死亡率（人口1万人当りの1日の死亡者数）が1人以上といわれている．新たな難民の流入は落ち着きはじめ，飲料水や食糧の安定供給がほぼ確立する移行期になると，予防接種や感染症予防対策などの予防保健医療が重要になる．続いて，安定した時期になると，受入れ国において必要な医療を受けられる保健医療システムの構築が必要となる．また，難民の帰還にあたっても，帰還途中での医療ケアに十分留意する必要がある（表10-C-1）．

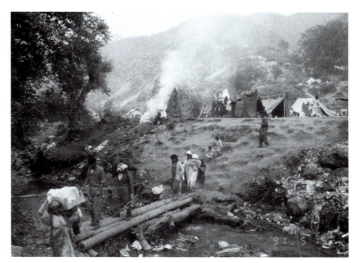

図10-C-1　トルコ・イラク国境のイェクマールでクルド難民支援を行った（1991年）
川の手前がトルコで，テントがあるのがイラク側．人々は，パスポートも持たずに，毎日，小川を渡り，国境を越えていた．

表10-C-1　保健医療の4つの時期

緊急期	難民の大量流出の時期．水と食糧の供給，住居の確保が優先課題である．難民キャンプ内の治安維持も必要である．保健医療面では，感染症治療や救急医療が重要である（人口1万人当りの死亡者が1日に1人以上みられたとき，緊急事態であると認識される）
移行期	緊急時期を脱した時期．新たな難民の流入は落ち着きはじめ，飲料水や食糧の安定供給がほぼ確立する．保健医療面では予防接種や感染症予防対策などの予防面での充実が必要になる
システム確立期	難民が受入れ国での生活に慣れた時期であり，教育や社会福祉施策のニーズが高まる．保健医療面では，受入れ国の保健医療機関を中心に地域保健医療システムの構築が必要となる．この時期こそ，難民自身による積極的な参加を図るべきである
帰還期	難民が帰還を始める時期．帰還途中での医療ケアに十分留意する必要がある．また，帰還後の出身国での保健医療サービスの確保が重要な課題である

（文献3）より）

　被災地では，死亡者や救急患者で混乱している災害直後から，感染症との闘いが始まっている．感染症による被害の大きさは災害の種類によって異なるが，難民においては，全ての死亡のうち51〜95％は感染症に起因するといわれている．世界的にみると，災害時の主な感染症としては，下痢症，急性呼吸器感染症 acute respiratory infection（ARI），麻疹，マラリアが挙げられ，これらはキャンプ地における4大死因として特に留意する必要がある．また，被災地では，被災直後から復興期までのどの時期においても，感染症の流行が生じる可能性がある．災害における感染症のもつ重要性を理解し，単に感染症患者の治療を行うだけでなく，災害直後の緊急支援の時期から適切な予防措置を講じる必要がある（表10-C-2）（9-A，B参照）．

表 10-C-2 難民キャンプでよく見られる感染症

疾病名	主要要因	予防対策
下痢性疾患	飲料水や食物の汚染	飲料水供給，健康教育
急性呼吸器疾患	劣悪な住居，毛布や衣服の不足	住居の確保，毛布の配布
マラリア	新しい環境	蚊帳の配布
麻疹（はしか）	密集	予防接種
結核	密集	住居の確保，早期発見治療
髄膜菌性髄膜炎	密集（流行地のみ）	予防接種
寄生虫疾患	密集，劣悪な衛生環境	健康教育，安全な飲料水
破傷風	外傷，出産時の不潔な処置	創傷の治療，予防接種
疥癬（かいせん）	水の不足	生活水と石鹸の配給

（文献 4）より）

③ 難民・国内避難民の居住地域への渡航

　難民・国内避難民が居住するような地域へ渡航する際には，事前の健康診断と予防接種が重要である．また，現地で医薬品は調達できないことを前提として，持病のある人は医薬品や衛生用品はすべて持参する必要がある．ことに生理用品，耳かき，爪きりなど日本製の品質は優れている．

　また，危険な場所には近づかない，犯罪にあったら抵抗しない，パターン化した行動はしない，といった安全対策の基本は絶対に厳守することである．慣れてきたからと言って油断しないことが肝要である（4-B 参照）．

④ 渡航目的別の傾向と対策

　難民・国内避難民が居住する紛争地に渡航するには，多くの場合，何らかの理由がある．ここでは，渡航目的別に考察してみたい．

1）国連職員・国際 NGO・政府関係者

　外務省海外安全情報や感染症危険情報の「レベル 3：渡航は止めてください」という渡航中止勧告が出ている地域で，実務をしなければならない場合もある．所属する組織の安全対策，感染症対策を遵守することにより，かなりのリスクを避けることができる．

2）ジャーナリスト

　大きなメディアに属している場合も，フリーのジャーナリストの場合もある．大きな紛争が勃発すると，ほとんど瞬時にジャーナリストが現地に駆けつけることになる．ワクチン接種する時間的余裕はなく，現地の保健医療情報を収集しているひまもない．また，ロンドン支局の特派員がアフリカ取材の応援をするといったように，その行動範囲は驚くほど広い．したがって，ジャーナリストについては，事前に広範囲をカバーできるようなワクチン接種をしておく

ことが強く勧められる．

3）研究者・学生・院生

　最後に，トラベルメディスンの立場から，最も危険な存在が，紛争地で研究調査をする研究者や学生・院生である．彼らの多くは大学関係者であるが，大学の保健センターなど海外の紛争地の保健医療情報や予防接種情報を適切に提供できている機関は非常に限られている．また，研究のためなら感染の危険をいとわず，フィールドに入り込む研究者の方々は少なくない．紛争地では緊張を強いられているので，国際 NGO では，帰国後にカウンセリングを義務づけている場合もあるが，大学や研究者でそのような帰国後のケアが行われることはほとんどない．今後，研究者や学生・院生に対する渡航前と帰国後のケアが充実することを強く望みたい．

〔中村安秀〕

1）市野川容孝：難民とは何か．難民，岩波書店，2007．
2）中村安秀：難民と人道支援―共感と連帯を求めて．グローバル人間学の世界，中村安秀ほか編，p.158-174，大阪大学出版会，2011．
3）中村安秀：国際難民支援の現場から．ボランティア学のすすめ，内海成治編，p.57-84，昭和堂，2001．
4）中村安秀：難民に対する保健医療．国際共生と健康，新福尚隆ほか編，p.161-178，放送大学教育振興会，2004．

D トラウマに対するメンタルケアとスクリーニング

　海外渡航先では，事件や事故に巻き込まれて心の傷（トラウマ trauma）を受傷するリスクが国内に比べて高くなる．ここではその概要を解説する．

① トラウマの原因となりうるもの

　トラウマの原因となりうるのは，単発の出来事と，繰り返す出来事がある（表10-D-1）．直接被害者になった場合だけでなく，事件や事故を目撃した目撃者の立場でもトラウマ受傷原因となる．特に，軍隊・警察・消防などの救援者が受けるストレスを惨事ストレスといい，近年注目を集めている．

表 10-D-1　トラウマの原因

単発のもの	災害：地震，津波，噴火，洪水，火災等 事故：飛行機，船舶，列車，自動車，工場，鉱山，スタジアムや劇場等 戦争：戦闘，捕虜，強制収容所，拷問，被爆，難民 犯罪被害：強姦，強盗，人質，傷害，誘拐，脅迫等
繰り返すもの	幼児虐待 家庭内暴力・デート暴力 いじめ

② トラウマによって起こる疾患

1）急性ストレス障害（ASD）

　トラウマとなる出来事の直後から発症する．症状は意識野の狭窄・失見当識（眩惑）・抑うつ・激越・過活動・自律神経症状などで，問いかけに対し反応が鈍くぼーっとしているように見えることが多い．これは一種の防衛反応であり，無理に外傷場面について聞きただすことはせず，見守ることが重要になる．治療は対症的に抗不安薬・睡眠薬などを必要に応じて使用する．一人にせず，誰かが付き添うようにすることが望まれる．

2）PTSD

　トラウマとなる出来事から通常数週間の期間を経て発症する．症状は記憶の侵入的回想，回避行動，過覚醒を主体に，抑うつ・不安・不眠などの非特異的症状をともなう．

✚ 侵入的回想
　トラウマ場面は思い出したくもないことが通常である．しかし，それがイメージとして鮮明に湧き上がったり，悪夢として蘇ってくる．

✚ 回避行動
　外傷場面を想起する場所や状況に入ることができなくなる症状．例えば，海外で地下鉄爆破テロ事件に遭遇した旅行者が帰国後も地下道入口で足がすくみ階段を降りることができず通勤に不便をきたす，性犯罪被害者が夜道を歩けなくなる等，日常生活に深刻な不便をもたらす．

✚ 過覚醒
　集中力低下，不眠，易刺激性などの症状があらわれる．

✚ その他非特異的症状
　不安，抑うつ，情動の鈍化などがみられる．

　治療は精神療法が主体となり，認知行動療法や眼球運動による脱感作法 eye movement desensitization and reprocessing（EMDR）を行う．薬物療法は必要に応じて抗不安薬や睡眠薬が用いられるが，あくまでも補助的なものである．被害者どうしが集まり，症状を語り合い情報交換する自助グループ（セルフヘルプグループ）も有効で，被害者の会などが自助グループ的に作用することもある．

③ スクリーニング

　PTSDのスクリーニングに用いられるのがIES-R（改訂出来事インパクト尺度）である．東京都医学総合研究所のウェブサイトで公開されており，診療や調査では無料で使うことができるようになっている[1]．
　22項目からなる質問紙で被験者は各質問に対し0（全くなし）から4（非常に）までの5段階から選択する．侵入的回想・回避行動・過覚醒症状の評価を中心に構成され，合計得点24/25点がカットオフ値となるが，これで確定診断となるものではなく臨床面接による診断が必要である．

④ ケ ア

　事件・事故の被害者や災害被災者に対しては，上記疾患が発症するしないにかかわらず早期からのケアが必要である．PTSDの症状，誰でも起こりうることであること，発症時に受診すべきであることなどの情報提供は重要で，発症時の受療行動に直結する．

　初期アプローチのマニュアル（サイコロジカル・ファーストエイド PFA）が米国立PTSDセンターと，米国立子どもトラウマティックストレス・ネットワークから公開され，その日本語訳が兵庫県こころのケアセンターウェブサイトからダウンロードできるようになっている[2]．

⑤ 惨事ストレス―救援者のケア―

　心的トラウマを負うのは被害者だけとは限らない．例えば震災後に現地に入る消防隊や自衛隊は，被害の現場や遺体の目撃などをきっかけに心的外傷を負う可能性がある．これを惨事ストレスといい，近年注目を集めている．その結果，PTSDの項であげた侵入的回想・過覚醒の症状のほか，怒り・抑うつ・不安などの感情にさいなまれる．さらに，アルコール問題の発生も問題となる．

　海外勤務においては，同僚や同胞に事故やトラブルが発生した際に支援に向かい，惨事ストレスに遭遇する機会がある．筆者が知る限りでも，自殺現場で遺体を目撃した，テロ被害者の支援にて凄惨な外傷を目にした例がある．同僚の被害や死亡にあたり，「いっそ自分が死ねばよかった」「被害に遭わず生きているのが申し訳ない」等の不合理な罪悪感を感じることがあり，それを survivor's guilt といい，普遍的な現象である．また，自分しかできないと思い込み（これを「万能感」と呼ぶ）支援に没頭し疲弊してしまう問題，支援活動が終わった後にも，元の生活のペースを取り戻すのに困難を感じる等の問題もある．したがって，企業の海外拠点で事件・事故が発生した際にはその被害者だけでなく，同僚のメンタルケアに長期的に目を向ける必要がある．

〔勝田吉彰〕

1）東京都医学総合研究所：IES-R（改訂出来事インパクト尺度）　http://www.igakuken.or.jp/mental-health/IES-R2014.pdf
2）兵庫県こころのケアセンター：サイコロジカル・ファーストエイド PFA　http://www.j-hits.org/psychological/index.html
・鈴木　満：異国でこころを病んだとき―在外メンタルヘルスの現場から．第1版．p.194-195，弘文堂，2012．

11 日本への移住者に対する保健医療課題

> 難民は目指した国に身の回りの
> ものを持ち込んでいるだけではない．
> アインシュタインも一時は難民だった．
> スィカレンピーロ　シャンゲ・ブターネ

　日本で暮らす外国人に対する保健医療ケアに私が本格的に取り組み始めたのは，インドネシア・北スマトラ州の電気もない農村での母子保健活動から帰国した後の1989年であった．途上国でも外国人がアクセスできる医療環境は整備されており，インドネシアにおいても英語さえ使えば診療可能な医療機関は少なくなかった．しかし，当時の日本では，小児医療に関する最高峰の1つである国立小児病院（現 国立成育医療研究センター）でさえ，病院玄関に病院の英語名の表示すら見当たらず，院内の表示は日本語だけで，外国語のパンフレットもなかった[1]．1989年に私が勤務した東京都三鷹保健所（当時）において英語のパンフレットを作成した時，外国語による保健所案内は全国でも初めてではないかといわれた．まさに，日本の厚生行政と保健医療サービスは，日本に住み日本語ができる日本人に焦点を絞り発展してきたのだということを実感した．

　日本の保健医療ケアがグローバル世界とつながるようになった現状を踏まえ，診療現場での現状や課題について分析するとともに，移住者の存在にも焦点を当てていきたい．

A 日本に定住化する外国人の増加

　外国人登録者数は増加の一途をたどり，2016年6月現在の外国人登録者数は約231万人で，総人口の約1.7％を占める．国籍別には，中国（68万人），韓国朝鮮（49万人），フィリピン（24万人），ブラジル（18万人），ベトナム（18万人）と続いている．

　最近の外国人の人口動態の特徴は，外国人家族の定住傾向が明らかとなってきたことである．外国人を親にもつ子どもが増加している．1987年には，出生総数約135万人のうち，親のどちらかが外国人という新生児は0.74％にあたる約1万人であった．27年後の2014年には，出生総数は104万人と大きく減少するなかで，外国人を親にもつ子どもは3万3千人に増加し出生総数の3.12％を占めた（厚生労働省人口動態統計特殊報告）．すなわち，日本で出生する新生児31人に1人は，父母のどちらか，あるいは両方が外国人という時代になった．これらの外国にルーツをもつ子どもたちが，保育，教育，やがて労働市場の場に参画してくることを前提とした，保健医療システムが求められている．

　同時に，定住化に伴い，外国人の高齢化がすでに始まっている．日系ブラジル人社会においても，肥満や糖尿病などの生活習慣病，がんや循環器疾患などが増加している．医療者と患者の適切なコミュニケーションを図るためには，マニュアルや辞書では不十分であり，保健医療に造詣の深い医療通訳士に対するニーズが高まっている．

Ⓑ 外国人に対する保健医療の特徴

　外国人に対する保健医療サービスは決して特殊な分野ではなく，基本的には日本人に対する診療と同じである．しかし，社会経済的背景や保健医療システムが出身国と日本で異なるために，「言語・コミュニケーション」「保健医療システムの違い」「異文化理解」といった面で，保健医療関係者が配慮しつつ取り組むべき課題となっている．

① 言語・コミュニケーション

　日本に長期滞在している外国人は，話をよく聞いてくれ，やさしい日本語で説明してくれることを望んでいる．案内や通知文書の漢字にルビを振るといった工夫も大切である．嘔吐（おうと），喘息（ぜんそく）など医学用語は漢字テストのようである．実は，医学用語にルビを振ると，日本人からも好評であった（特に，若い母親では，診療所や病院で配布された文書を難しいという人は少なくない）．このように，外国人にとって読みやすい案内や説明文は日本人にとっても役立つ．すなわち，外国人に対する小児保健医療の成果は日本人にも波及することに注目したい[1]．

　最近，インターネットなどから多くの外国語情報が入手できるようになった．特に，既往歴などは問診で無理に聞き出すよりも，チェックリストに記入してもらうほうが互いの負担が少なく時間の節約にもなる．「多言語医療問診票」は，インターネット上から簡単にダウンロードできる有用なツールである．また，「多言語生活情報」などのように，日本の保健医療サービスに関する外国語での説明文書を置いておくと，日本語で会話できる外国人にも非常に好評である．母国語で読める情報源があるというのは，外国人にとって大きな安心につながる（表11-B-1）[2]．

　外国人の診療機会が増加したことにより，医薬品に関する問い合わせが急増している．外国人が本国から持参した医薬品の内容がわからない時は，「日本医薬情報センター」の海外医薬品添付文書を参照することができる．また，日本の医薬品について，英語の添付文書が必要な時は，「くすりのしおり」からダウンロードすることができる（表11-B-2）[2]．

　外国人の親をもつ小児の保健医療において，外国語版母子健康手帳は非常に有用である．日本で暮らす外国人を対象とした母子健康手帳が開発されたのは，1992年であった．首都圏における外国人人口の急増を受け，東京都母子保健サービスセンター（当時）が日本語と外国語を併記する形の外国語版母子健康手帳を開発した．日本語の単なる翻訳ではなく，外国語と併記することにより，外国語がわからない保健医療関係者も記入でき，外国人と日本人の夫婦も共通に理解することが可能になった．

　もちろん，問診票やチェックリストだけで，全ての問診を行うのは不可能である．保健医療機関において，日本語のできない外国人に対して日本人と同等の水準の保健医療を提供するためには，単なるマニュアルやパンフレットだけでは不十分であり，保健医療分野に造詣の深い通訳士が求められている．

表 11-B-1　外国語での診療に役立つ冊子・ウェブサイト

　小児科診療の現場では，外国人に対する言語コミュニケーションは大きな課題である．災害時など医療通訳士などが近くにいない時でも，すでに作成された多言語版の問診票や同意書，予防接種説明書などをダウンロードして活用できる．また，自治体国際化協会が作成した「多言語生活情報」では，出産や育児など日本の母子保健医療サービスに関する手続きや行政サービスを多言語で説明している．

多言語医療問診票（国際交流ハーティ港南台，かながわ国際交流財団）
http://www.kifjp.org/medical/
　内科，眼科，小児科など11の診療科に対応した問診票がダウンロードできる．英語はもとより，ポルトガル語，ロシア語，タイ語など18言語に対応．

外国人向け多言語説明資料（日本医療教育財団：厚生労働省）
http://www.mhlw.go.jp/stf/seisakunitsuite/bunya/0000056789.html
　院内でよく使われる同意書（手術，麻酔，CT検査など）や高額医療費制度や出産一時金などについて，英語・中国語・ポルトガル語・スペイン語版がウェブサイトからダウンロードできる．問診票だけは日本語と併記されている．

多言語生活情報（自治体国際化協会：クレア）
http://www.clair.or.jp/tagengo/index.html
　外国人住民の暮らしに関する情報を英語，中国語，ポルトガル語，タガログ語など14言語で説明．「医療」や「出産・育児」では，日本のシステムを上手に解説している．

予防接種予診票（予防接種リサーチセンター）
http://www.yoboseshu-rc.com/index.php?id=8
　「予防接種と子どもの健康」と予診票がダウンロードできる．本文は，英語，韓国語，中国語，ポルトガル語，タガログ語の5言語．予診票は，それに加えて，タイ語，アラビア語，モンゴル語，ロシア語など14言語に対応している．

外国語版母子健康手帳（株式会社母子保健事業団）
　日本語と併記された母子健康手帳．有料で入手可能．（9か国：英語，ハングル，中国語，タイ語，インドネシア語，タガログ語，ポルトガル語，スペイン語，ベトナム語）

表 11-B-2　外国人医療に関する医薬品の情報

　外国人が本国から持参した医薬品の内容がわからない時は，「日本医薬情報センター」の海外医薬品添付文書が参照できる．日本の医薬品について，「くすりのしおり」からダウンロードした英語の説明文書を手渡すと外国人患者の安心にもつながる．

日本医薬情報センター
　医薬品に関する医学・薬学の国内外における有用な情報を収集提供している．海外の医薬品の添付文書の情報は下記のウェブサイトからリンクできる．
http://www.japic.or.jp/di/navi.php?cid=1

くすりの適正使用協議会（英語版「くすりのしおり」）
　日本で販売されている医薬品について，患者向けの英語版の服薬指導が入手できる．
http://www.rad-ar.or.jp/siori/english/index.html

② 保健医療システムの違い

　日本で暮らし始めた外国人にとって，日本の保健医療システムは非常に複雑で理解しにくい．日本は世界的に見ても，健診システムや予防サービスの充実した国である．妊娠中から乳幼児期までには，母親学級，妊婦健診，母子健康手帳，先天性代謝異常検査，新生児訪問，乳幼児健診と妊娠，出産，育児の時期に，多くの母子保健サービスが無料で提供されている．これらの統合的な母子保健サービスの結果として，世界でも最も低い乳児死亡率が達成されている．しかし，諸外国では，これらの母子保健サービスの一部を実施しているにすぎない．したがって，先進国や途上国を問わず，日本で初めて出産する外国人の母親にとっては，それらの

サービスの存在さえ知らないことも少なくない．その上，多くの保健医療機関では多言語による説明が不十分である．その結果として，日本のきめ細かな母子保健サービスの多くが，外国人家庭において十分に活用されていないのが実態である．

今後は，地方自治体が，保健医療サービスに関する多言語による広報をより充実させることを強く期待したい．職場で健康診断を受ける権利があることを知らない労働者も少なくない．異国で医療を受ける立場からすると，本国にない保健医療サービスについては，知らなくて当然であるともいえる．しかし，外国人のための広報資料は，日本人用の案内書やガイドブックの単なる翻訳では不十分である．例えば，日本では救急車が無料であることをきちんと伝えておく必要がある．外国人の出身国では，救急車が有料であることが少なくないので，緊急時にも手元にお金がないから救急車を呼ばなかったといったことが生じるからである．このように，外国人のための広報やパンフレットによる情報提供は，出身国の保健医療状況を見極めたうえで行うことが肝要である．

③ 異文化理解

乳幼児健診で医師がかわいいと思ってタイ人の子どもの頭をつい左手で撫でたら，わが子を侮辱されたと母親が感じた．カゼをひくからといって夏でも赤ちゃんをグルグル巻きにしている中国人の母親にどう保健指導したらいいのかわからない，といった体験談は少なくない．異文化との接触の黎明期に生じる混乱の段階を経て，お互いの文化を尊重した相互理解が成立していく．出身国の風俗習慣を知るための参考書はあるが，同じ国の出身でも地域が違えば民族や言葉，宗教，文化も異なる．保健医療関係者は，人類学者ではないので，世界中の民族の習慣や文化に精通している必要はない．

ここでは，基本的な考え方について考察してみたい．外国人の診療で，保健医療関係者がとまどう具体的な事例は枚挙に暇がない．感染症でも隔離するという発想に乏しい，入浴や手洗い習慣などの衛生観念が違う，肉類の入った入院食を食べない（ブタ由来の成分含有食品・医薬品などが禁止されていることも），家族の見舞いが多く病床で騒ぐ，ピアスや飾りなどの身体装飾を外さない，など医療側からの苦情は少なくない．また，カゼの時に硬貨で皮膚を強く擦る，痛みや発熱時に本国から取り寄せた薬草などを使用するといった伝統医療への信頼も厚い．先進国の出身者の中には，代替医療 alternative medicine の愛好者も少なくない．また，新生児や乳児に対して，割礼を希望する場合もある．

これらの問題は，実は外国人に特有の問題ではなく，画一的に近代医療を一方的に押し付けてきた日本の医療現場の問題であると捉え直す必要がある．日本においても，個人の信条や嗜好，宗教的信念を尊重する病院や診療所も増えてきたが，多くの医療機関では画一的な患者管理が行われており，病院内は規則ずくめである．その規則から逸脱した行為を行う個人が日本人であれば個人の問題として考えるが，外国人であれば「外国人の診療は大変である」という偏見につながっている面がある．基本的には，医療現場において，日本人に対しても，ひとりひとりの個人の権利，生活スタイルや信条を尊重した医療を実践できるようになれば，外国人の患者との間で生じている異文化摩擦はもっと少なくなるに違いない[1]．

ただ，生死観の違いや家族力学の違いに関しては，ある程度の知識を保健医療関係者がもっておく必要がある．宗教により死亡時の取り扱いは全く異なる．また，中近東のイスラム教国

の出身者においては，子どもや女性の手術や入院には男性の事前許可が必要なことが多い．私も，パキスタンやバングラデシュの子どもを入院させるときは，母親だけでなく父親の許可を取ってから入院の決定を行っていた．米国では，このような異文化をもつ患者に接するために，異文化間コミュニケーション transcultural communication が教えられている．今後は，日本においても，医学や看護学の教育において，異文化間コミュニケーション教育がますます重要となるであろう．

④ 医療機関での診療の実際

基本的に医学的な診断に関しては，外国人も日本人も同じである．しかし，実際には，言葉の問題だけでなく，医療システムの違い，看護上の問題，考え方の違いなどがあり，外国人の診療をした経験がない医療機関が外国人の診療に逃げ腰になるのは無理もない面もある．外国人の診療に積極的な医療機関を確保するためには，外国人を診療する際のちょっとしたコツ，接遇において気をつけるべき点，外国での予防接種などの保健医療システムなどに関する情報提供が求められている．地域によって多数を占める外国人の出身国が異なるので，地域の実情に合わせて具体的な診療に役立つ「外国人診療のための講義」のようなものを医師会などが主催して実施すると効果的だと思われる．

また，医療費に関して，明確な情報を提供することも重要である．以前，インタビュー調査において，「日本の病院を受診した時，医者も看護師さんも親切にしてくれて，とてもよかった．でも，最後に会計の前で待っている時が一番緊張した．診察の間ずっと，医療費がどのくらいかかるのかということを誰も話してくれなかったから」とはじめて日本の病院を受診した外国人が話してくれた．それ以後，私は，「医療費はこれくらいかかるけれど，それでもいいですか」と必ず診察中に医療費のことを話すことにしていた．高価な薬ではなく，安価な一般薬を選択する患者さんもいるし，子どもに対する高額な検査は給料が出てからにしたいと申し出た父親もいた．医療費のことをフランクに話せば，予想以上に医療費のトラブルは減少するという印象をもっている．

C 様々な移住者に対する医療への配慮

近年，人の移動は加速化し多様化してきた．そして，その様相はますますグローバル化し，政治化している．難民，国内避難民，移民，結婚や教育による移住，そして，移住する労働者や技術者もいれば，国際的退職移住者も増加している．移住先と出身国の間の統合がうまくいけば，ハイブリッド・アイデンティティの創出に結びつくという意見もある[3]．一方，移住先と出身国のはざまで，経済的にも心理的にも辛酸な経験をしている移住者も少なくない．

ここでは，日本における保健医療サービスのなかで，非正規滞在外国人，中国帰国者，難民をとりあげてみたい．

① 非正規滞在外国人

非正規滞在外国人は，在留資格をもたない外国人で，超過滞在者（オーバーステイ）と呼ば

れることもある．在留資格がなくても，定期の予防接種を受けることができ，結核の定期健康診断を受けることができる[4]．2000年5月26日付けの大脇雅子参議院議員提出の質問主意書に対する内閣総理大臣答弁書によれば，妊娠している外国人女性は，在留資格がなくても，母子健康手帳の交付や出産費用がない場合の入院助産制度の利用が可能である．なお，公務員には，在留資格のない外国人に対する通報義務が課せられている．2011年12月16日付けの阿部知子衆議院議員提出の質問主意書に対する内閣総理大臣答弁書によれば，通報すると行政機関に課せられている行政目的が達成できないような例外的な場合には，当該行政機関において通報義務により守られるべき利益と各官署の職務の執行という公益を比較衡量して，通報するかどうかを個別に判断することも可能であるとされている．実際には，通報しないという運用が一般的になっている行政サービスもあるという[4]．

② 中国帰国者

中国帰国者とは，第二次世界大戦時に開拓団などで中国東北地方へ移住し，戦況の悪化で現地に取り残された日本人のうち，日本と中国の国交が回復した1972年以降に日本への永住帰国を果たした人々を指す．2017年2月末現在の全国の永住帰国者数は6,717人であり，二世や呼び寄せ家族らを含めた総数は2万人以上といわれている．終戦直後の混乱のなかで中国人の養子や妻となり，中国文化や風習の中で暮らしてきた彼らにとって，日本への帰国はまさに異文化社会への移住であった．日本語の習得が困難で，日本社会へうまく溶け込めなかった人も少なくない[5]．いま，中国帰国者の平均年齢は75歳を超え，高齢化に伴い，医療介護が大きな課題となっている．しかし，他の外国人と異なり，公的支援が制度化されているのが大きな特徴である．医療費の全額免除を受けている人が多く，病院などの公共機関を訪れる時の通訳派遣が無料で実施されている．支援・相談員や自立支援通訳は，日本語ができる帰国者の二世・三世らが数多く活躍している．

③ 難　民

「人種，宗教，国籍もしくは特定の社会的集団の構成員であることまたは政治的意見を理由に迫害を受けるおそれがあるという十分に理由のある恐怖」のために，出身国の外に出ざるを得ない者が難民である．難民問題の恒久的解決方法として，自発的本国帰還，第一次庇護国での定住，第三国への定住が挙げられる．

日本は，その経済規模と比較して，異常といえるくらいに難民認定者が少ない先進国である．毎年数千人の申請者がいるが，実際に認定されるのはその1％にも満たない．難民に認定された人は，定住者として在留資格が与えられ，日本語教育や日本での職業斡旋を含む定住支援プログラムを受けることができる．そして，国民健康保険への加入ができ，日本の医療保健サービスを享受することができる．一方，法務省から難民の不認定という通知を受けた大多数の人のうち，やむをえない理由で出身国に帰ることができない人に対して，人道的配慮による在留特別許可が与えられることがある．2009年の「在留特別許可に係るガイドライン」によれば，「当該外国人が，難病等により本邦での治療を必要としていること，又はこのような治療を要する親族を看護することが必要と認められる者」は積極的に在留特別許可を出そうという動きも

ある.しかし,法務大臣による自由裁量で,難民や在留特別許可という日本に在住できる権利が左右されることに,人権の立場からの異論は多い.

このように移住者に対する医療は,在留資格によって大きく異なる.外国人にとっての法的な地位のもつ重要さを理解したうえで,地域の国際交流協会,大使館や領事館,NGOなどの支援団体とも連携しつつ,最善の保健医療サービスの提供をめざしていきたい.

〔中村安秀〕

1) 中村安秀:国際化社会における外来小児科の役割.外来小児科.2009;12(3):311-22.
2) 中村安秀:ことばと文化の壁をこえるインバウンド医療.日本渡航医学会誌.2015;9(1):60-3.
3) King Russell:The Atlas of Human Migration:Global patterns of people on the move. Myriad Editions, 2010(移住・移民の世界地図.竹沢尚一郎,稲葉奈々子,高畑幸:共訳.丸善出版,2011).
4) 日本弁護士連合会:非正規滞在外国人に対する行政サービス.日本弁護士連合会,2016.
5) 小笠原理恵:中国帰国者の保健医療福祉と医療通訳.医療通訳と保健医療福祉.李 節子編,杏林書院,2015.

12 医学的配慮を要する渡航者

> 行動は優先度を明確に表す．
> マハトマ・ガンディ

A 慢性疾患・外傷・手術歴のある渡航者

　成人渡航者の約3割が慢性疾患をもっていると報告[1]されているが，世界の傾向として糖尿病を筆頭に生活習慣病有病者数は増加傾向である[2]ことを念頭に入れる必要がある．なお，機内環境が健康におよぼす影響に関しては4-Hを参照されたい．

　どのようなコントロール状態の慢性疾患であろうと，渡航前に人間ドックや全身の健康診断を受け，厳密なコントロール下になることが必要である．また，食生活・運動量・環境が変わることにより自国内における状況と変わることも主治医は十分に予見し，アドバイスを与える必要がある．持参薬・処方薬の海外持ち込みがある場合には英文処方証明書（コラム5参照）を付帯し，その都度領事館・大使館などに確認を取り，持ち込み可能な最大量を知る必要がある．一部を巻末資料⑬に紹介するが予告なく変更になることがある．

① 糖尿病

　成人糖尿病患者が4億2,200万人（世界人口の8.5％）になったとWHOは2016年4月6日に発表した[3]．これからも急増する慢性疾患として軽視できない．糖尿病患者が搭乗する場合，事前に航空会社へ申し込めば糖尿食の注文が可能だ．英文診断書・処方証明書の必携を条件に機内にインスリン注射器を持ち込める．インスリン使用の有無にかかわらず，血糖測定器・試験紙・血糖測定用針・低血糖時用ブドウ糖入りのスナック・栄養補給スナックなどの持ち込みは賢明だ．インスリン使用患者では，十分な量の血糖測定用針・アルコール綿を許可を得た上で携帯する．インスリンは凍結する恐れがあるため預け入れはせず，必ず機内に持ち込むようにする．熱帯・砂漠への渡航や移動時には温度管理のできる器具を使用すると良いだろう．なかには自動車の電源を使用できるものや，保冷剤で適温にて移動できるタイプも市販され，国内旅行でも重宝する．

　インスリンの自己注射を行っている患者では，時差により微調整が必要となる．時差が3時間以内であれば調節は不要だが，3時間を越える場合，インスリン投与の自己調節を表12-A-1のように行う．**機内では速効型インスリンのみ使用することに注意したい**．また飛行機の揺れなどにより機内食の配膳を途中で中止する場合があるため，必ず手元に食事が運ばれてからインスリンの自己注射をしたほうが安全だ．機内での血糖コントロールの重要な目標は低血糖を起こさないことである．詳細はインスリン処方医と要相談である．長期滞在者の場合はコラム5を参照されたい．

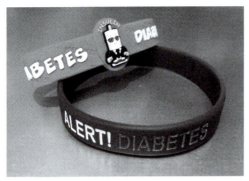

図 12-A-1 小児用（上）と成人用（下）の糖尿病患者告知リストバンド

表 12-A-1 時差 3 時間以上の渡航をする際のインスリン調節量

	出発当日のインスリン量
東行きの場合 （1 日が短くなる）	通常のインスリン量 ×（1－（時差）/24））
西行きの場合 （1 日が長くなる）	通常のインスリン量 ×（1＋（時差）/24））

② 呼吸器疾患

呼吸器系感染症を有する場合の搭乗は避けるべきである．感染症伝播の公衆衛生学的理由のみならず，航空中耳炎（4-H 参照）・外傷の原因となりうる．各種外傷・術後に関しては巻末資料⑫を参照されたい．

③ 循環器疾患

様々な循環器系疾患の既往をもつ渡航者がいる．的確な問診を行うことにより，常用薬の有無やリスク評価が可能となるが，既往歴や健康診断ではじめて発見されることも少なくない．一般的な旅客機への搭乗は急変などがなければ渡航を禁止する必要はない．ただし，これらの渡航者には搭乗・乗り継ぎの場面で急ぐことが絶対にないよう注意喚起しておく．大まかな搭乗推奨表を巻末資料⑪に示す．

1）ペースメーカー使用者

空港保安検査では可能なら触診による検査を希望する方がよい（英文診断書を持参する）．諸説ある中，空港保安検査を通過する場合には躊躇せず検査機を通過するべきだが，その前に検査員にペースメーカー使用を申し出るか英文診断書などの提示を推奨する（手持ち検査機器の過剰スキャン・密接はペースメーカーの誤作動を起こしうる）．宇宙放射線によるソフトウェアリセット稼働は 1/100 例毎 5〜6 年（新型機種）であるが，ヘリコプターなど振動の多い乗り物ではペーシング率が上がり患者によっては不都合となるため，渡航前後に設定を必要とする場合もある[4]．

2）持参薬・酸素ボンベ

なお，持参薬・酸素ボンベが必要な場合などの注意は各項を参照されたい．

④ 外傷・術後・内視鏡後の航空機搭乗

全身麻酔に使用されるガスによる減圧症は起こらないため，酸素分布能や閉塞された体内腔などが問題の主体となる．開腹術では術後イレウス，縫合不全，出血，穿孔などを勘案しつつ，腹腔内ガスが国際線では最大25％拡張することも念頭に置く必要がある（巻末資料⑫参照）．

1）制酸薬使用・胃全摘患者

これらの渡航者は一般的に消化管感染症に罹患しやすいとされている[5,6]ため，制酸薬の中止やETEC/コレラ（WC/rBS），腸チフス（可能ならViCPSとTy21aの併用が望ましい[7]）などのワクチン接種を推奨する．

2）機能的・解剖的無脾患者

これらの渡航者は易感染性の状態にある．また，ワクチンに関しては多糖体に対する免疫応答能が比較的低いため結合体ワクチンの接種を行う[8]．年齢問わず，H. influenzae b，pneumococcal（PCV10/13），meningococcal（MCV4，4cMenBなど）の接種を渡航と関係なく積極的に接種するべきである．

〔近 利雄〕

1) Hill DR et al：Health Advice for International Travel. Ann Intern Med. 1998；108（6）：839-52.
2) World Health Organization：10 facts on diabetes　http://www.who.int/features/factfiles/diabetes/en/
3) World Health Organization：World Health Day 2016
   http://who.int/mediacentre/news/releases/2016/world-health-day/en/
4) Smith D et al：Fitness to fly for passengers with cardiovascular disease. Heart. 2010；96（Suppl. 2）：ii 1-16.
5) Bavishi C et al：Systematic review：the use of proton pump inhibitors and increased susceptibility to enteric infection. Aliment Pharmacol Ther. 2011；34（11-12）：1269-81.
6) Sack GH Jr et al：Gastric acidity in cholera and noncholera diarrhoea. Bull World Health Organ. 1972；47（1）：31-6.
7) Pakkanen SH et al：Specific and cross-reactive immune response to oral *Salmonella* Typhi Ty21a and parenteral Vi capsular polysaccharide typhoid vaccines administered concomitantly. Vaccine. 2015；33（3）：451-8.
8) Keystone JS et al eds：Travel Medicine, 3rd eds. Elsevier, 2013.

B アレルギー患者

日本での食物アレルギーの有症率は推定1〜2％とされ，年齢とともにgrow outするものも多いため，小児で特に多く，乳児では約10％とされる[1]．気管支喘息は，吸入ステロイド，抗IgE抗体など治療の選択肢が広がって，コントロールができる疾患になってはきたものの，いまだに年間6,000人が死亡している[2]．アトピー性皮膚炎で死亡することは少ないが，小児などで不適切な対応を受けていると，皮膚からの浸出液により電解質異常，低蛋白，免疫グロブリン低下，皮膚バリアの破綻などが起こり，死亡することがある．年齢とともに重症例が増え，白内障などの合併症も起こりやすくなる．その有症率は30歳代までは10％前後で以後低下していく[3]．今や国民病ともいえるような花粉症の有症率は29.8％（2008年），アレルギー

性鼻炎全体では 23.4％（2008 年），アレルギー性結膜炎は全人口の 15～20％（2006 年）を示す[4,5]．

① 気管支喘息[6]

　どのような時に発作が起きるのか，起きたらどのように対応するのか，を把握しておく．感冒時なのか，季節性なのか，運動時なのか，ほこりを吸い込んだ時なのか，などによって予防策が考えられる．しかし，旅行という非日常行為そのものが，疲労やストレスであり，発作が起きる要因は常にある．旅行前にできるだけ喘息をコントロールしておく．長期管理薬，発作治療薬ともに，旅行中に不慮の事態で帰国が延期したり，薬を紛失しても対応できるように多めに持参する．薬やネブライザーなどの飛行機への持ち込みが可能かどうか利用する航空会社に確認し，必要なら，かかりつけ医に英文の処方証明書（巻末資料⑭参照）や診断書を依頼する．処方証明書には，自己使用目的であること，薬品名，数量，医師の住所，氏名，連絡方法，医師のサインが必要である．普段から発作時に救急受診することが多いなら，かかりつけ医による英文紹介状を持参の上，現地の救急医療機関を確認しておくとよい．

② 食物アレルギー[7]

　日本では希望すれば専門医に直接受診できるが，国によって受診のシステムが異なるため，行く先の医療システムについて理解しておき，緊急時どのような手順で受診できるか確認しておく．国民皆保険でどこの病院でも希望するところにかかれる日本のシステムは独特で，救急車も有料となる国が普通である．
　食物アレルギー患者が普段と異なる環境に旅行する，ということは，アレルゲンに曝露するリスクが増すことでもある．アレルギー症状の把握と対応を自分でできるようにしておくこと，医療機関受診のタイミングと方法を確実に決めておくことが必要だろう．アナフィラキシーの既往があるならエピペン®を打つべきタイミング，使い方などについて十分に習熟しておく．重症食物アレルギーなら，空中に浮遊する抗原や他人の食事から跳ねた汁程度の抗原でもアナフィラキシーを起こす可能性があり，エピペン®の機内への持ち込みについて航空会社に確認，連携しておく．実際の使用率は日本では処方されたうちの1％と言われ，必要な時に躊躇せずエピペン®を打つという教育がさらに必要だと思われる．練習用デモ機，説明DVDなどで渡航前に再度練習しておきたい[8,9]．
　特に近年，アレルギーをもつ児が増えている上に，海外への修学旅行を行う学校も増えており，付き添う教員への初期対応の教育，誤食とアナフィラキシーが起こる前提で，現地で受診できる医療機関の確認，英文の紹介状など，準備周到にする必要がある．実際アナフィラキシーが起こった場合，患者自身は具合が悪くてエピペン®を打てない状況が多く，周囲の人が対応せざるを得ず，その一瞬の対応が命にかかわる．文部科学省は 2009 年に「エピペン®を処方されている児童生徒がアナフィラキシーショックに陥った状態であれば，教職員が本人の代わりにエピペン®を打っても問題はなく，それは医師法違反には当たらない」という見解を出している[10]．保護者は実際同伴する催行者に，アナフィラキシーについての十分な情報提供をすべきであり，具体的な症状を提示して，どの症状が出たらエピペン®を打つのか明確に示

表 12-B-1　一般向けエピペン®の適応

消化器の症状	・繰り返し吐き続ける ・持続する強い（がまんできない）おなかの痛み
呼吸器の症状	・のどや胸が締め付けられる ・持続する強い咳込み ・声がかすれる ・ゼーゼーする呼吸 ・犬が吠えるような咳 ・息がしにくい
全身の症状	・唇や爪が青白い ・意識がもうろうとしている ・脈を触れにくい・不規則 ・ぐったりしている ・尿や便を漏らす

（日本小児アレルギー学会：一般向けエピペン®の適応．2013年7月）

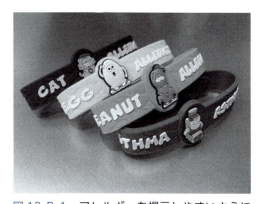

図 12-B-1　アレルギーを提示しやすいようにリストバンドが市販されている
左上から，ネコ上皮，タマゴ，ピーナッツ各アレルギーと気管支喘息．

しておく．催行者は基本的にアナフィラキシーを見たことがない，と考える．具体的には表12-B-1 の症状のうち 1 つでも認めればエピペン®の適応と日本小児アレルギー学会が提言している．

食物アレルギーがある場合は，現地での材料表示のされ方[11)]も知っておくとよい．日本でも問題になるが，惣菜，屋台で販売される食べ物，パン屋のパンなどにはアレルゲンの表示義務はなく，屋台で販売される料理のアレルゲンまでは店員が把握していない．また，屋台で販売されるまでの流通経路が長いと，その課程で抗原食物が含まれるのかあいまいになりやすい．そのため，店員が「含まれていない」といった食材が「含まれている」可能性が常にある．宿泊施設が高級ホテルであってもアレルギー対応がきちんとしているとは限らない．宿泊施設の調理，配膳担当，あるいは打ち合わせ担当者は，食物アレルギーについての知識，経験がないという前提で説明や事前の打ち合わせを行うくらいでやっと必要な情報が伝わると考える．

航空会社によっては，機内食をアレルギーミールとして対応してくれることがあるが，持ち込みを求めるところもある．また，アレルギーミールを頼んでいたが誤配膳によるアナフィラキシーの報告もあり，最終的な確認は自身で行う必要がある．学校給食と同じで，「少量食べられるもの」，「調理法によっては食べられるもの」は完全除去が安全である．

③ 食物・吸入アレルギーの提示ツール

医療機関にてアレルギー提示カード（多言語対応）を作成するか，市販されているカードを携帯してもらうことも有用である．また，小児・成人においてもリストバンド（図 12-B-1）の着用は便利だといえる．同時に，「病院に連れて行ってください」を多言語で記載したカードも用意するといいだろう．

〔松本多絵〕

1）厚生労働科学研究班：食物アレルギーの診療の手引き 2014．http://www.foodallergy.jp/manual2014.pdf
2）日本医師会：気管支喘息　https://www.med.or.jp/chishiki/kikansizensoku/001.html

3) 河野陽一：厚生労働科学研究費補助金（免疫アレルギー疾患予防・治療研究事業）総合研究報告書 アトピー性皮膚炎の有症率調査法の確立および有症率（発症率）低下・症状悪化防止対策における生活環境整備に関する研究．2006．
4) 鼻アレルギー診療ガイドライン作成委員会：鼻アレルギー診療ガイドライン―通年性鼻炎と花粉症―2016年版．ライフサイエンス社，2015．
5) 日本眼科学会：アレルギー性結膜疾患診療ガイドライン（第2版）．日眼会誌．2010；114（10）：833-70．
6) 山口公一：喘息をもつ子どもと旅行．小児科．2011；52（4）：413-6．
7) 今井孝成：食物アレルギーのある子どもと旅行．小児科．2011；52（4）：417-21．
8) 向田公美子ほか：アドレナリン自己注射薬（エピペン®）を処方した食物アレルギー小児例の検討．アレルギー．2014；63（5）：686-94．
9) 中田如音ほか：当科で処方したアドレナリン自己注射薬（エピペン®）の使用事例報告．日本小児アレルギー学会誌．2014；28（5）：796-805．
10) 保育園・幼稚園・学校における食物アレルギー日常生活・緊急時対応ガイドブック
    http://www.tokyo-eiken.go.jp/kj_kankyo/allergy/to_public/guidebook/
11) アレルギー物質名の現地語早見表　http://label-bank.co.jp/foodlabelservice/contents/allergy.html

C 小児

　小児にかかわらず，渡航する際に必要なことではあるが，国内でできるユニバーサルな予防接種はしておく．WHOによるEPI[1]がその考え方の基本であり，結核，ジフテリア，百日咳，破傷風，麻疹，ポリオ，B型肝炎は世界的に予防接種での予防を推奨している．そのほかに渡航先特有の流行疾患に対する予防接種，生活パターンや行動様式に応じて対応策を行う．自国内で通常行っている予防接種でも，渡航先での流行状況によっては国内の標準的な推奨時期より早めに接種することが望ましい．例えば，結核流行国では現在でもBCGが接種されるが，特に流行の多い国では生直後や生後1か月くらいで接種する．日本では2013年4月以降2016年2月現在まで，生後5〜8か月での接種が推奨されているが，渡航先での結核の流行状況によっては早く接種する．また，米国などでは，託児所や学校入学にあたり予防接種が済んでいないと入所や入学が認められない．例えば，日本でおたふくかぜと麻疹風疹混合ワクチン（MR）を受けていても，世界的には麻疹風疹おたふく混合ワクチン（MMR）が一般的であるため認められないことがある．日本で学童期に定期接種として行われる二種混合ワクチン（DT）ではなく，破傷風，ジフテリア・百日咳混合成分調整ワクチン（Tdap）が世界的には一般的であり，入所入学先で要求される予防接種の確認が必要となる．さらに，積極的な国内未承認ワクチン接種を検討し適宜トラベルクリニックと早期からの連携を要する（1-B，13-C参照）．

　その他，渡航者下痢，経口感染する疾患に対する食べ物，飲料水の選び方の注意，高度の高い場所や雪の照り返しのある場所での日焼けの注意，小児で多い水難事故の注意喚起，マラリア，デングなどの節足動物媒介感染症対策，狂犬病の曝露前接種の意味と，曝露後も接種が引き続き必要な理由，発症したら100％死亡するので子どもが咬まれたことをきちんと保護者に伝えるように教えておくことなど，渡航者が知っておくべきことは親に伝え，子どもにわかるように教えてもらうようにする．

① 発　熱

　渡航先で突然子どもの発熱に遭遇するかもしれない．熱はあらゆる疾患のサインであるた

め，何が原因なのか考えることが大切になる．発熱のポイントは2つ，① 何が原因で熱が出ているのか，② 熱のために脱水を起こして全身状態が悪くないか，に尽きるだろう．

1）乳児の場合

特に生後6か月を過ぎると，胎児期に母体から受けとった免疫グロブリンが減少しており，子ども自身が色々なウイルス性疾患に罹患しながら抗体産生をしていく時期に入る．保育園に入ったばかりで，様々な感染症にさらされるような環境下では，1週間に1度くらいの頻度で発熱することも珍しくない．

2013年に，日本でインフルエンザ桿菌，肺炎球菌の予防接種が定期化された後，化膿性髄膜炎の患者が激減した．つまり，乳児の発熱を見た時に，定期予防接種を適切に行っている児では，発熱はウイルス性疾患によるものが圧倒的に多い．特に，突発性発疹症（HHV6,7）は2,3歳までにほとんどの小児が罹患すると報告されており[2]，初めての発熱が突発性発疹症であることはよく経験する．また，海外に飛行機で渡航すると，比較的乾燥した閉鎖空間に長時間滞在することになり，疲労や環境変化も伴うためウイルス感染を発症しやすいと考えられる．

ただし注意すべき点として，生後3か月未満の児の発熱，特に1か月未満では，重症感染症の率がそれ以上の年齢の児より高いこと，また，症状が出にくく急激に症状が変化する可能性があることなどから注意を要し，必要に応じて複数回の受診や，採血などの検査を行うことが望ましい[3~6]．1か月未満であれば全例入院の上，経過観察を行うことも過剰医療とは言えないであろう．生後1か月なら遅発型のB群溶連菌感染症なども起こりうる．初発症状は，発熱すらなく，ミルクの飲みがなんとなく悪い，なんとなく元気がない程度であることは珍しくなく，小児科医はこの状態を"not doing well"と称して，注意を喚起するサインとしている[6]．

生後3か月から3歳までは血中から細菌が検出されない occult bacteremia が多く[6]，肺炎球菌の予防接種を行っていても，それでカバーされない型の肺炎球菌の髄膜炎などの重症感染症も否定できない．その他，川崎病など，発疹，眼球結膜充血など特徴的な症状が数日かけてそろって初めて診断がつく疾患もあるため，症状や容体が変化した時は受診するよう伝える．小児の場合，先天的な尿路奇形を伴う尿路感染症も敗血症の原因になり得るし，腎障害を残す可能性もあるため，鑑別疾患に必ず入れる[7]．

発熱そのものに対しては，脱水にならないように気をつける．新生児，早期乳児なら母乳，ミルクを少量頻回に与え，離乳食を食べているような児であれば，水よりも経口補水液 oral rehydration solution（ORS）*1を与えると効率がよいが，塩分や糖分を含む水分を何種類か与えるのでも構わない．なお，海外の水は硬水のことも多く，慣れないと下痢をすることがあるので，なるべく硬度の低いものを選んで購入する．ペットボトルの中身を詰め直して売っていることもあるので，蓋が未開封であるか確認する．食欲があれば離乳食を与えても構わないが，発熱するだけで嘔吐しやすくなる児もおり，水分が十分摂れて尿が出ていれば，無理に食事を与える必要はない．

---

*1：オーエスワン®パウダーを日本から持参する．なければ応急代用品の作り方を知っておくとよい（図12-C-1）

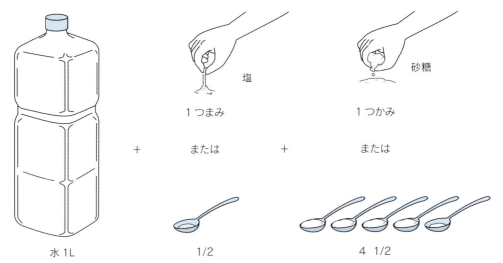

図 12-C-1 手元に ORS がない場合の経口補水液の作り方
水 1L に対して塩 1 つまみもしくは小さじ 1/2, 砂糖 1 つかみもしくは大さじ 4 1/2

2) 幼児,小学生以上の場合

　幼児以上では,自分の症状を言葉で伝えることができたり,症状が限局してきたりする.最もよくみられるのはウイルス性の上気道感染症,胃腸炎などだが,渡航先で必要と思われる予防接種をしていない場合や適切な防虫対策をとっていない場合,考慮するべき疾患が地域・季節などによって変化してくる.

3) 対　応

　補水,休息が最も大事である.体温を下げる目的では,腋下,大腿の付け根などを冷やす.濡らしたタオル,氷（水を入れた袋,ジッパー付プラスチックバッグに,ホテルのアイスボックスから氷を調達して入れれば氷嚢として使用できる）などで冷却することで体温を下げることができるが,不快で安静を保てない場合,無理に冷やす必要はなく,着せすぎないこと,水分補給をきちんとして経過をみてよい.「熱を下げる」として市販されている額に貼るシートに解熱作用はないが,解熱作用があると一般に誤解されていることが多い.
　発熱のため,ぐったりしている,ぐずって眠れないなどの場合は,解熱薬[*2]を使用する.ただし,解熱薬は病気を治すわけではない.あくまで,一時しのぎで,休息の時間を作るためであることを理解して使用するように,保護者がわかるように伝える.

4) 受診を考えるタイミング

　脱水の徴候（尿が出ない,涙が出ない,皮膚がしわしわ,いわゆるツルゴール低下）が見ら

[*2]：アセトアミノフェンの使用が安心である（5-A 参照）

れる，ぐったりしている，明らかに意識がおかしい，けいれんしたなどは救急に受診すべき状況である．また，既往疾患，基礎疾患があって発熱時に必ず検査すべきことがある場合（先天性腎尿路奇形を伴う尿路感染における尿細菌培養など），必要な処置が決まっている場合（先天性副腎皮質過形成のステロイドの補充）などは，必ず英文の紹介状をもらっておく．

5）渡航に持っていく薬

解熱薬，整腸薬，必要なら飲みなれた感冒薬，制吐薬．粉薬はシロップより持ち運びしやすく，1回分ずつ分包されており使いやすい．抗菌薬は，不用意に使用すると病態がわからなくなる上，薬剤耐性菌を誘導しかねず，保護者が希望しても健康な小児には予防的には処方しない（7-E，5-A 参照）．熱性けいれんを繰り返しているならけいれん止めも忘れない．現地で医療機関にかからなければならなくなった時，「多言語医療問診票[8]」を持っていると，海外での急な受診で慌てていても必要最低限の情報が英語で伝えられるので，安心であろう．

② 嘔吐，下痢

渡航者下痢症，ウイルス性腸炎，細菌性腸炎（食中毒を含む），虫垂炎，場所によってはコレラ，などが鑑別に挙がる．ウイルス性，細菌性腸炎，渡航者下痢症は軽度であれば，発熱の時と同じく脱水にならないように経過を見ることもできる．しかし，脱水が強い，または数日以上継続するなら補液を要する．成人では渡航者下痢症を見越して抗菌薬を持参することも珍しくないが，小児の抗菌薬持参は議論の余地がある（5-A 参照）．また，小児の虫垂炎の発症は右下腹部痛といった典型的な症状ではないこともあるため，発熱，腹痛が続くなら受診する．さらに，小児の胃腸症状で発症する中で見逃してならない疾患に腸重積がある．好発年齢は2か月から3歳くらいで，ウイルス性腸炎に引き続いて起こることも珍しくない．教科書的には，嘔吐，いちごゼリー状の血便，間歇的な腹痛による不機嫌や啼泣が典型的な症状としてあげられるが，発症から24時間以上経つと観血的治療を要することもあるので，あきらかな血便をみたら待たずに受診する（巻末資料⑦参照）．

③ 咳　嗽

特に3歳くらいまでの小児は常に異物誤嚥の可能性がある．食道異物が喘鳴の原因となることもある．これまでナッツ類，おもちゃの部品，お菓子のプラ袋の切れ端などが気道異物，食道異物としてよく報告されている．感冒症状を伴わず突然始まった咳は注意して様子をみる．Choking はもちろん緊急だが，喘鳴をともなう繰り返す「肺炎」や「気管支炎」の原因が異物誤嚥である場合もあるので，帰国後も異物誤嚥の可能性を鑑別診断にいれる．

④ 動物咬傷

子どもが動物に噛まれた，ひっかかれた，傷口をなめられた，などの時は必ず親に伝える（怒らないという約束を本人とさせる，など）ようにさせておく．狂犬病は全ての哺乳類がもって

いる可能性があり，唾液や涙液などの体液に大量にウイルスを含み，傷や粘膜を介して感染するため，曝露を疑ったら受診する．狂犬病は日本国外ではありふれた疾患であり，発症したら100％死亡する．狂犬病の予防接種の曝露前接種を WHO 法*3 で完了していなければ，少なくとも24時間以内に現地で必ず受診させて初回の接種をさせる．特に重傷の場合，抗血清（HRIG，ERIG）が7日以内に必要となるが，日本では手に入らない上，海外でも入手困難な場合が多く，帰国後では手遅れとなる．予防接種を行っていても，咬まれた後にも曝露後接種は必要であり，現地での受診が必要である．イヌ・ネコによる外傷ではパスツレラ菌感染を，爬虫類による外傷では毒への曝露の可能性も忘れてはならない．海洋生物による外傷は巻末資料⑥を参照されたい．

⑤ 鼻血が止まらない

　どんな鼻出血も鼻中隔に向けた圧迫止血で基本的には止まる．子どもは自分で気にしていじることが多く繰り返して出血することがほとんどである．ただし，体に紫斑，点状出血が多発している時は血小板や凝固系のほか，血液系の疾患を考えるので，帰国したらすぐ受診する．

⑥ 高山病

　近年，トレッキングなどを家族連れで楽しむ渡航者も多いが，高山病は「起こりやすさ」に個人差がある．基本的には高度での低酸素状態からくる，血中の酸素分圧低下が病気の本態であり，低酸素状態に対する個々の体の適応能力の差が症状の差となる．乳児を背負子で背負って登る家族もあるが，乳幼児であれば，不機嫌，啼泣，嘔吐などが高山病のサインのことがあるので，大人のペースで登らずに速やかに下山する．自覚症状を訴えることのできる子どもであれば，頭痛，悪心，食欲不振，よく転ぶ，などが急性高山病のサインかもしれない．アセタゾラミド*4 は急性高山病の予防薬として有名だが，一番の治療は下山であることを忘れない．また，高度 3,180 m の槍ヶ岳での肺水腫発生，その後上高地（1,500 m）まで下山しても症状が進行した日本の症例も報告されている[9]．高度約 2,400 m 以上でなくても高山病になりうること，なりやすさは人によって異なること，急性高山病では死なないが，高地脳浮腫，高地肺水腫では死亡することを知っておく[10,11]（4-F 参照）．

⑦ 渡航先での移動手段

　基本的には何を使用しても問題ない．しかし，旅先でレンタカーを借りて外出する際などは，チャイルドシートの使用が日本よりさらに厳密に規定されている国がある．またはチャイルドシートがない，もしくは装着対応ではない国もあり得るので気をつける．
　当然のことながら車内に子どもを置いていかない．日本国内でも，乳児が眠っていたため車で休ませたまま親が外出し，車に戻ってみたら熱中症または死亡，という事件はしばしば報道される．また，公共交通機関を利用する際，乳児であれば，授乳，おむつ替えのタイミングを

---

*3：0，7，21〜28 日目の3回を筋肉内接種または皮内接種で行う．WHO：International Travel and Health 2012. p.118.
*4：日本では小児への使用法は確立されていない．

みて休憩できる場所の見当をつけておくこと，交通機関内でのぐずり対策を準備しておく必要がある．授乳を公共の場で行ってはならない国もある．なお，米国でホテルの部屋，店舗内，車内などに子どもだけで留守番をさせることは，親の義務を放棄しているとして通報・逮捕の対象になることがあるので，子どもを残して大人だけが出かけることのないように気をつける．車の中に少しの間だけでも子どもを残しておくのは，治安上の問題もあるのでやめる．

⑧ 飛行機の中

　飛行機の離陸後や着陸前に子どもが急に泣き出すことがあるが，多くは気圧の変化で耳が痛くなったためであることが多い．子どもは耳抜きを上手にできないので，乳児なら哺乳させたり，小児なら飲み物を飲ませたり飴をなめさせることで対応する．子どもの耳に大人の小指を入れて密封してからぱっと離す「耳ポンプ法」を試してもよい[12]．あまり痛がるなら鎮痛薬を使用してもよいが，効果が出るまで一定の時間がかかる．また，顔を痛がることもあるが，副鼻腔が発達してくると，副鼻腔内の空気が気圧の変化で膨張するためである．耳を痛がる時と同様の対応でよい．

　近年，アレルギーのある児が増加しているため，航空会社でも事前に伝えておくと，アレルギー食対応をしてくれることがある．

　子どもの機嫌が悪いと親も静かにさせようとしてお互い疲労する．好きなおもちゃ，本，使い慣れた毛布など，子どもが安心しやすいものを持ち込む．また，子ども自身を録画してあるビデオなどは好みやすいので，あるとよい．一番前の席を確保して，子どもが動けるスペースを確保する．ベビーならバシネットbassinetを予約することも考慮する．搭乗前にキッズルームなどでたくさん遊ばせ，遅くまで起こしておいて，飛行機内で眠れるように時間を調整してやる．保護者から睡眠作用のある薬の処方を希望されることがあるが，抗ヒスタミン薬の処方は勧められない．また，睡眠導入薬（トリクロホスナトリウム（トリクロリールシロップ®），抱水クロラール（エスクレ®））は小児科で心電図，エコー，CTなどの鎮静が必要な検査で使われるが，自然睡眠とは異なり呼吸に影響をきたすことも否定できず，飛行機の中で静かにさせるため，という目的では決して処方してはならない．

⑨ 長期の渡航で考えておくべきこと

渡航先と何をするかに応じたワクチン接種

　予防接種のスケジュールや必須となるワクチンは，国によって異なる．米国では州や，入学する学校による接種ワクチンの指定があることもある．州法や校則で定められたワクチンが必ずしも医学的にこれまで接種してきたものと整合性があるとは限らず，渡航医学専門の医師と相談するべきであろう．また，現地のみに滞在するのか，寮生活など密接な人同士の接触がある中での生活なのかなど，またその地域において，ワクチンで防げる疾患が新たに流行していないか，その地域を拠点として渡航をする可能性が高いのかまで考えて，どんな状況下でどんなワクチンを受けるべきかトラベルクリニックと連携する．

〔松本多絵〕

1) WHO：The Expanded Program on Immunization
   http://www.who.int/immunization/programmes_systems/supply_chain/benefits_of_immunization/en/
2) 感染症情報センター：IDWR 2003 年第 28 週号（2003 年 7 月 7～13 日）
3) 富田健太朗：発熱．小児科診療．2014；77（11）：1381-8.
4) 笠井正志ほか：発熱．小児科診療．2013；76（5）：822-31.
5) 佐藤厚夫：発熱．小児科診療．2011；74（3）：357-61.
6) 長友太郎：発熱．小児科診療．2011；74（4）：533-7.
7) 森野紗衣子ほか：菌血症・敗血症．薬局．2012；63（3）：417-21.
8) 多言語医療問診票　http://www.kifjp.org/medical/
9) 木野田文也ほか：燕岳から槍ヶ岳縦走中に発症し徳沢で診断された高地肺水腫の一例．登山医学．2013；33（1）：163-6.
10) 増山茂：高山病．臨床スポーツ医学．2011；28（7）：723-8.
11) 森寿仁ほか：3,000 m 台の高度で重度の急性高山病を発症しやすい登山者の生理的な特性．登山医学．2012；32（1）：127-35.
12) 小川富雄：子どもの海外旅行．小児科．2011；52（4）：437-42.

D 女　性

　旅行，留学や仕事，あるいは帯同家族として，海外で長期滞在する女性は増加傾向にある．女性の社会進出の増加に伴い，妊娠・出産高齢化，不妊が問題となっているが，長期渡航というのは本人にも，家族にとっても人生の大きなイベントであり，人生設計を考える機会でもある．海外にいるからと避妊している間に妊娠適齢期を過ぎてしまうことや，望まない妊娠は避けたい．無月経・月経異常を長期間放置すると，不妊や将来の骨粗鬆症のリスクが上がる．また，月経困難症，月経前緊張症などの症状が重い場合は，学業や就労における生産性低下にも繋がる．したがって，月経の適切なコントロールは本人にも社会経済にも利益が大きい．

　国内でも，産婦人科受診はハードルが高いと思っている女性は多い．海外では，言葉や文化，健康保険の違いなどさらにハードルが高くなるだろう．海外での生活は「自分の健康は自分で護る」，すなわち予防に関する正しい情報・知識を得て実践することが重要である．よって，女性には渡航前受診の際に，積極的に産婦人科受診を勧めることが重要である．ライフステージによって，問題や疾病も違うため，全年齢層の女性が当てはまる．

① 非妊娠女性（授乳婦含む）

1）産婦人科検診

　月経関連異常の有無，子宮がんや卵巣腫瘍検診，その他器質的疾患の有無，必要に応じて避妊指導，家族計画なども含む．

2）ワクチン

　予防接種歴，渡航先や期間を考慮し，積極的にワクチン接種を推奨する．風疹のように本来，妊娠前にブースト接種を済ませるのが母児にとって望ましいワクチンもあるため，渡航前受診時をよいきっかけとしたい．生ワクチン接種後は 2 か月の避妊期間を指導するが，たとえその後妊娠が発覚しても，奇形や流産の発生率増加に繋がらなかった報告[1]もあり，妊娠を中断す

る必要はない[2]．

　授乳中は，不活化ワクチン，生ワクチン共に接種可能である．ただし，黄熱ワクチンに関しては，母乳を介して黄熱に感染した乳児が数例報告されているため[3]，接種に慎重な意見もある．

② 妊　婦

1) 妊婦健診

　出産予定日・正常妊娠であることの確認，母子手帳（外国語のものが入手可能）・渡航許可書・カルテや諸検査・処方薬などの書類や薬剤の準備，現地の医療情報収集，保険使用の可否などの確認，歯科受診の勧めなど万全を期す．

2) ワクチン

　不活化ワクチンは，理論上胎児に影響がないとされるため，妊婦への接種は可能である．米国CDCでは特に以下を推奨している[4]．

✚ **不活化インフルエンザワクチン**

　妊婦はインフルエンザに罹患すると，肺炎併発など重症化のリスクが高まる．妊娠28週以降のワクチン接種により出生児の生後6か月までのインフルエンザ罹患が減少した報告もある[5]．日本産科婦人科学会でも妊娠時期に関わらず，接種が推奨されている．

✚ **思春期・成人用三種混合ワクチン（Tdap）**

　百日咳は感染力が強く，また，乳児が罹患すると死亡率が高い．Tdap接種により，妊婦自身の感染予防と，経胎盤の移行抗体による新生児への防御が可能である[6]．理想的には，妊娠27〜36週に接種することが推奨される．また，衛生状態不良の国・地域ではいまだ，新生児破傷風・妊産婦破傷風の死亡リスクが高いことから，その予防にも有用である．日本では2017年6月現在Tdapは承認されてないため，輸入ワクチン取扱い機関と相談する．

　一方，非経口生ワクチンは胎児へのワクチン株ウイルス感染の可能性があり，妊娠中は原則禁忌である．ただし，黄熱ワクチンについては，流行地域への渡航が避けられない場合には接種を検討する（7-B参照）．

3) 渡航に適した時期，条件

　合併症のない正常妊娠であれば，妊娠中の旅行・渡航は禁忌ではない．自然流産・早産の可能性の低い，第2三半期（妊娠14週0日〜妊娠27週6日）が最も安全とされる[7]．

　しかし，表12-D-1のような合併症をもつ場合や妊娠中にリスクが高くなる疾患（重症喘息，心疾患，高血圧，糖尿病など）を合併している場合，その他妊娠中に罹患すると重篤化する感染症（E型肝炎，薬剤耐性の熱帯熱マラリア，黄熱など）流行地域への渡航については勧められず，渡航延期も考慮される．

　元来，妊娠中はいつの時点でも，何が起こるか完全な予測は不可能であり，産科主治医とも

表 12-D-1　妊娠中の旅行禁忌

絶対的禁忌	相対的禁忌
・子宮外妊娠（渡航前に要確認） ・切迫流産／性器出血 ・子宮頸管無力症 ・切迫早産，前期破水 ・陣痛発来 ・胎盤早期剝離 ・妊娠高血圧症候群発症・既往	・胎位異常 ・胎児発育不全 ・不妊治療歴 ・流産・早産既往 ・母体年齢＜15 歳　または＞35 歳 ・多胎妊娠 ・前置胎盤など胎盤異常

（Brunette GW et al：CDC Health Information for International Travel 2016：the yellow book, Oxford University Press, 2015 より）

相談の上，妊婦本人・家族との慎重な検討が望ましい．

4）飛行機での移動

　国内線でも国際線でも正常妊娠であれば問題ない．高度，気圧（酸素分圧が地上の 70〜80％ に下がるため，心血管障害や鎌状赤血球症，重度の貧血（Hb＜7.5 g/dL）の場合，低酸素血症になる可能性がある）．自然放射線，X 線による身体検査などは頻繁な飛行でなければ妊娠・胎児に深刻な影響を与えない[8]．なお，セキュリティゲートは磁力で安全である．ただし，分娩の可能性がある時期，すなわち，通常単胎妊娠では 36 週以降，双胎妊娠では 32 週以降の飛行機搭乗は勧められない．航空会社によって規定は違うため確認が必要である．

　妊娠中，そして産後 3 か月までは，エコノミークラス症候群・DVT のリスクが 5〜10 倍になるため，表 12-D-2 のような予防策を勧める（7-E 参照）．

　また，表 12-D-3 の状態，または合併症のある妊婦は飛行機移動禁忌になりうる．

5）妊娠中に海外で特に注意すべき感染症

✚ マラリア

　妊娠中マラリアに感染した場合，母体は重症化しやすく妊産婦死亡の可能性もある．また，胎児も，流産・死産・早産の危険性が高くなる．そのため，原則妊婦のマラリア流行地への渡航は避けたいが（特に薬剤耐性熱帯熱マラリア流行地），不可避の場合は予防（防蚊対策，予防薬内服）を勧める（5-B 参照）．

✚ ジカウイルス感染症

　妊娠中の感染でも，妊婦自身のジカウイルス感染症が重症化することはほとんどない．しかし，妊娠中のジカウイルス感染と胎児の小頭症および神経障害発生の関連が疑われており[9]，WHO から 2016 年 2 月「国際的に懸念される公衆の保健上の緊急事態（PHEIC）」が宣言された．各国当局から妊婦の流行地への渡航を控えるように注意喚起が出されている．妊婦および妊娠を考えている女性に対してジカウイルス感染症について十分な予防対策・情報提供を勧めている．基本は，防蚊対策であり，DEET 含有の虫除けスプレーは妊婦に使用可能である．ジカウイルス感染症発症患者の約 6 か月後の精液中に PCR 法にて RNA が検出された報告があり，流行地から帰国した男女は，感染の有無に関わらず，最低 6 か月間は性行為の際に適切にコンドームを使用するか性行為を控えること，妊娠計画を延期することが勧められている．ジ

表12-D-2　DVT予防のために有効なこと

- 通路側の座席で動きやすい状態にする（座席アップグレードもよい）
- 機内を定期的に歩く（2〜3時間に一度）
- 緩く、動きやすい服装を選ぶ
- 眠剤をひかえる
- 足のスペースを制限するところに荷物を置かない
- 中〜長距離移動中は、座席にて30分ごとに座席で軽い運動、ストレッチを行う
- 3〜10時間以上の移動では段階着圧ストッキング（足関節で15〜30 mmHgを目安に）が勧められる
- 適度な水分補給（カフェインやアルコールは控えめにする）
- 個人の血栓症リスク評価（血栓塞栓症の既往、血栓性素因の有無、病的肥満、ネフローゼ症候群・心不全などの医学的疾患）をして、予防薬が必要か主治医に相談しておく

（Royal College of Obstetricians and Gynaecologists：Air Travel and Pregnancy. Scientific Impact Paper No1, 2013
NHS　http://www.nhs.uk/Livewell/travelhealth/Pages/Preventing-DVT.aspx
CDC Yellow Book 2018. p.123-5
WHO International Travel and Health 2012. p.18. より作成）

表12-D-3　移動禁忌になりうる妊婦

- 単胎妊娠37週以降（多胎の場合は33週以降）
- 重症貧血（Hb＜7.5 g/dL）
- 性器出血歴、切迫流産・早産兆候
- 中耳炎、副鼻腔炎
- 重症心疾患、重症呼吸器疾患
- 最近の消化管手術
- 最近の骨折既往（飛行中に重大な浮腫を起こしうる、特にギプスを開始した数日以内）

（Royal College of Obstetricians and Gynaecologists：Air Travel and Pregnancy. Scientific Impact Paper No1, 2013
WHO International Travel and Health 2012. p.21
Hezelgrave NL et al. Advising on travel during pregnancy. BMJ. 2011；342：1074-8. より作成）

カウイルス感染症に罹患した場合も、男女にかかわらず、発症から少なくとも6か月は性行為の際に適切にコンドームを使用するか性行為を控えることが望ましい．また、母体にジカウイルス感染があっても、母乳哺育は推奨されている（5-C参照）．

✚ E型肝炎

糞口感染症の中でも、特に妊婦で劇症化しやすく、致死率が高いため、注意が必要である．胎児においても、自然流産・未熟児出産の危険性も高い．中華人民共和国以外ではワクチンもないため、予防として、妊娠中は、生肉（ほとんどが、ブタ・シカの非加熱食材、十分に火が通っていないジビエ）、生水、生野菜、カットフルーツ、牛乳・乳製品などを極力避けるべきである．

✚ トキソプラズマ症

妊婦のトキソプラズマ感染症は流産、胎児の低体重・脳炎・黄疸・脳内石灰化・水頭症・視力障害・運動機能障害などの懸念材料である．日本でも感染リスクはあるが、「ハネムーン・トキソプラズマ症」といわれるほど先進国を含む海外旅行中の感染（動物の接触だけでなく、旅行先の食事からも）と妊娠にも目を向けたい（巻末資料⑰参照）．

6）人工妊娠中絶について

人工妊娠中絶を余儀なく選択する場合もあり得る．国によって、さらには同じ国内でも州によって法律が異なることを説明する．一部の例を巻末資料⑯に掲載した．

世界では、安全でない中絶によって死亡する妊産婦がいまだ多くいる．どのような場合でも、どこの国にいても、まずは、自分の月経周期を把握しておくことが、妊娠の可能性や週数を判断するためにも基本的に重要である．そして、妊娠がわかった時に早めに産婦人科で受診、相談することを勧める．

7）出産について

　妊娠・出産は，時代・人種・地域にかかわらず，最も普遍的に繰り返されている自然の営みである．問題なく経過することもあれば，今なお母子の生死を伴うイベントでもある．発生確率に差があったとしても，これは日本でも途上国でも同じである．

　ただ，海外，特に途上国での出産は，言葉・医療レベルの心配があるだろう．日常生活では母子の状態観察とケアを行い，健診時でも分娩時でも自分の意思や疑問は積極的に発言する必要がある．そして，信頼できる医療機関の情報（医療スタッフのレベル，緊急手術・輸血の可否など）を可能な限り収集することが非常に重要である．困難な状況であれば，帰国しての分娩も考慮されるべきであろう．また，国際結婚の場合，生まれてきた児の国籍が親の思い通りにならないことや，二重国籍の未成年の徴兵義務が課せられる可能性，成人後の二重国籍の長短（日本国籍では複数国籍は認められず22歳までに1つを選択（国籍法第十四条）*，収入税を複数国に支払う可能性など）を含め法的側面の情報収集も促したい．

　新しい家族の誕生・育児・生活を家族揃ってできるのは素晴らしい．それゆえ，その瞬間をどの地で迎えるかについては，妊婦とその家族の間で十分話し合い，決定することが最も大切である．

〔広田千絵〕

1) da Silva e Sá GR et al：Pregnancy outcomes following rubella vaccination：a prospective study in the state of Rio de Janeiro, Brazil, 2001-2002. J Infect Dis. 2011；204（suppl 2）：S722-8.
2) 妊娠中に風疹含有ワクチン（麻しん風しん混合ワクチン，風しんワクチン）を誤って接種した場合の対応について
http://www.jaog.or.jp/medical/document/rubella_vaccine.pdf
3) Centers for Disease Control and Prevention（CDC）：Transmission of yellow fever vaccine virus through breast-feeding-Brazil, 2009. MMWR Morb Mortal Wkly Rep. 2010；59（5）：130-2.
4) CDC：Guidelines for vaccinating pregnant women, 2013.
5) Eick AA et al：Maternal influenza vaccination and effect on influenza virus infection in young infants. Arch Pediatr Adolesc Med. 2011；165（2）：104-11.
6) WHO：Weekly epidemiological record. 2015；90（35）：433-60.
7) ACOG Committee on Obstetric Practice：ACOG Committee Opinion No. 443：Air travel during pregnancy. Obstet Gynecol. 2009；114（4）：954-5.
8) James DK et al：High risk pregnancy management options 4th edition. Chapter 2. 26-27, Saunders, 2010.
9) WHO：Zika virus and complications：Qustions and answers
http://www.who.int/features/qa/zika/en/

E 高齢者

　厚生労働省によると「高齢者の医療の確保に関する法律」では65〜75歳までを前期高齢者，75歳以上を後期高齢者とし，WHOでは65歳以上を高齢者 an older or elderly person と定義している．内閣府によれば2011年度，65歳以上の入院は1位脳血管疾患，2位悪性

---

*：国籍法第十四条（国籍の選択）
第十四条　外国の国籍を有する日本国民は，外国及び日本の国籍を有することとなった時が二十歳に達する以前であるときは二十二歳に達するまでに，その時が二十歳に達した後であるときはその時から二年以内に，いずれかの国籍を選択しなければならない．
　2　日本の国籍の選択は，外国の国籍を離脱することによるほかは，戸籍法の定めるところにより，日本の国籍を選択し，かつ，外国の国籍を放棄する旨の宣言（以下「選択の宣言」という．）をすることによってする．

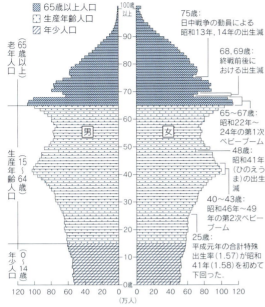

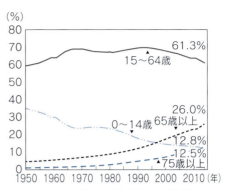

図 12-E-1　日本の人口ピラミッド
　　　　　（2014 年 10 月 1 日現在）
（総務省統計局
http://www.stat.go.jp/data/jinsui/2014np/pdf/gaiyou2.pdf より）

図 12-E-2　年齢 3 区分別人口の推移
　　　　　（1950 年～2014 年）

注）各年 10 月 1 日現在．1950 年～2005 年及び 2010 年
　　は国勢調査人口（年齢不詳をあん分した人口）に
　　よる．
　　1970 年までは沖縄県を含まない．
（総務省統計局
http://www.stat.go.jp/data/jinsui/2014np/pdf/gaiyou2.pdf より）

新生物，3 位心疾患である．また 2013 年度，65 歳以上の死亡率は 1 位悪性新生物，2 位心疾患，3 位肺炎，4 位脳血管疾患である．「高齢社会対策基本法」において高齢期のより豊かな生活を実現するために国は施策を講じることになっている．内閣府に高齢社会対策会議を置き高齢社会対策大綱を策定した[1]．

戦後ベビーブーマーの結果，2012 年から毎年 100 万人以上高齢者が増加している．総務省統計局に人口統計データ（推計）が記載されている[2]（図 12-E-1，2）．

高齢者に特徴的なこと（医療の変遷に伴う事象・老化現象）は多岐にわたる．

① 予防接種

日本で破傷風の予防接種が開始されたのは正式には 1968 年 10 月であり，それ以前には破傷風トキソイドはほとんど接種されていない．破傷風は嫌気性菌で馬のいる土壌に存在する．ワクチンでしか免疫がつかないため，基礎免疫がなければワクチン接種が必要であり，過去にワクチン接種歴があっても追加接種をお勧めしたい．A 型肝炎に関しては 1950 年以前に生まれた方の多くは免疫があり，この方たちは通常 1 回接種でブースター効果があるため，十分な免疫がつくものと思われる．心配な方は一度 A 型肝炎抗体検査をお勧めしたい．高齢者においては，ワクチン接種による副作用は強く出ることがよく知られており，黄熱ワクチン等，生ワクチン接種時には特に注意が必要である．高齢者は健康診断も受けていないことが多く，白血病やがん等免疫低下時には注意が必要である．黄熱ワクチン接種後に発熱で白血病が発見された例もある．黄熱ワクチンは WHO により 2016 年 7 月以降 1 回接種で終生免疫となった．

黄熱ワクチン接種証明書であるイエローカードをお持ちの方は捨てないで大事に保存していただきたい．子どもの頃に水疱瘡に罹った方（水痘ウイルス既感染者）の場合，ストレス等で免疫が低下すると神経根に隠れている水痘ウイルスが復活して帯状疱疹となる．現在は水痘ワクチン接種が普及しており水疱瘡（水痘）に罹る子どもが少なくなっているため，水痘ウイルスによる直接のブースター効果は期待できない．このため，帯状疱疹予防には水痘ワクチン接種をお勧めしたい．日本において 1950 年以前に誕生したほとんどの高齢者は風疹・はしか（麻疹）・流行性耳下腺炎に子どもの頃に罹患している．これらの疾患は終生免疫とされており感染する心配は通常ない．万が一これらの疾患に感染した記憶（記録）がなく心配な方は，血液検査で抗体検査をお勧めしたい．

② 身体の変化（12-A 参照）

動脈硬化に伴う高血圧はありふれた病態である．降圧薬による血圧の下げ過ぎはふらつきによる転倒の原因となるため，十分注意したい．

全ての臓器における予備能の低下は著しい．また代謝速度は低下する．腎機能・肝機能の低下により薬剤の排泄・分解（解毒）速度が低下することで血中薬剤濃度が高くなり，薬剤による副作用が発生しやすいので注意が必要である．

耐糖能異常もきたしやすく，インスリン注射や経口糖尿病薬を服用している糖尿病患者では低血糖発作を生じやすい．

基本的には若年者と比較すると水分が少ない状態にあるため，水分摂取を制限することにより脱水が誘発されやすい．また電解質バランスも崩れやすい．

腎泌尿器系では排尿機能の低下に伴い頻尿や残尿，尿意に問題が生じる．男性においては前立腺肥大による尿閉，また薬剤等各種要因により尿閉も発生しやすいため，注意が必要である．尿失禁も起こりやすいので人としての尊厳を守るためには事前の対策をするべきであろう．

一般的に免疫機能は乳幼児同様低いため，感染症にかかりやすくかつ重症化しやすい．各種細菌感染症は急激に悪化するため，急性気管支炎や肺炎，尿路感染症等細菌感染が疑われる場合には抗菌薬の投与も必要である．

がんに関しては症状が出にくいために，見つかっていないがんが多く存在することが知られている．外界における温度変化に対応する能力（温度感覚）が低下する．また体温調節機能の低下（発汗・末梢循環・ふるえ熱産生・非ふるえ熱産生の低下）により熱中症や体温低下（凍傷）になりやすい．砂漠・熱帯地方や寒冷地では，服装により温度変化へ適応できるよう十分注意したい．

脳神経系では動脈硬化による脳出血・脳梗塞には注意が必要である．認知症も多い．海外在住の高齢者では子どもの頃の記憶は鮮明に残っているが，記憶の減退に伴い語学力が急激に低下することが大変問題となっている．

循環器系では動脈硬化による高血圧・狭心症・心筋梗塞・心不全等を発症しやすい．海外旅行中では特に心不全に伴う下肢の浮腫や肺水腫には気をつけたい．大動脈破裂も高齢者には多く致命的である．降圧薬によるコントロールが必要である．また DVT も起こしやすく航空機内では脱水になりやすいため，特に注意が必要である（7-E 参照）．

消化器系では消化管の蠕動運動低下（便通異常）による便秘やイレウス（腸閉塞）の発生，

下痢による脱水等注意が必要である．腹膜炎を発症することもあり肝機能の低下や胆石，消化管出血にも注意が必要である．消化液の分泌低下もあり，唾液が減少することで物が飲み込みにくくなる．

呼吸器系では肺気腫等で肺機能が低下していると，高地においては換気能力の低下による低酸素血症・肺水腫により高山病が悪化しやすい．喫煙によるプラや肺気腫も多い．食事の時には嚥下反射が低下しているため，誤嚥性肺炎や窒息には気をつけたい．

血液疾患では本人が気づかないうちに白血病になっていることも多いので血液検査等旅行の前には注意が必要である．

骨筋肉系では筋力低下や骨粗鬆症のため，脊椎の圧迫骨折や転倒による大腿骨頸部骨折が起きやすい．筆者がいたモンゴルでは高齢者が毎年落馬して脊椎圧迫骨折となっていた．高齢者は乗馬しないで見学する勇気も必要であろう．また道路のマンホールの蓋がなく落下して骨折することもあった．途上国では道路も見て歩く必要がある．悪路のため，移動手段であるジープの振動だけで骨折する方もいた．最近は冒険型の旅行も多いため注意が必要である．転倒後慢性硬膜下血腫となることもある．転倒防止のため，滑らない靴をお勧めしたい．歩きやすい服装にも注意が必要である．またクラッシュ症候群による腎不全にも注意が必要である．

眼科では老眼，視力障害，緑内障や白内障など眼科疾患の確率は非常に高い．

耳鼻科では聴力障害，中耳炎，外耳道炎，副鼻腔炎，咽頭喉頭炎等，細菌性感染症に注意が必要である．

歯科では歯を磨くことにより肺炎・心臓弁膜症等感染症のリスクを低下させることができるので歯磨きは励行させたい．入れ歯による窒息等にも注意が必要である．また入れ歯の滅菌も必要となる．

③ 渡航形態

高齢者の渡航先は多岐にわたる．特に戦前国外におり終戦とともに帰国した方々はかつて住んでいた国々への渡航を希望することも多いと聞く．韓国・台湾・香港・シンガポールであれば国内旅行とリスク的にはほとんど変わらないため特に問題は発生しないが，中国大陸奥地や東南アジアではいささか様相が異なる．「冥土の土産に」と海外旅行を希望される方も多いと聞く．筆者の家族も80歳を超えて太平洋を航空機で横断している．まさに命がけである．

以下に，旅行目的別の注意点を述べる．

①短期間の旅行の場合：日本の旅行者が企画するツアーは先進国であっても短期間でいろいろ回ることが多く，かなりハードな日程となっていることが多い．高齢者にとっては睡眠不足や疲労の蓄積等でハードルが高い．

②クルーズ旅行：比較的日程はゆっくりと組まれており睡眠・休息ともに十分取れる．しかしながら食事は洋食が多くかつ運動量が少なくなるため，脂質異常症等に注意が必要である（4-I 参照）．

③慰霊旅行：日程はハードでかつ渡航先も第二次世界大戦の激戦地であったフィリピンやミャンマー等途上国であることが多い．

④ロングステイ：リタイア後の第二の人生を謳歌するための渡航である．マレーシアでは10年ビザを発給しており，バンコク等東南アジアでは多くの高齢者が生活費の安い海外での生

活を楽しんでいる．
⑤海外生活者：米国ではグリーンカードを所持した日本人が多く暮らしている．彼らは高齢になるとともに認知症が進行し，英語が使えなくなる等の問題に直面している．

　高齢者が無事に帰国し，安心して次の海外旅行ができるようにトラベルクリニックが存在するのである．

〔古閑比斗志〕

1）内閣府：高齢社会対策大綱　http://www8.cao.go.jp/kourei/measure/taikou/pdf/p_honbun_h24.pdf
2）総務省：人口推計の結果の概要　http://www.stat.go.jp/data/jinsui/2.htm

F 帯同家族への配慮と注意点

　大企業または自営にかかわらず，海外で事業展開する日系事業所は増加傾向にある[1]．特に中華人民共和国が多く，最近はインドへの企業進出が急増している．トラベルクリニックではこのような動向を日々実感するが，同様に帯同家族の現地での生活の不安も日常的に感じる．

① 看護師の役割

　診察前の問診・渡航先・渡航目的などの情報収集から，トラベルクリニックではワクチン接種だけが目的ではないことの説明をし，当日の診察の流れ（トラベルクリニックの問診・診察・接種と情報提供は40分から1時間ほど所要することの説明も含め）を解説する．ワクチン接種だけで来院したつもりが，渡航中・赴任中の健康維持のための有益な情報や，感染症速報，医療事情などの説明を受けるとは，日本の渡航者は想像していないので，トラベルクリニックを受診するとその丁寧さや充実した情報量に驚くとともに感動する．
　しかし，限られた診療時間で担当医師からの説明を受けてもなかなか理解しきれない部分も多い．それは，普段耳慣れない病名やワクチンの多さ，生活上のリスクの話を聞き圧倒されて，混乱してしまうことから生じるのだろう．そこで，看護師がよりわかりやすく，受診者の身になって補足解説などを行うことが望ましい．必要なら，次回の接種までに配布された資料を読んでいただき，質問をまとめておくように促す．
　日本にいても子育てには不安がつきものであり，まして慣れない海外での暮らしの中で子どもを育てることがいかに重圧となっているかを理解し，母親の気持ちに寄り添うことは重要となってくる．

② ワクチン接種内容の相談

　医師との診察の中で接種するワクチンを具体的に決定してスケジュール設定をするが，中には予算面・会社側の負担の有無などから接種内容を迷ったり，受けられないケースにも遭遇する．そんなときは看護師による「かみくだいた」接種理由や現地での健康管理法の解説が活か

される．再度ワクチンの重要度や，ご準備いただいている予算，現地で予定されている行動，出発までの期日を踏まえて予防接種や健康相談の予定組みのお手伝いをすることもある（表13-C-1 参照）．

③ 看護師の視点—年代別特徴—

1）20代　単身もしくはグループ旅行

- 休日レジャーの活動範囲も滞在国周辺へと広範囲に至ることが多い．
- バックパッカーが多い．
- 予算があまりないことが多く，感染リスクが高いという渡航医学的矛盾がある．
- 性活動への対応．
- 食事が外食，屋台になることも．
- 体力と健康に対する過剰な自信からアドベンチャーを含む危険行為の可能性．
- 人生経験から予想できない違法行為への曝露の危険性．
- 入学で要求されるワクチンで十分だと誤解される傾向がある．

2）30代　家族を帯同

- 小さな子どもは，感染症にかかるリスクよりも水難事故や人さらいなどの事件にあうリスクの方が高いということを忘れてはならない．
- 日本との生活環境の違いや現地のタイムリーな情報を提供することを心掛け，必要であれば，医療機関の探し方やかかり方などの知識を伝えることも必要となってくる．
- 幼稚園や学校などの教育機関（現地校・日本人学校・インターナショナルスクール）から求められる書類の記入や，ワクチンの接種への対応も必須である．
- 子どものことに関心が集まり，配偶者や自分自身の健康管理への配慮が忘れられやすい．

3）40代，50代

- 基礎疾患からみた現地での生活上の問題や諸注意，服用中の薬，健康管理などが必要となることもある．
- 社会的立場から，接待やお付き合いでVFR（コラム1 参照）と同等の渡航・滞在になる可能性がある．
- 管理職の場合も少なくないため，時には赴任地以外の周辺国への渡航もあり得る．
- 実年齢よりも若く感じて無理をする傾向があるため，レクリエーションなどでの健康被害の可能性がある．

上記を認識した上で，個々の具体的な情報収集が必要となってくる．

④ 看護師の視点―その他―

1）幼稚園・小学校などの選択（現地校・日本人学校・インターナショナルスクールなど）

- 各教育機関によって接種が義務付けられているワクチンが異なるため，学校への問い合わせ，入学入園に必要な書類の確認をするよう勧める．
- 幼少時期に海外で育った子どもは海外生活への抵抗が少なく，また海外の友人も多いことから大学進学や就職などで海外へ出るケースが多くみられる．そのためおおよその国や施設に対応可能な海外基準でのワクチン接種が必要になってくることも補足説明したいポイントである．
- 高校生から大学生（最近は中学生もみられる）などティーンエイジャー（思春期）のお子さんが留学する場合，性活動の話を同性の医師・看護師から話されるべきであろう．必要であれば保護者に同意を得た上で，受診者と医療者が1対1で話すこともある．
- 学校から要求されているワクチン以外のものが見落されることがある．

2）居住環境の確認

高校・大学への留学や企業の単身赴任など，生活拠点が自宅，寮，ホームステイ，シェアハウスなどと多様化するため，それら生活拠点と，現地の治安・衛生環境の確認が重要である．多くの寮は門限が厳しいが，パーティーなどでは時間が緩くなることが多く，違法薬物の使用や未成年のアルコール摂取などへのアクセスがよくなることも珍しくない．仮にその国で合法であっても，健康・精神への影響が懸念される．

子どもの健康，慢性疾患を有する渡航者，アレルギー患者の渡航，帰国子女の対応，女性の渡航などに関してはそれぞれの項を参照されたい．

〔野村志津子〕

1）外務省：海外在留邦人数調査統計 平成26年要約版 http://www.mofa.go.jp/mofaj/files/000049149.pdf

G 免疫不全者

近年，免疫不全者の数は増加しているが，その病態や治療薬の種類は多岐にわたり，旅行に際して注意すべき点は複雑さを増している．

① 免疫不全の分類

ひとことに免疫不全と言っても背景は様々である．ここでは免疫不全を以下のように分類し，それぞれについての注意点を述べる．

- 悪性腫瘍患者

表 12-G-1　免疫不全と考えず，免疫正常の旅行者として対処する状態

疾患など	免疫不全ではないと考える状態
副腎皮質ステロイド	短期間（2週間未満） 低用量（プレドニゾロン換算で 20 mg/日以下） 長期間であっても短時間作用型製剤の隔日投与 生理的維持量の補充療法 吸入薬 局所療法（皮膚，耳，目） 関節内，滑液包，関節への注射 高用量使用から 1 か月以上経過
ヒト免疫不全ウイルス（HIV）	CD4 陽性リンパ球数が 500/μL 以上
寛解状態の白血病，悪性リンパ腫，悪性腫瘍	化学療法から 3 か月以上
骨髄移植	移植から 2 年以上経過 免疫抑制薬を使用していない 移植片対宿主病（GVHD）を発症していない
自己免疫疾患 　全身性エリテマトーデス 　炎症性腸疾患 　関節リウマチ 　多発性硬化症	免疫抑制薬を使用していない 　注意：免疫調整薬についてはデータが乏しい 　　　　多発性硬化症については，最近の症状悪化があり， 　　　　その治療終了から 6 週間以内であれば生ワクチンは 　　　　避ける
慢性疾患 　無脾症 　慢性腎臓病 　肝硬変/アルコール性肝障害 　糖尿病 　栄養障害	限られた免疫不全はあるが，ワクチンの効果が低下したり，生ワクチンによる副反応が増加するというデータはない

（文献 1,2）より改変引用）

・骨髄移植，固形臓器移植患者
・治療により免疫抑制となっている患者（自己免疫疾患患者など）
・摘脾後患者・補体欠損患者など
・HIV 感染者

　なお，表 12-G-1 に示すような状態は免疫不全の程度は軽度であり，免疫正常者と同様に対処してよいと考えられている[1,2]．

1）悪性腫瘍患者

　寛解状態であり化学療法から 3 か月以上経過している場合は免疫正常者と同様と考えられる．ただし，悪性腫瘍患者は肺血栓塞栓症，DVT などのリスクがあり，航空機や車両での長時間移動の際には下肢を動かしたり弾性ストッキングを着用するなどのアドバイスを行う[3]．

2）骨髄移植，固形臓器移植患者

　移植後 1 年は旅行を避けることが望ましい[2]．免疫抑制薬の投与を受けている場合，生ワクチンの接種は禁忌である．ワクチン接種のタイミングとスケジュールに関してはトラベルクリニックで相談できる．免疫抑制薬には血中濃度のモニタリングを行うものが多いが，消化管感

染症などで腸管からの吸収が低下し血中濃度が保てなくなることがある．免疫正常者では問題とならないような非典型的な微生物による感染症に罹患するリスクや，罹患した時に重症化するリスクも高まる．シクロスポリン，タクロリムスなどのカルシニューリン阻害薬は，メフロキンやドキシサイクリンなど抗マラリア薬の血中濃度を上昇させる[1]ほか，アセタゾラミドやマクロライド系抗菌薬（アジスロマイシン，クラリスロマイシン）など相互作用があるものが多い．

3）治療により免疫抑制となっている患者（自己免疫疾患患者）

副腎皮質ホルモン製剤投与者では，不活化ワクチンは原則として接種可である．生ワクチンも表 12-G-1 に示すような短期間や低用量の投与であれば感染症のリスクを勘案し接種を考慮する．腫瘍壊死因子（TNF）-α 阻害薬などの生物学的製剤使用中の生ワクチンについてはデータが十分ではなく，現時点では推奨されない[2]．

途上国には結核の蔓延国が多く，感染リスクが高くなる．基礎疾患に応じて T-スポット®.TB やクォンティフェロンTB ゴールドなどのインターフェロン-γ 遊離試験を実施し，陽性の場合は潜在性結核として治療を考慮する．

4）摘脾後患者・補体欠損患者など

肺炎球菌，髄膜炎菌，インフルエンザ桿菌などの莢膜をもつ細菌の感染症リスクが高まる．これらの細菌に対してはワクチン接種が望まれる．マラリアやバベシアなどの原虫性疾患のリスクも指摘されている[4]．

5）HIV 感染者

CD4 陽性リンパ球数が 200/μL 未満の場合，生ワクチンの接種は禁忌である．抗レトロウイルス薬は決められた時間に内服する必要があり，時差のある地域に渡航する際には前もって服薬時間を少しずつずらして現地の時間に合わせるなどの配慮が必要である．また，プロテアーゼ阻害薬など一部の抗レトロウイルス薬には薬物相互作用があり，抗マラリア薬などの予防投与の際には配慮が必要である．相互作用についての確認は，Liverpool 大学のサイト[5]などを参照されたい．

② 免疫不全者に共通のリスク

加熱不十分である肉，魚介類，野菜，果物，卵，乳製品などは避けるように指導する．腸管出血性大腸菌やカンピロバクター，サルモネラ菌，腸炎ビブリオなどの細菌感染症のほか，リステリア症，ブルセラ症，トキソプラズマ症，有鉤条虫症など，様々な感染症のリスクが高まる．手指衛生についても十分指導し，必要に応じて携帯型手指消毒製剤の携行を勧める．

旅行先でのアクティビティーにもリスクを伴うものが多い．性行為により HIV やサイトメガロウイルス，ヒトパピローマウイルス，B 型肝炎ウイルスなどの感染症のリスクが高まるほか，

動物咬傷，刺青，ピアスなどで皮膚軟部組織感染症，非結核性抗酸菌感染症などのリスクが高くなる．淡水に曝露した場合，Aeromonas 属による皮膚軟部組織感染症やレプトスピラ症，住血吸虫症などのリスクも高まる．十分な情報提供を行う必要がある．

近年，途上国への滞在で，基質拡張型βラクタマーゼ（ESBL）産生菌やカルバペネム耐性腸内細菌などの耐性菌を保菌するリスクが指摘されている[6]．滞在中あるいは帰国後に尿路感染症や腹腔内感染症を発症し経験的に抗菌薬を選択する際にはこれらの耐性菌の可能性も念頭におく必要がある．

免疫不全者が服用している薬剤は現地ですぐに手に入るとは限らず，あらかじめ十分量（コラム5参照）を用意しておき，紛失の場合に備えて分けて保管しておくなどの工夫が必要である．緊急で受診が必要となった場合に備え英文で診療情報提供書を作成し携帯しておくことが望ましい．免疫不全の原因となる基礎疾患の担当医とトラベルクリニック担当医の密接な連携が重要である．

〔白野倫徳〕

1) Kotton CN et al：Immunocompromised Travelers：CDC Health Information for International Travel. Brunette GW editors, p.622-633, Oxford University Press, 2015.
2) Puius YA et al：The Immunocompromised Traveler：Travel Medicine Third Edition. Keystone JS editors, p.265-272, Mosby Elsevier, 2013.
3) 循環器病の診断と治療に関するガイドライン2008年度合同研究班：肺血栓塞栓症および深部静脈血栓症の診断，治療，予防に関するガイドライン（2009年改訂版）
http://www.j-circ.or.jp/guideline/pdf/JCS2009_andoh_h.pdf
4) Davidson RN et al：Prevention and management of infections in patients without a spleen. Clin Microbiol Infect. 2001；7（12）：657-60.
5) University of Liverpoor：HIV Drug Interactions　http://www.hiv-druginteractions.org/
6) Lübbert C et al：Colonization with extended-spectrum beta-lactamase-producing and carbapenemase-producing Enterobacteriaceae in international travelers returning to Germany. Int J Med Microbiol. 2015；305（1）：148-56.

H 宗教行事などにおける健康リスク

Mass gathering（MG）の代表的な例としてイスラム教・ヒンズー教・ローマンカトリックの聖地巡礼について記述する．集団となり聖地を訪れるヒマラヤ巡礼については高地の項（4-F）および巻末資料⑤を参照されたい．

① ハッジ Hajj とウムラ Umrah

「一定期間，限定された地域に同一目的で集合した多人数の集団」という観点からMGイベントの一種である．イスラム教信者（ムスリム）には5つの行為（5行）が課せられており，それぞれ信仰告白，礼拝，断食，喜捨，大巡礼である．うち大巡礼ハッジHajjは一生に一度イスラム最大の聖地サウジアラビアのメッカにあるカアバKa'ba神殿へ巡礼する行為である．イスラム暦ヒジュラHijrahの第12番目の月の8日〜10日を中心に行われる．小巡礼ウムラUmrahはそれ以外の月に行われる巡礼である．日本ではイスラム機関からハッジの時期になると招待ハッジがあることもあり，その場合，航空券やホテル代も格安もしくは無料でサウジ

アラビアに行きハッジを行うことができる．海外からハッジに行く場合，ハッジ専用のビザが必要である．ハッジは毎年183以上の国々から200万人以上のムスリムが集まる．海外のほとんどの巡礼者は飛行機でジェッダから入国し，バスに乗りメッカへ向かう．

　ハッジやウムラに参加する際，屋外での活動が多く平均気温も40℃近くになる．そのため日焼けや脱水症，熱中症予防も必要である．渡航先と自国の交通事情が異なる場合があるため感染症にかかる確率より交通事故に遭う確率の方が高い．そのため交通事故に遭わないように注意喚起する．

　世界各国からムスリムが集まるため，サウジアラビア国内で流行している感染症だけでなく，世界中の感染症が集まると考えてよい．多くの人々が目的地に密集して巡礼するムスリムは様々な病気に対する予防が必要となってくる．また，携行品として日傘，マスク，白い布などがあると便利である．

　サウジアラビアは通常，侵襲性髄膜炎菌感染症 invasive meningococcal disease（IMD）の高度流行地域ではないが，巡礼者の中でたびたび IMD の流行が見られる．そのためサウジアラビア保健省は，巡礼者に対し髄膜炎菌性髄膜炎に対するワクチンの接種を条件にハッジならびにウムラのためのビザを発行する*．しかし，流行血清群から勘案すると血清群 B 型のワクチン接種も是非推奨したい．最近は季節性インフルエンザのワクチン接種も必要としている．2歳以上の小児と成人に血清群 A/C/Y/W-135 の4価髄膜炎菌ワクチンの単回投与を受け，接種証明書の提示が必要である．3か月以上2歳未満の乳幼児の場合，血清群 A の単価ワクチンを3か月間隔で2回接種し，接種証明書を提示する必要がある．接種は必ず3年以内か到着10日以上前に受けておく．

② クンブ・メーラ　Kumbh Mela

　ヒンズー教の祭典で，母なるガンジス（ガンガ）で沐浴することにより，自らの罪を洗い流し清める．開催地は4か所（アラハバード，ナシーク，ウッジャイン，ハリドゥワール）あり，場所によって3〜12年に一度開催され，毎回3,000万人から，縁起の良い日が重なると1日で8,000万人が参加するといわれる．2013年のアラハバード（地理的にガンジス川とヤムーナ川が合流するため最も神聖で動員数が多い）には1億2千万人以上が訪れ，増加傾向にある．この行事による水を介する感染症，ことにコレラの集団発生が幾度となく経験されている[1〜4]．19世紀初頭のアジアと欧州におけるコレラ流行はここが発端だと主張する学者もいる[5,6]．そのためコレラ，下痢症，ジアルジア症をはじめとする経口感染症のうち VPD である腸チフス，腸管毒素原性大腸菌感染症，コレラ，A 型肝炎のワクチン接種は強く推奨される．それら以外にも，侵襲性髄膜炎菌感染症，インフルエンザ，麻疹，水痘，流行性耳下腺炎，百日咳などもVPDリスクとして挙げられる．アラハバードで毎年開催されるマグ・メーラ Magh Mela もあるので渡航目的や行動内容の詳細を聴取する必要がある．

＊：髄膜炎菌ワクチン以外にもインフルエンザ，ポリオ，黄熱各ワクチンを要求されることがある．

③ ルルドの泉 Sanctuaires de Lourdes; Eau de Lourdes

　ローマンカトリックにとっての聖地の1つ．19世紀半ば，幼きベルナデットが聖母マリアの出現を目視したといわれ聖堂を建てることとなった．フランスのピレネー山脈にあるルルドLourdesの洞窟から湧き出る水とその聖地への巡礼に毎年500万人の教徒が訪れる．いまだ集団感染などは報告されていないが，観光シーズンにおける河川・水たまりなどの水質汚染からの集団感染が懸念されている[6]．

　このように，集団行事では国内外を問わず，麻疹やインフルエンザ，細菌性髄膜炎などの感染症から集団や雑音からくる精神的ストレスへの対策，そしてそれらを制御する主催側の入念な準備が要求される．有事の際の医療アクセスや暴動鎮圧，感染症拡大抑止など課題は多い．個々の渡航者・参加者のみならず，主催者・自治体・政府も幅広い構えを要する．そしてなにより，主催者と参加者に限らず，オリンピックやワールドカップなどでは出場選手団にも一般的な健康管理に追加してこれらの注意が肝要である．
　世界中を人々が行き交う近年，国内外のイベントを区別することなく，あらゆる健康被害対策教育を行い，VPDについては国内未承認ワクチンも視野にトラベルクリニックで予防接種を受けておくことが賢明だ．

〔黒田友顕，近　利雄〕

1) Holman SR：Beholden：Religion, Global Health, and Human Rights. p.37, Oxford University Press, 2015.
2) Memmot M：'Biggest Gathering On Earth' Begins In India；Kumbh Mela May Draw 100 Million. http://www.npr.org/sections/thetwo-way/2013/01/14/169313222/biggest-gathering-on-earth-begins-in-india-kumbh-mela-may-draw-100-million
3) David S et al：Public health perspectives from the biggest human mass gathering on earth：Kumbh Mela, India. IJID, 2016；47：42-5.
4) Sridhar S et al：A comprehensive review of the Kumbh Mela：identifying risks for spread of infectious diseases. Clin Microbiol Infect. 2015；21（2）：128-33.
5) Hays JN：Epidemics and pandemics：their impacts on human history. p.193-198, 211-219, ABC-CLIO, 2005.
6) Memish ZA et al：Emergence of medicine for mass gatherings：lessons from the Hajj. Lancet Infect Dis. 2012；12（1）：56-65.

Column5　慢性疾患などをもっている渡航者の処方薬持参について

　慢性疾患などを理由に日本国内で処方を受けている薬（時には市販薬）に関して，かかりつけ医が英文処方せん・処方証明書などの作成を要求される機会は今後ますます増えるであろう．

　ほとんどの国は日本でいうところの違法薬物の持込・使用は禁止されているが，詳細に関しては各国・州当局にその都度問い合わせる必要がある．国際麻薬統制委員会 International Narcotics Control Board（INCB）が原則となるガイドラインを制定している[1]が，各国の法律を左右するものではない．違法薬物ではなくとも，持参薬持ち込みを伴う越境には2つがある．母国（今まで居住していた国）で処方・販売されていた薬剤の持参と，渡航・赴任先から自国に持ち帰る場合である．いくつかの国への処方薬持込の概要を**巻末資料⑬**に提示するが，各国の法律に差異があり時事的に変化するため，注意喚起の意味としてあくまでも参考程度と捉え，その都度当局への問い合わせをされたい．

　渡航者が処方薬を持参する場合，かかりつけ医の発行する外国語処方証明書（**巻末資料⑭**）を携行することを勧める（英文・仏文・スペイン語のいずれかが望ましい）．日付は「日月年」の順番で，"Signature" は署名ではなくサインであること，"Official seal" は英仏西のいずれかの言語で作成されたスタンプ（医療機関公印）のことである．

　処方証明書は税関・入国管理などで没収される可能性があるため原本を複数発行することを推奨する．処方内容・用量によっては，渡航先の大使館などで医師が発行した書類の認証・許可などが要求される国もある．書類作成に難儀する場合には速やかにトラベルクリニックと連携を取ることが望ましい（タイミング的にはワクチン接種開始前）．トラベルクリニックでは英文書類の作成に精通しているため，渡航先で受診者がトラブルを経験する可能性はきわめて低いと思われる．受診者を尊重し，良き医療倫理 good medical practice を謙虚に貫き通すことが我々の使命であることを念頭に書類作成を行い，必要なら手紙を添付することも珍しくない．

　一般経験的には，INCB指定薬剤以外における薬剤の持参では各国規定容量を超過しない範囲なら各種書類添付で持参可能なことが多い．郵送は刑罰の対象となる可能性があること，知人・友人による持参も懲罰対象となり得ることは失念してはならない．詳細の問い合わせ先は各国当局・大使館であることが多いが，不案内な可能性がある．

1）国際麻薬統制委員会　http://www.incb.org/incb/en/

〔近　利雄〕

13 訪日者・帰国者（インバウンド）

> 理屈っぽくなるな．
> 理論は予測可能でくだらない．
> 独創的であれ．
> サー・ポール・スミス

A 外国人診療

① 開業医のセッティング

1-Eで「帰国者・訪日外国人への対応」について解説したが，この項では「外国人診療」に特化して記述したい．筆者の開設するクリニックは先代が1950年から国内で外国人診療を主体に行ってきた．インバウンドトラベルメディスンとしてとりわけ特別なこととは意識していなかったが，昨今，訪日者の急増とともに「外国人診療」という言葉に頻繁に遭遇し，相談を受けたりする．以下に，個人開業医が外国人診療，ことに欧米圏からの受診者において注意したい点を簡潔に記す．

1）診察室

プライバシーを重んじる欧米文化圏の受診者に対しては必ず個室での診察が望まれる．時と場合により，患者と医師だけが望ましい場合と，異性の診察の場合はバイスタンダーとして患者と同じ性別の医療従事者の室内同伴を徹底した方がよい．とはいえ，性行為感染症の場合は受診者の要望を聞き入れる．

いずれにせよ，カーテンで仕切られている診察室はタブーであり，4面とも壁とドアで仕切られて，音が漏れない構造を必須とする．消防法で天井近くに通気口の設置義務がある物件は外国人診療には向かない．診療明細書に検査項目が明記される可能性がある場合には事前告知と同意が必要である．

宗教上，男女が完全に別れていなければならないこともあるため，これから設計される医療機関は完全に男女別に機能するような構造で建築し，人員配置をした方がよい．

2）疾病の特徴

検査値の単位や正常範囲が異なる場合が多い．それを念頭に，アフリカ系の高血圧患者に対するアンジオテンシンⅡ受容体拮抗薬 angiotensin receptor blocker（ARB）の有効性など人種間での薬効の違いがある可能性も知り，日本では珍しい特徴があることも熟知したい（表13-A-1）．そのほかにも，母国などに一時帰国する際にトラベルクリニックを受診しないか，流れ作業のワクチン接種しか提供されず十分な相談を受けなかったためにVFR（コラム1参

表 13-A-1 外国人診療で留意したい疾患の例

サラセミア各種
鎌状赤血球症・鎌状赤血球形質
G-6-PD 欠損症
多囊胞性異形成腎
毛巣囊胞 Pilonidal cyst
結腸憩室の好発部位　など

照)特有の感染症を再来日後に発症・拡散することは珍しくない．これは，渡航医学のスペシャリストよりも自らの経験や親族友人などの意見に傾聴する結果であると報告されている[1]．

3) 一括りにしない

　とかく「外国人診療」と一括りにする向きが日本にはあるが，無数の民族・言語・宗教・価値感などを一括りにまとめるのはいささか乱暴である．当然，全ての言語や文化風習を理解し診療に活かすのは無理に近いものはあるが，自らの強みを活かせる分野に特化するのがよいだろう．例えば，当院では英語・日本語のみを共通言語としているが，お互いがコミュニケーションを取りにくい場合は辞書を使って数語の重要なキーワードだけでも伝えようと努力している．様々な文化風習・宗教観や，海外では少なからず残っている階級制に対するリスペクトなどの知識・経験は臨床実地や文書作成で役立つ．なお，筆者のクリニックでは問診や問診票で国籍をきくことは，ほとんどしない．

4) 国民健康保険・社会保険保持者への対応

　国民皆保険制度を取り入れている日本では，長期居留者にも加入を求めているため，多くの在日外国人は健康保険加入者である．しかし，彼らの母国の「保険制度」とは大きくルールが異なる．日本の保険は基本的に予防医療には適応せず，自傷行為，交通事故にも使用できない上，混合診療が医科ではかなり制限されている．処方用量や期間が決まっているもの，処方箋は1回しか使えず，有効期限は原則4日間であることも説明しなければならない．その上，自己負担金が発生することも知らされていない状態で保険証が彼らに手渡されているのが実状である．本来，発行者なりが説明すべき事項を医療機関側で説明しなければならないこと，出来高制を採用している診療所などでは見積りを出しにくいことなどが原因でトラブルになることは珍しくない．さらに，欧米人は多くの場合複数の主訴を溜め込んで受診するため，通常の診療よりもかなり時間を費やす覚悟も必要となる．

　また，外国人・日本人を問わず健康保険証の提示を求める際に，顔写真付き身分証明書の提示も求め，同一人物であることを確認することは大切である．

5) 語学力はツールでしかない

　受診者の言語を流暢に話せたとしても，語学はツールでしかなく，ロジックや説明の仕方，相手が求めている医療サービスの流れや費やす時間などはその方によって異なる．言い換えれ

ば，語学は筆であり，絵の具である．道具は揃っていても，使い方や絵心がなくては描く側も，観る側も満足できない．描いた内容によっては相手に不快感をもたせることにもなる．

海外で発病，または受診するという大きな不安を払拭するところからはじめ，受診者の立場での理解と医療の提供が肝要である．そのため，○語を話す人には○○○という対応をする，○○文化圏の鉄則は○○である，という決めつけはできない．また，ある言語を流暢に話せるスタッフであっても，日本の思考回路で接していては相手に不満や不安を与えることにつながることも多々ある．その1例が「大丈夫ですよ」のひとことである．大丈夫に感じていないから受診しているのに，データから「大丈夫ですよ」と言われても納得はしない．フローチャートのようにあらゆる可能性とその時の対処法を示唆する必要がある．

6）マニュアルは作らない

上述，決めつけや無理矢理パターンにあてはめることや，医療サービスのプロトコールをマニュアル化することは危険かもしれない．サービスを提供する側が幅広い見識を職員と共有することによって個々のケースに対応し，受診者個人ごとに対する特徴的な注意点はスタッフ間で連絡を取る必要がある．ただし，基本的には真心を込め「病人を診る」ことでおおかたのトラブルは避けられるが，わからない時には受診者に何を求めているのか率直に訊いてもよいであろう．

マニュアルの作成を推奨しているところもあるが，「外国人診療」から始まった筆者の診療所にマニュアルはなく，マニュアルがいかに危険かを日々感じている．診療所というセッティングでは5分診療をしない，誠意を尽くす，相手のロジックで話す，これらが最低限の心構えである．

7）開業医ならではの柔軟性を活かす

司令塔の少ない，もしくは1人しかいない診療所のメリットはその柔軟性であろう．受診者ごとに事細かくカスタマイズした対応・診察が可能で，特に，健康診断の項目を自由に設定し，診断書の様式や受診者が記入を希望する書類の取扱いや費用決定などの機動力は診療所に勝るものはない．

筆者の診療所のようなところでは，訪日外国人の不満の多くは言語ではなく前医での考え方や対応の仕方である．それを受け止めてから診察が開始される．当然，事情に耳を傾け，欧米人相手なら彼らの考え方で日本のロジックとの相違点や保険システム，医療サービスの視点の比較論から会話を進めていくこともある．筆者自身が欧米的思考回路で生活し，日本の社会で生活しているため，多くの場合欧米人と同調しやすく，受診者の退出時には「笑顔で帰す」ことを肝に銘じている．

② 総合病院のセッティング

どこの国の医療機関にとっても，外国人を診療することはその病態が軽微なものであったとしても種々のトラブルが発生しやすい危険性をはらんでいる．言語コミュニケーショントラブ

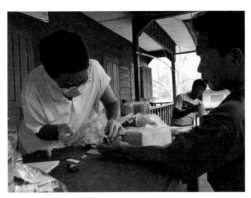
ラオス人民民主共和国における医療通訳を介した検査風景

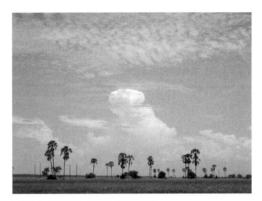
マラウイ共和国の雄大な自然

ルが主たる要因と思われるが，医療側が良かれと思って行ったつもりが，逆に受診者側から訴えられるというような事例も起こる．外国人を診療した経験のある医療スタッフならば，該当するような事例の1つや2つは思い浮かぶのではないだろうか．筆者は某国滞在中，"外国人で言葉が通じない"という理由で診療を断られた同胞の相談を受けたことがあるが，日本においては医師法第19条の定めるところにより，外国人だからという理由で診療を拒否することはできない．言葉が通じないからということでは，診療を拒否する正当事由とはならないとされている．実地医家にとってはこの条項自体がなかなか障壁の高いものである．1954年の外国人入国者数はおよそ47,000人（日本の総人口の約0.05％）であるが，2015年の日本の総人口に対する同割合は約16％である．本法が施行された1948年当時，外国人患者への対応はどれくらい意識されていたのか想像が膨らむ．とは言うものの，日本の医療機関において外国人診療の機会が増加している昨今，日本語以外での言語対応について整備していかざるを得ない状況であろう．

1) 実際に外国人を受け入れるに際して

例えば，世界で活躍するトップレベルのテニスプレイヤーも，初めてテニスラケットを手にした時は，やはり様々な不安や緊張で上手にラケットを扱えなかったのではないか．何事も経験を継続的に積み重ねていくことで上手に対処できるようになってくるものだろう．さて，日本の医療機関において，外国人診療を行った経験のあるスタッフや機関はどれくらいの数に上るのだろうか．外国人を診療する際，一般的には問診票に記入してもらって，それを元にさらなる問診を進めるが，外国人への問診を行う際に非常に有用なウェブサイトがある[2]．NPO法人国際交流ハーティ港南台と公益財団法人かながわ国際交流財団により作製されたこのウェブサイト上では「多言語医療問診票」が公開されており（18言語），一般に活用できるようになっている．ただし，当該言語での問診票を完成できたとしても，医療通訳もしくは当該言語を話せるスタッフが医療機関内にいない限り，実際的に診療や検査・治療を進めていくのは困難である．やはり医療通訳のいる医療機関への紹介受診が必要になってくるケースは少なくない．しかしながら，1件1件こうした事例を経ていくことによって，日本の外国人に対する医療機

関のスキルアップが期待できる．

2）医療費・医療体制について

　外国の医療機関では受診希望者が来院した際，ある程度の額の保証金を先に支払ってもらい，それから診療が受け付けられるという仕組みが取られていることがある．日本ではそうした仕組みを行っておらず，診療費が未払い，さらにはそのまま放置となってしまうケースがある．日本の健康保険に加入していなかったり，海外旅行傷害保険に加入していなかったりする場合だと診療費未払いのリスクとなるため，医療機関側としても自衛策を講じる必要がある．その対策の1つとしては，診療受付前に医療費の概算を説明して同意文書に署名をしてもらい，その概算費用を前払いしてもらった上で診療を受け付けるようにする．前払いを拒否する場合には，診療受付を断らざるを得ないだろう．こうしたやりとりを行う上で，厚生労働省のウェブサイトでは英語，中国語，ポルトガル語，スペイン語の4言語について外国人診療補助用の書類が公開されており，非常に有効であるので是非活用したい[3]．日本でも受診者の支払い能力の有無や保険証を携帯しているかなどを確認はするが，救急車で搬送されるような重症例の場合，支払い云々よりもまずは治療が優先される．ところが，治療さえ行えば救命できるような病態であったとしても，医療費を支払うことができないという理由で治療をあきらめ，救命できなかったといったエピソードは外国では珍しくない．筆者が某国滞在時にも同様の経験をしたが，日本の医療しか知らなかった当時の筆者にとって大変衝撃的な出来事だった．だからこそ，どんな状況であっても命だけはつないでいくよう努力が継続される日本の医療体制は，この国に生まれた人間として非常に誇り高いことであり，今後もしっかりと維持されるべきである．外国人受診者への様々な対応策を構築していくことは，国を挙げて行っていかねばならない重要な案件と言っても過言ではない．

3）病診連携について

　医療通訳を導入していたり，医療スタッフが外国語対応可能な総合病院であれば，診療所からの紹介外国人患者を受けて外来診療を継続したり，ケースに応じて入院加療を行ったりする．一般的な紹介患者の場合は，症状が安定したり退院可能な状態となれば紹介元の医療機関にバトンが返されて診療が継続されるわけだが，日本語が十分でない患者の場合には医療通訳もしくは医療通訳がいるのと同等の言語環境が整った医療機関でないと，フォローアップが困難となる．外国人受診者の増加が想定される現状において，より円滑な医療環境を展開していくためにはこのような"一方通行"の病診連携ではなく，双方向性の循環型病診連携の構築が望ましい．これを実現していくためには，医療通訳が日本国内で偏在することなく普及していくことが必要である．

4）医療通訳

　問診を含めコミュニケーションをいかにして図るかは避けて通れない課題である．総合病院であれば，受診する外国人患者数が毎月ある程度見込めるような場合に，複数の外国語に対応

する医療通訳をスタンバイさせることも可能である．ただし，わが国では病院で活躍する医療通訳はまだまだ稀少であり（13-B 参照），医療通訳に対する報酬体制も整備されておらず，持続的な雇用に至るのがなかなか困難である．したがって，遭遇頻度の低い外国語の対応問題も含め，ボランティアを適時採用して対処しているケースも少なくない．

〔近　利雄，三島伸介〕

1) Leder K et al：Illness in Travelers Visiting Friends and Relatives：A Review of the GeoSentinel Surveillance Network. Travel Medicin. Clin Infect Dis. 2006；43（9）：1185-93.
2) 多言語医療問診票　http://www.kifjp.org/medical/index.html
3) 厚生労働省：外国人向け多言語説明資料　http://www.mhlw.go.jp/stf/seisakunitsuite/bunya/0000056789.html

B 医療通訳の意義と限界

　　　　　　母国語以外の言語が公用語である国や地域を訪れた際，言語コミュニケーションによる障壁（翻って母国語の温かさ）を身にしみて感じるのが医療機関を受診した時ではないだろうか．体調不良でつらい時に，外国語で問診や診察を受けなければならない状況は，当事者にとって非常に過酷なことである．ある程度の外国語能力があったとしても，医療機関で用いられる言葉は特殊なものが多く，一般的に用いられる用語では通じないことも少なくない．さらに，症状などを訴える際に細かな意味合いまで含めて表現することは決して容易ではない．日本における外国人にとっても，日本の医療機関を受診する時に大きな問題となるのはやはり言語である．また仮に初診を経た後に継続して受診できている場合でも，言語障壁による説明内容についての理解度の不足から，医師の指示を守れずに治療薬の使用が不十分となったり，医師患者関係を十分に構築できなかったりというケースが報告されている[1]．実際の医療現場における研究によると，医療スタッフと十分な対話をもつことができない受診者は健康診断や地域保健サービスなどを享受する割合が低く，健康保険に加入していない割合も高いと報告されている[2〜8]．また，医療機関においては診療以外の場面，すなわち受付から診療案内，保険の有無の確認や支払方法についてなど，医療通訳が活躍すべき場面が多岐にわたっている．

　では，日本が置かれている状況を俯瞰してみよう．2003 年に観光庁が始めた訪日旅行促進事業，いわゆる"ビジット・ジャパン事業"により開始初年度の訪日外国人数はおよそ 520 万人で，これ以降その数は徐々に増加傾向を示し，2011 年からはその増加に拍車がかかり，2016 年にはついに 24,039,053 人となり，今後もさらなる増加が見込まれる（図 13-B-1）．また，在日外国人数はここ数年 200 万人前後で推移しているが，2016 年末における在留外国人登録者数は 2,382,822 人に達している[9]．在日・訪日外国人数が増加すれば，それに伴って医療機関を受診するケースも増加することが想定され，医療機関にとってはそうした外国人受診者を受け入れるための体制を整えていくことが必要となる．2020 年に東京オリンピックを開催することが決定し，国を挙げて外国人への種々の分野での対応が急務となっている．外国を訪れた日本人にとっても，また日本を訪れた外国人にとっても当該地域にて医療機関を受診して医療サービスを受けるためには，言語障壁を少しでも取り除いていく努力が必要となる．

　そこで，その言語障壁を取り除くための存在として，医療通訳が鍵を握ってくる．医療通訳に関して日本の現状では，医療に関する説明をわかりやすく受診者に伝えるという非常に責任

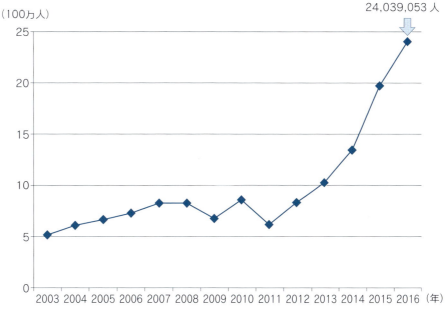

図 13-B-1　ビジット・ジャパン事業開始以降の訪日外国人数の推移

の重い役目であるにもかかわらずボランティアに依存することが多く，中には友人や知人が"たまたま"当該言語を少し話せるという理由だけで通訳を行ったりするケースも少なからずみられる．日本の現状では有償での通訳業務が行われているケースは稀少である．医師による説明の中には，悪性腫瘍に関する告知や重症化した時の説明など命に関わるような内容も含まれることがあるわけで，そうした極めて責任の重い任務の一端をボランティアや友人・知人に背負わせることは，やはり問題と言わざるを得ない．日本では普遍的に制度化された医療通訳体制は確立されておらず，専門的な技能が要求される仕事であるという認識すら十分でない．医療通訳に対する報酬についても一定の基準がなく，専門職としての位置づけを確立していくためには待遇面での改善も求められる．一方，移民が多く居住する豪州では1977年にThe National Accreditation Authority for Translators and Interpreters（NAATI）を設立し，通訳を国家資格として認定している[10]．米国ではInternational Medical Interpreters Association（IMIA）が中心となって医療通訳の専門家育成が行われており，日本で専門家としての医療通訳を育成していく過程においてこうした先達の経験は大変参考になる．そんな中，日本でも外国人患者受入れ可能な医療機関について認証制度を設けて，その普及が促進されていく流れが生まれている．外国人患者受入れ医療機関認証制度 Japan Medical Service Accreditation for International Patients（JMIP）がそれである．2017年6月現在，日本の認証医療機関*は北海道から沖縄にかけての23機関である．こうした医療機関においては外国人患者に対応する言語を専門とする医療通訳者を登録して，必要に応じて医療通訳業務に従事してもらう体制を整えている．また，専門的に医療通訳を医療機関に派遣する団体も国内に

＊：2017年6月時点において，無床診療所はJMIPの認証対象となっていない．外国人受入れ体制をきめ細かく構築していくためには，外国人診療経験の豊富な医療スタッフがいるかどうかなども勘案して，対象医療機関の幅をより広げていくことが望まれる．

いくつか設立されている．需要の高い言語は英語，中国語（普通話），ハングル語，ポルトガル語，スペイン語，タガログ語などがある．しかしながら，医療通訳が対応可能な時間帯はやはり平日の一般診療時間帯に限られる場合が多く，救急外来など緊急時に医療通訳が対応するのはなかなか困難なのが実状である．上述の JMIP 認証医療機関であったとしても，曜日によっては対応できない言語があり，今後の医療通訳環境の体制づくりが急務である．

　医療通訳という業務は，受診者のプライベートにも関わってくる部分もあり，非常に繊細できめ細やかな対応が必要となる．守秘義務も発生するので，厳格な倫理観と強い責任感を備えておくことが要求される．したがって，卓越した語学力とコミュニケーション能力を具有すべきなのはもちろんのこと，相手の意図を汲み取る深い洞察力と観察眼，忠実さと誠実さをもって受診者と相対する能力が望まれる．場合によっては人の死に直面する可能性も包含するため，いろいろな意味で精神的忍耐力も求められる．当該言語が話されている国・地域の文化・習俗についての理解や見聞を随時広げていく努力も大切である．総じて高い次元の能力が求められるが，大変挑戦しがいのある職種であることは間違いない．日本の医療環境において，この方面の充実とともに，保険点数算定などボランティアや医療機関の人件費持ち出しにならないような体制作りも肝要である．

〔三島伸介〕

1) Kravitz RL et al：Comparing the use of physician time and health care resources. among patients speaking English, Spanish, and Russian. Med Care. 2000；38（7）：728-38.
2) Hu DJ et al：Health-Care Usage by Hispanic Outpatients as a Function of Primary Language. West J Med. 1986；144（4）：490-3.
3) Liao XH et al：The health status and health needs of Chinese population in Glasgow. Scott Med J. 1995；40（3）：77-80.
4) Naish J et al：Intercultural Consultations：Investigation of Factors That Deter Non-English Speaking Women from Attending Their General Practitioners for Cervical Screening. BMJ. 1994；309（6962）：1126-8.
5) Solis JM et al：Acculturation, Access to Care, and Use of Preventive Services by Hispanics：Findings from HHANES 1982-84. Am J Public Health. 1990；80：11-9.
6) Stein JA et al：Language Preference as an Indicator of Mammography Use among Hispanic Women. J Natl Cancer Inst. 1990；82（21）：1715-6.
7) Woloshin S et al：Language Barriers in Medicine in the United States. JAMA. 1995；273（9）：724-8.
8) Feinberg E et al：Language proficiency and the enrollment of Medicaid-eligible children in publicly funded health insurance programs. Matern Child Health J. 2002；6（1）：5-18.
9) 法務省：平成29年のプレスリリース　http://www.moj.go.jp/nyuukokukanri/kouhou/nyuukokukanri04_00065.html
10) 松尾博哉：オーストラリアの医療通訳制度事情．日本医師会雑誌．2005；133（2）：268-72.

C 帰国児童生徒への対応

① 健康管理その他

1) 帰国児童生徒とは

　帰国児童生徒とは「海外勤務者等の子供で，引き続き1年を超える期間海外に在留し，当該年度の4月1日から3月31日に帰国した児童生徒」のことを指す[1]．2015年外務省の統計[2]によると，小学部57,098人，中学部21,214人，合計78,312人が在留邦人として登録され，うち41.6％がアジアに，30.6％が北米，19.8％が欧州に滞在している．そのうち，日本

人学校，補習校，現地校の小学部に通う児童はそれぞれ3割程度であるが，中学部になると現地校に通う生徒の割合が半数を超える．

2）帰国児童生徒を取り巻く状況

　帰国児童生徒が増え始めた1970年代後半と比べると帰国児童生徒を取り巻く環境は充実してきている．まず，渡航者の数が増加し，海外で生活することはそれほど特殊なことではなくなった．また，飛行機など海外への移動手段が格段に進歩し，日本と滞在先への行き来が容易になっただけでなく，インターネットを含む通信網が飛躍的に向上したため，海外にいても日本との連絡や日本の情報を入手することはそれほど難しくなくなった．帰国児童生徒を受け入れる学校は国内各地にあり，公益財団法人海外子女教育振興財団[3]や文部科学省CLARINET[4]，海外・帰国子女教育専門機関JOBA[5]など，海外児童生徒や帰国児童生徒の生活・教育を支援する機関・団体や情報サイトも充実している．

3）帰国児童生徒の抱える問題

　しかし，取り巻く環境が変わっても，帰国児童生徒が抱える問題はそれほど変わっていないのかもしれない．もちろん帰国児童生徒と言っても，渡航年齢，滞在先，滞在期間，家族構成や生活環境，そして本人の性格により状況は異なり一括りにはできない．が，帰国児童生徒の多くは，海外で生活している時は別世界のことのように感じていた日本の出来事が，帰国した途端に現実となり，「浦島太郎」のようになることがある．このような，帰国児童生徒の適応・再適応の問題はすでに様々な文献に記述されている．

　帰国児童生徒のアイデンティティの問題については1990年代くらいから指摘されている．多言語と異文化の中で育った経験をもつ帰国児童生徒は一般に「国際的」であるとのイメージをもたれやすいが，必ずしも帰国児童生徒であるから「国際的」なアイデンティティを有しているわけではない[6]．逆に，海外にいれば「日本人」，帰国すれば「帰国児童生徒」というマイノリティとして扱われるため，どこにも属していない，という葛藤をもちやすいと言われる．文献的に，日本人としてアイデンティティの悩みを感じるのは，2回以上あるいは長期間海外に滞在した人，もしくは現地校などで異文化との接触が大きかった人ほど多く[7]，渡航年齢よりも滞在期間年数のほうがアイデンティティと相関があるという．さらに，日本語の読み書きの能力は日本人としてのアイデンティティの確立に重要な要因である[6]．また，近年，国籍にとらわれずに地球人としてのアイデンティティを見出すグローバルシチズン[8]が出現してきており，近い将来そうしたアイデンティティをもつ帰国児童生徒も出てくるかもしれない．

② ワクチンの調整

　帰国児童生徒は年齢と帯同渡航先によって受けてきたワクチンの種類・回数・製品などが異なり，特に製品名のみで記載されていると接種歴がわかりにくい．海外のワクチンを多数扱っているトラベルクリニックや帰国児童生徒を多く診察している医療機関なら困難とは感じないだろうが，日本脳炎のようなアジア圏以外では接種していないワクチンがあったりするので

隅々まで接種記録を確認する．回数のバリエーションは調べるか，日々報告されている論文などで妥当な最低回数を満たしていれば安心できる．執筆時点では，帰国児童生徒は日本で育った子どもたちよりも多く接種していることが通例である．また，帰国児童生徒は海外親和性が高いため将来留学や海外で夏期を級友と過ごしたり，親の再赴任や片親の外国籍を理由に同じ地域に戻ることもある．そのため，なるべく今までいた国のワクチンを継続しつつ，日本で必要なものも接種する．ダニ媒介性脳炎ワクチン，Tdap，コレラ，髄膜炎菌性髄膜炎結合型ワクチンACWY，同血清群B型ワクチン，などがそれに当たるだろう．逆にnHPVワクチンを接種してきた場合にはdown-gradeに相当するbHPV/qHPVの接種は行わず，nHPVワクチン取扱医療機関に紹介する＊．

国によっては，水痘が定期接種ではなかったり，日本製の日本脳炎ワクチンとの互換性が証明されていない製品を受けていたりすることもある．それぞれの国の小児ワクチンの接種スケジュールは頻繁に変更されることがあり，中華人民共和国のように都市ごとで異なり多岐にわたるため本書では割愛する．巻末資料①のウェブサイトを参照するか，この領域に強いトラベルクリニックに紹介するのが正解である．

何よりも大切なのは，その子の将来を見越したワクチン接種を継続していくことで，自院でなんとかするのではなくトラベルクリニックからのアドバイス後に連携を開始することが受診

表13-C-1　執筆時点で筆者の考える理想的なワクチン接種完了回数一覧表

ワクチン	生後6か月	生後9〜12か月	1歳	生後15〜18か月	2歳	4〜6歳	11歳	16歳	18〜25歳
BCG	1	1	1						
DTaP	2-3	2-3	2-3	3-4		4-5			
Tdap							1	2	3
OPV/IPV	3/2-3	3/3	3/3	3/3	3/3	3/4	3/4	3/4	3/4[*1]
H. influenzae b[*2]	2-3	2-3	2-3[*2]	3-4[*2]					
肺炎球菌[*2]	2-3	2-3	2-3[*2]	3-4[*2]					
ロタウイルス	2-3								
B型肝炎	2	2-3	3	3	3	3	3	3	3
A型肝炎	—	—	1	1	2	2	2	2	2
日本脳炎[*1]	1	2	2	2-3	3	4	5	6	7[*1]
ダニ媒介性脳炎[*1]			0-1	2	2-3	4	5	6	7[*1]
麻疹	0-1	0-1	1-2	1-2	1-2	2-3	2-3	2-3	2-3
おたふくかぜ			1	1	1	2	2	2	2
風疹			1	1	1	2	2	2	2
水痘			1	2	2	2	2	2	2
髄膜炎菌ACWY						0-1	1-2	2-3	2-3
髄膜炎菌B[*1*2]	0-3	0-3	1-4[*2]	1-4[*2]	1-2	2-3	2-4	2-4	2-?
nHPV							1-3	3	3

＊1 リスク地域での生活がある場合，アップデートを要する
＊2 開始月（年）齢によって変動する

＊：bHPV：2価ヒトパピローマウイルスワクチン，qHPV：4価ヒトパピローマウイルスワクチン，nHPV：9価ヒトパピローマウイルスワクチン

者の最大のメリットとなる．妊娠を考えている女性であればTdapの定期的接種と妊娠時接種を視野に入れることでも同様である．

表13-C-1に執筆時点で筆者の考える理想的なワクチン接種完了回数一覧表を紹介するが，あくまでも個人案であり，リスク状況や将来の生活によって変わる．

〔大津聡子，近　利雄〕

1) 文部科学省：海外で学ぶ日本の子どもたち（平成28年度版）．p.9, 2016.
  http://www.mext.go.jp/a_menu/shotou/clarinet/002/001.htm
2) 外務省領事局政策課：海外在留邦人数調査統計　平成28年要約版
3) 海外子女教育振興財団　http://www.joes.or.jp/
4) 文部科学省CLARINET　http://www.mext.go.jp/a_menu/shotou/clarinet/003/001.htm
5) 海外・帰国子女教育専門機関JOBA　http://www.joba.jp/information/information_02.php
6) 吉田研作：帰国子女のアイデンティティ形成にみられる要因．コミュニケーション障害学．2003；20（1）：25-9.
7) 菱沼洋子：海外帰国高校生の精神保健に関する研究―同一性形成と適応をめぐって．日社精医会誌．1995；3（2）：96-108.
8) 田村耕太郎：海外生活による「アイデンティティ・クライシス」は消えた!?「グローバルシチズン」という新たなアイデンティティの誕生．現代ビジネス．2015.3.2　http://gendai.ismedia.jp/articles/-/42292?page=2

Column6　帰国児童生徒の別の側面―帰国後インターナショナルスクールや外国人学校に入学したケースなど―

　筆者が通っていたインターナショナルスクールまたは外国人学校では，「帰国児童生徒」に該当する生徒が入学した場合も，アイデンティティクライシスというものを聞くことがあまりなかった．おそらく，その学校の何らかのコミュニティや教育・生活環境が海外で生活していたものと類似している，もしくは上述のマイノリティになることなく，マイノリティの集合体であるからかもしれない．言語や価値観に関しては2か国（文化）以上の言語・価値観・思考回路を同時に備えることになり，逆にそうでない親族や国内外の旧友たちとの距離感が生ずることもある．その反面，分け隔てない視野と行動力に境界がない傾向が経験上多く見られる．個々人が独立したユニークな存在であり，どこにも帰属しない自由な世界観と生活を楽しむ傾向にあるのだろう．政治的国籍（所属）に価値を見いだすことが少なく，地球人としての信念と行動力が判断基準の大きなところであり，他人の判断ではなく個々人の理論と倫理感をもとにした信条が社会生活の基準となっているのかもしれない．これらは日本を離れたことがなく，インターナショナルスクール出身である筆者の経験である．筆者は多文化的環境に触れていることが日常で，心地よい．

〔近　利雄〕

D 帰国駐在員（帰国時健診）

　法律上全ての企業には社員に対して安全配慮義務が存在する．人事労務担当者は海外勤務者の実態把握に努め，健康管理スタッフとの情報共有に努める必要がある．また帰国した駐在員に関しても，法で規定されている帰国時健康診断を企業が受診させる必要がある．

　海外派遣労働者の健康診断は労働安全衛生法および労働安全衛生法施行令の規定に基づき労働安全衛生規則に定められている．法律では6か月以上海外で勤務した者を帰国させる時は健康診断が必要である．

　外務省では健康管理休暇と休暇帰国制度があり，任地での年1回の定期健康診断のほか，日本での健康診断を受診することも可能である．企業においては海外駐在員を完全帰国ではなく定期的に一時帰国させることもある．独身者や単身赴任者を，定期的に帰国させるようなシステムをもっている企業も多い．筆者の勤務する千代田化工建設株式会社では先進国だけではなく途上国における天然ガスプラント造設サイト等に赴任する場合も多い．プロジェクトによって若干異なるもののおおむね3か月に一度帰国させて，本社診療所において産業医による健康診断を受けるシステムになっている．イラク等，さらに厳しいところでは1か月勤務で休暇となる．なお先進国においては家族帯同者は1年に1回帰国することができる．

　慢性疾患に関しては海外旅行保険の適応外であり，特約を付帯する必要がある．当社では高血圧，糖尿病等慢性疾患はコントロールをつけなければ赴任させない．一時帰国時に検査をするため，データが悪化している場合には主治医（医療機関）の許可がなければデータが改善するまでは出国させない．途上国では結核の感染リスクが高いため胸部エックス線撮影は必須である．過去現地職員から結核感染した例もあり注意が必要である．

　また当社では海外でメンタル不調を訴える社員のために精神科医師と心理カウンセラーによる巡回診療が行われている．都市部での勤務ではない特殊環境での生活の場合，特に専門的な医師の判断が必要とされる．

　また，社員が現地医療機関を安心して受診できるか否かを判断するために途上国における現地医療機関サーベイも行われている．

　本社診療所には外務省同様に歯科も併設しており，海外旅行保険が効かない歯科疾患にも対処している．歯科治療に欠かせないパノラマエックス線撮影は在外において万が一の時に個人同定の決め手となる．

　当社では海外出張や赴任時に日本の定期予防接種を受けていることを前提として，A型肝炎ワクチン・B型肝炎ワクチン・破傷風トキソイドを基本接種ワクチンとしている．また各自母子手帳でポリオ，日本脳炎，麻疹等予防接種歴を確認してもらっている．しかしながら髄膜炎菌性髄膜炎等，地域によって流行している感染症も異なるため，プロジェクトごとに必須ワクチンを決めている．

　また現地在勤中は1年に1回の健康診断も必須である．欧米先進国においては現地医療機関（検査センター）での健康診断等も可能であるが，全てにおいて日本の基準と異なるため注意が必要である．欧米において上部消化管撮影（二重造影）や胃内視鏡検査は日本のように早期胃がんを発見するための手段ではないため，通常検診項目にはない．日本の場合，圧倒的に胃がんが多かったため胃がんの診断技術は世界一である．現在も日本において胃がん発生率は非常に高いが早期発見早期治療により胃がんによる死亡率は減少している．またピロリ菌を除菌す

ることにより，今後胃がんの発生率は減少するであろう．もちろん，ニューヨークやシンガポールのように邦人も多く日本人医師が開業していれば現地で日本同様の検査を受けることが可能である．

途上国では残念ながら日本人のお眼鏡に適うような健診を受けられないことが多い．清潔不潔等感染症対策がきちんと行われていなかったり，一部途上国ではディスポの医療器材を再生して使用することもある．採血時の使い捨て針やシリンジ（注射器）の安全性が使い回し等で担保できない国もあるため，感染症には特に注意が必要である．

上部消化管造影検査（UGI）・胃十二指腸内視鏡検査（GIF）や大腸内視鏡検査（CF）の必要があれば，帰国後日本で受けることをお勧めしたい．

法律により帰国時には糞便塗抹検査をすることができる．途上国では腸に寄生する回虫を筆頭に肝，胆嚢，大腸，小腸，肺，脳等あらゆる臓器に寄生する寄生虫が存在する．寄生虫は食物に熱を通していれば罹りにくいが，包丁や箸やスプーンや皿やグラス等が共用され，熱湯消毒や次亜塩素酸で消毒されていない場合，寄生虫症や細菌感染等の危険がある．熱帯地域ではアメーバ赤痢に罹る方も多い．外食が多い場合には虫卵検査を是非お勧めしたい．

欧米では野菜や魚が少なく肉中心の食事となり，ビールも多く摂取し運動不足に陥りやすく，肥満となる方が増えている．その結果として尿酸値が高くなる．尿酸値は生活習慣のバロメータであり，その結果，痛風ともなりうる．脂質異常症（高コレステロール・高中性脂肪・高LDL・低HDL）や脂肪肝，動脈硬化，狭心症も食事による．大腸がんも肉食で発症リスクが高くなる．海外における生活習慣，特に食事や運動は日本と異なり注意が大切である．

B型肝炎は途上国では中国を筆頭にウイルスキャリア（B型肝炎ウイルスをもっているが症状がない人）が非常に多いため，知らないうちに感染していることも多い．最近はB型肝炎ワクチンを接種してから赴任させる企業も増えており，途上国でもB型肝炎ワクチン接種が広まったため，B型肝炎罹患のリスクは減少した．それに伴い，劇症肝炎で亡くなる日本人は減少傾向にある．

喀痰検査は，呼吸器症状があったり発熱があったり胸部エックス線に異常があれば是非お勧めしたい．肺がん等腫瘍性肺疾患や感染症である結核菌および非結核性肺抗酸菌症，クリプトコッカス等肺真菌症，肺寄生虫症等の早期発見治療につながる．帰国時健康診断で感染症が見つかることはまれではなく，対策が後手に回ると感染拡大や症状悪化もあるので見落とさないよう注意が必要である．

現在のところ日本国内では中東呼吸器症候群（MERS）やエボラ出血熱（EVD）等の患者は見つかっていないが輸入感染症（検疫感染症）である各種ウイルス性出血熱や蚊が媒介する熱帯熱マラリア，デング熱，チクングニア熱，ジカウイルス感染症等，海外の感染症には今後とも注意が必要である．また新型インフルエンザに変化するような鳥インフルエンザも中国等各国で流行は継続しており注意が必要である．

最後に，帰国駐在員から結核を筆頭とする輸入感染症の拡大を防ぐことは，個人だけでなく社会防衛として必要である．

〔古閑比斗志〕

14 渡航前健診・海外赴任前健診

> 僕にとってポートレイトを撮ることは最も難しい．なぜなら，
> その人の本当の姿を捉えるのはカメラを被写体の
> シャツと肌の間に忍び込ませるようなことだから．
> アンリ・カルティエ・ブレッソン

A 健診にあたっての確認事項

渡航においては，短期の海外旅行から長期にわたる企業派遣・留学・移民・永住・長期滞在（ロングステイ）まで多種多様な形態が存在する．先進国への渡航・赴任は医学的にそれほど困難ではない．しかしながら途上国への渡航・赴任は医学的に非常に問題が多い．病気の既往がある場合，治療の継続が特に問題となる．海外で処方を受ける場合には英文の紹介状が必要なことが多いので渡航前に英文の紹介状を作成してもらう必要があろう．健診を受診する前に確認しておくことも多いので，二度手間にならないように簡単に列挙する．

① 前提条件としての渡航前・赴任前治療の必要性

欧米先進国では医療水準に問題はないので，現地医療機関に委ねる手もある．しかしながら米国のように入院治療にかかる費用が高額な場合には，事前に健康保険のきく日本国内で治療することをお勧めしたい．途上国では先進国とは異なり，脳卒中や心筋梗塞等ではきちんとした治療が受けられず，残念な結果になることもあろう．

高血圧や糖尿病・脂質異常症は動脈硬化が進展し，脳出血・脳梗塞や腎不全・心筋梗塞等の原因となるため，コントロールする必要がある．

心臓冠血管狭窄による狭心症や心筋梗塞はカテーテルによる治療がすでに一般的であり，ステント留置等治療を行えば定期的な通院治療は必要ではあるものの，海外赴任自体に問題はないため，赴任前に治療を完了することが肝要である．

脳卒中や心筋梗塞を引き起こすような致命的な疾患が人間ドック等の検査で渡航前に判明した場合は，無治療で渡航させることは安全配慮義務違反となろう．

未破裂脳動脈瘤に関してはMRA検査（脳ドッグ等）で見つかることがあり，脳動脈瘤破裂によるクモ膜下出血を防ぐために，高血圧症があれば厳重な血圧の管理が必要である．また未破裂脳動脈瘤の位置や大きさにもよるが，事前のカテーテルによる脳動脈瘤コイル塞栓術やクリッピング手術も検討する余地があろう．

② ビザ発給要件に伴う特殊検査

ビザ発給に伴い，イラクや中国のようにビザの発給要件としてHIV等感染症の有無を問われる場合があるので注意が必要である．途上国においてはビザの発給要件に関して十分余裕を

もって在京大使館に問い合わせ，出発前にあわてないようビザの発給に必要な検査は事前に受けておくよう心掛けたい．

③ 入国に必要な書類

黄熱ワクチン接種証明書が必要な国はアフリカ，南米にあるのでFORTHのウェブサイトを参照し，必要があれば在京大使館に問い合わせしてほしい．サウジアラビアではハッジの時期にインフルエンザや髄膜炎のワクチン接種証明書を要求されることもあるので事前の確認が必要である．

④ 大学・語学学校等留学生

留学生の場合，留学先への提出資料として渡航前に健康診断書の提出が義務づけられていることが多い．また就学時の予防接種も通常義務づけられている．内容は国や各大学で書式等が全く異なるため，インターネット等で事前確認する必要がある．通常書類は英語で記載するので，トラベルクリニックにお願いすると母子手帳の翻訳，ワクチン接種と共に一度に終わることが多い．

⑤ 海外企業への就職

海外の企業に就職する場合も同様に，健康診断書および予防接種が義務づけられているので注意が必要である．

⑥ 健康診断書および予防接種（ワクチン接種）歴

日本の定期予防接種を受けている方は母子手帳に予防接種の記載があるので，留学生は特に，国によっては追加接種の必要がある．米国では予防接種が終了していないと公立学校（キンダー・小中高等パブリックスクール）には入学できないため注意が必要である．渡航前に受診し入学時に提出する英語の健康診断書を作成してもらう際には，母子手帳の予防接種歴を英語に翻訳して医師のサインをもらっておく必要がある．

⑦ 帯同家族

海外赴任者（海外派遣労働者）だけではなく海外赴任者に帯同する家族も渡航するのであるが，労働者に関する法律では帯同家族は含まれていない．子どもの場合は通学するために健康診断・予防接種を受ける必要があるが，配偶者はその限りではない．在外で帯同家族の病気（精神疾患を含む）が，非常に問題となることもまれではない．配偶者も事前に一般健康診断項目ぐらいは受けておきたい．また家族に問題がある場合は，赴任に関して人事労務担当者と相談すべきであろう．

⑧ ロングステイ

リタイア後の長期滞在において健診は義務ではないため，渡航前に健診を受けないことが多い．高齢者の場合，会社を退職すると健康診断を受けていない方が増加する．高血圧・高脂血症・痛風・糖尿病等持病も多く，がんや白血病等隠れた病気も少なくないため，是非渡航前健診をお勧めしたい．高齢者特有の問題は別の項に譲るが，既往症には海外旅行保険は適応外であり注意が必要である．

⑨ 胸部エックス線撮影

海外派遣労働者は途上国では結核に罹患する可能性が高く，胸部エックス線撮影を比較するためには間接撮影よりも直接撮影をお勧めしたい．

⑩ 歯科健診

海外赴任前に歯科検診を行い齲歯が存在する場合は必ず治療を完了すべきである．途上国ではすぐに抜歯され，先進国では歯科治療は高額でありかつ海外旅行保険が通常保険適応ではない．ただし国によっては歯科治療に関して日本の健康保険が使える歯科クリニックもあるので，現地の日本国大使館・総領事館や日本人会等で確認してほしい．

B 関連法規の解説

海外派遣労働者の健康診断は労働安全衛生法[1]および労働安全衛生法施行令[2]の規定に基づき労働安全衛生規則[3]に定められている．以下，法律から抜粋する．

① 海外派遣労働者の健康診断

第四十五条の二　事業者は，労働者を本邦外の地域に六月以上派遣しようとするときは，あらかじめ，当該労働者に対し，第四十四条第一項各号に掲げる項目及び厚生労働大臣が定める項目のうち医師が必要であると認める項目について，医師による健康診断を行わなければならない．

② 定期健康診断

第四十四条における健康診断項目は以下の通り
一　既往歴及び業務歴の調査
二　自覚症状及び他覚症状の有無の検査
三　身長，体重，腹囲，視力及び聴力（1000 ヘルツ及び 4000 ヘルツの音に係る聴力）の検査
四　胸部エックス線検査及び喀痰検査

五　血圧の測定

六　貧血検査（血色素量 Hb，赤血球数 RBC）

七　肝機能検査（GOT，GPT，γ-GTP）

八　血中脂質検査（LDL，HDL，TG）

九　血糖検査（HbA1C も検査可）

十　尿検査（尿中の糖及び蛋白の有無）

十一　心電図検査

　さらに，労働安全衛生規則第四十五条の二第一項の厚生労働大臣が定める項目を定める告示によれば[4]

1. 腹部画像検査（胃部エックス線検査，腹部超音波検査）
2. 血液中の尿酸の量の検査
3. B 型肝炎ウイルス抗体検査
4. ABO 式及び Rh 式の血液型検査（派遣時）

以上のことを考慮し，医師が必要と判断した時に追加してもよい．以下に解説を述べたい．

- 上部消化管造影検査 UGI と腹部エコーは日本では受けやすいが，海外では簡単に検査を受けられないので，赴任前にはぜひ受けておきたい．
- 尿酸値は赴任先の欧米の食事ではすぐに上昇する．痛風発作の原因となり腎機能にも影響するため尿酸値が高値であれば赴任前に食事指導や治療を検討したい．
- B 型肝炎ワクチンの効果をみることができる．子どもは B 型肝炎ワクチン接種で抗体価がすぐに上昇するが，大人はなかなか B 型肝炎ワクチン接種の効果が表れないことが多い．ちなみに筆者は B 型肝炎ウイルス抗体が付かなかったため 10 回以上 B 型肝炎ワクチン接種をしている．輸入ワクチンには，このような場合に使用を検討できる製品がある．
- 海外では事故等で緊急輸血が必要になることもある．緊急輸血に備えて血液型は自分で把握してほしい．

〔古閑比斗志〕

---

1) 労働安全衛生法　http://law.e-gov.go.jp/htmldata/S47/S47HO057.html
2) 安全衛生情報センター：労働安全衛生法施行令
　http://anzeninfo.mhlw.go.jp/anzen/hor/hombun/hor1-1/hor1-1-7-1-0.htm
3) 労働安全衛生規則　http://law.e-gov.go.jp/htmldata/S47/S47F04101000032.html
4) 安全衛生情報センター：労働安全衛生規則第四十五条の二第一項及び第二項の規定に基づき厚生労働大臣が定める項目を定める告示
　https://www.jaish.gr.jp/anzen/hor/hombun/hor1-2/hor1-2-11-1-0.htm

"大切なのは、どれだけたくさんのことをしたかでなく、どれだけ心をこめたかです"

Blessed Teresa of Calcutta, MC

The Art of Travel and Global Health

巻末資料

❶渡航医学関連サイト
❷渡航関連感染症
❸インバウンドで考慮すべき主な感染症とその潜伏期間
❹深部静脈血栓（DVT）・静脈血栓塞栓症（VTE）の
　リスク軽減策
❺ヒマラヤ山脈の聖地巡礼の例一覧
❻海洋生物による外傷と創部感染
❼感染性胃腸炎の病原体と潜伏期間
❽主な魚介類食中毒
❾急性高山病のリスク分類
❿高地への渡航で必要な条件と
　禁忌となる心循環器系異常
⓫循環器疾患と航空機搭乗の是非
⓬問題となる外傷・術後の航空機搭乗
⓭各国の処方薬・市販薬持参の際の制限・処方せん・
　処方証明書・診断書の要否や持ち込み制限の例
⓮処方証明書の書式例
⓯世界の花粉症と大まかなシーズンの例
⓰人工妊娠中絶を巡る各国の考え方
⓱妊婦のトキソプラズマ抗体陽性率のおおよその比較

❶ 渡航医学関連サイト

● 渡航医学全般（日本語）

FORTH（厚生労働省検疫所）	http://www.forth.go.jp	感染症が中心
世界の医療事情（外務省）	http://www.mofa.go.jp/mofaj/toko/medi	現地医療機関情報もあり
海外安全ホームページ（外務省）	http://www.anzen.mofa.go.jp	治安情勢を含む安全情報，海外安全アプリや中堅・中小企業向け海外安全対策マニュアルも公開されている．
国立感染症研究所	http://www.nih.go.jp/niid/ja	国内外の感染症情報
海外医療情報（JOMF）	http://www.jomf.or.jp/kaigai_jyouhou	海外の医療機関検索
ProMED-mail 情報	https://promed-g.blogspot.jp	世界の感染症速報の和訳
日本渡航医学会	http://jstah.umin.jp	トラベルクリニックリストあり

● 渡航医学全般（外国語）

WHO	http://www.who.int/en	世界保健機関
WHO Western Pacific Region	http://www.wpro.who.int/en/	WHO 西太平洋事務局
CDC	https://www.cdc.gov	米国疾病予防管理センター，米国発の渡航医学情報
Foreign Travel Advice	https://www.gov.uk/foreign-travel-advice	英国政府からの渡航安全情報
US Department of State Bureau of Consular Affair	https://travel.state.gov/content/passports/en/alertswarnings.html	米国領事局安全情報
ECDC	https://ecdc.europa.eu/en/Pages/home.aspx	欧州疾病予防管理センター
ProMED	https://www.promedmail.org/	世界の感染症速報
ISTM	http://www.istm.org	世界のトラベルクリニックリストあり
Fit for travel	http://www.fitfortravel.nhs.uk	イギリス発の渡航医学情報
Fit for travel	https://www.fit-for-travel.de/	ドイツ発の渡航医学情報，アプリもある
MD travel health	https://redplanet.travel/mdtravelhealth	スペイン発，渡航先別の健康安全情報
NaTHNac	http://nathnac.net	イギリス発の渡航医学情報

● 感染症動向地図

Health map	http://www.healthmap.org/promed	ProMed による感染症アラート地図
Malaria atlas project	http://www.map.ox.ac.uk/map	マラリアリスク地図
Malaria map	http://nvbdcp.gov.in/maps.htm	マラリアリスク地図（インド国内）
Council on Foreign Relations：Vaccine-Preventable Outbreaks	http://www.efr.org/interactives/GH_Vaccine_Map	世界の VPD の流行状況 年次別，感染症別地図

● 日本語で受けられる海外のメンタルヘルス相談機関・窓口施設一覧

サイコロジカルファーストエイド実施の手引き	http://www.j-hits.org/psychological/	兵庫県こころのケアセンター
Group With	http://groupwith.info/htdocs/index.php	現地医療機関情報もあり

多文化専門アドバイザー一覧	http://www.jstp.net/Advisor.htm	多文化間精神医学会の認定する専門資格
邦人医療支援ネットワーク（JAMSNET 東京）	http://www.jamsnettokyo.org/	

● 外国人向け問診票・説明資料など

多言語医療問診票	http://www.kifjp.org/medical/	国際交流ハーティ港南台，かながわ国際交流財団
外国人向け多言語説明資料	http://www.mhlw.go.jp/stf/seisakunitsuite/bunya/0000056789.html	日本医療教育財団：厚生労働省
多言語生活情報	http://www.clair.or.jp/tagengo/	自治体国際化協会：クレア
予防接種予診票	http://www.yoboseshu-rc.com	予防接種リサーチセンター
海外添付文書情報	http://www.japic.or.jp/di/navi.php?cid=1	日本医薬情報センター
英語版「くすりのしおり」	http://www.rad-ar.or.jp/siori/index.html	くすりの適正使用協議会
アレルギー物質名の現地語早見表	http://label-bank.co.jp/foodlabelservice/contents/allergy.html	株式会社　ラベルバンク

● その他の資料など

ワクチン情報	http://www.nvic.org/Vaccines-and-Diseases.aspx	National vaccine information center
寄生虫検査相談先		国立国際医療研究センター病院国際感染症センター
		東京慈恵会医科大学熱帯医学講座
		公益財団法人東京都保健医療公社荏原病院感染症内科
		関西医科大学公衆衛生学講座
寄生虫治療薬関連情報	https://www.nettai.org	熱帯病治療薬研究班
米国航空宇宙医学会	https://www.asma.org/	Aerospace Medical Association（AsMA）
The list of airlines banned within the EU	https://ec.europa.eu/transport/modes/air/safety/air-ban/search_en	安全管理体制に問題があるとされ，EU 域内乗り入れ禁止となっている航空会社一覧
国際保健規則	http://www.mhlw.go.jp/bunya/kokusaigyomu/kokusaihoken_j.html	厚生労働省の仮訳
検疫法	http://law.e-gov.go.jp/htmldata/S26/S26HO201.html	総務省行政局による法令データ提供システム
観光関連の統計情報・白書	http://www.mlit.go.jp/kankocho/siryou/	国土交通省観光庁
海外在留邦人数調査統計	http://www.mofa.go.jp/mofaj/toko/page22_000043.html	外務省
EM-DAT：The International Disaster Database	http://www.emdat.be/	災害に関する国際データベース

❷ 渡航関連感染症

疾患英名	ワクチン・予防内服あり	渡航・入国制限あり	治療法あり	経口感染	蚊媒介感染	ダニ媒介感染	その他の昆虫媒介感染	経皮（海河川・表土）感染	性行為感染	飛沫・飛沫核感染	体液・粘膜感染	動物咬傷	経路不明感染	5-Cにおける番号
Amebiasis			○	○					○					㊶
Angiostrongyliasis			対症療法	○						芽胞吸入				㉑
Anisakiasis			△（虫体の摘出）	○										⑩
Anthrax	△（曝露後予防内服）		○	○						○	○			㊹
Brucellosis			○	○					○（まれ）		○			㊿
Chancroid			○						○					㊼
Chikungunya			対症療法		○									㊺
Chlamydia trachomatis			○						○	(肺炎も含むなら○)				㉔
Cholera	○		○	○										㉘
Coccidioidomycosis			○							○				㉗
Cutaneous larva migrans			○	○		○	○							㊿
Cyclosporiasis			○	○										㉜
Dengue	○		対症療法		○									㊽
Diphtheria	○		○							○				㉝
Diphyllobothriasis（海産性裂頭条虫症）			○	○										㊴
Ebola virus disease		○	△	○					○		○			⑯
Giardiasis			○	○					○					㉚
Gonorrhoea			○						○					㊶
Haemophilus influenza type b	○		○							○				⑬
Crimean-Congo hemorrhagic fever		○				○					○			㉕
Hantavirus diseases			対症療法							○		○?		㊾
Hepatitis A	○		対症療法	○										①
Hepatitis B	○		○						○		○			③
Hepatitis C			○						○		○			④
Hepatitis D	B型肝炎予防で防御可能		(B型肝炎と同時に治療される)						○		○			⑤
Hepatitis E			対症療法	○					○		○			⑥
Herpes B virus infection	△（曝露後予防内服）		△									○		②
Herpes simplex			○				○		○		○			㊸
Histoplasmosis			○							○	移植？			㉗
HIV infection/AIDS (Acquired immune dificiency syndrome)		○	△						○		○			⑦
HPV infection	○								○		○			⑧
Influenza, Seasonal	○		○							○				⑫
Influenza, Zoonotic	△		△							○				⑭
Japanese encephalitis	○		対症療法		○									㊼
Kyasanur forest disease	○		対症療法			○						○		㉒
Lassa fever		○	△					○			○			㊻
Legionellosis			○							○				㊿
Leishmaniasis（cutaneous, mucosal, and visceral forms）			○				○							㊼
Leptospirosis	○		○	○				○						㊿
Listeriosis			○	○										㊿
Loiasis（Loa loa filariasis）	△		○				○							㊽
Lyme borreliosis（Lyme disease）			○			○								㊽
Lymphatic filariasis	△		○		○		○?							㊷
Malaria	○		○		○									㊹
Marburg virus disease			対症療法？	○							○			㊹
Mayaro fever			対症療法		○									㊸
Measles	○									○				㊷

疾患英名	ワクチン・予防内服あり	渡航・入国制限あり	治療法あり	経口感染	蚊媒介感染	ダニ媒介感染	その他の昆虫媒介感染	経皮（海河川・表土）感染	性行為感染	飛沫・飛沫核感染	体液・粘膜感染	動物咬傷	経路不明感染	5-Cにおける番号
Meningococcal meningitis	○	○	○							○				㊴
Middle East Respiratory Syndrome（MERS）				○						○				㊻
Myiasis			○				○							(61)
Mumps	○		対症療法							○				(80)
Nontuberculous mycobacterial skin infections			△					○						(62)，(66)
Norovirus gastroenteritis			対症療法	○						○				(54)
Onchocerciasis	△		○				○							⑳
O'nyong-nyong fever			対症療法		○									⑱
Oropouche fever			対症療法		○									⑲
Paratyphoid fever	△（Ty21a）		○	○										(58)
Pertussis	○		○							○				(64)
Plague	△（曝露後予防内服）		○				○			○？	○？			(68)
Pneumococcal disease	○		○							○				(55)
Poliomyelitis	○	一部		○										(70)
Q fever			○	○		○				○				⑨
Rabies	○		発症予防							△		○		㉓
Rift Valley fever			対症療法		○									(79)
Ross river fever			対症療法		○									(87)
Rotavirus gastroenteritis	○		対症療法	○										(88)
Rubella	○		対症療法							○				(65)
SARS										○				㊱
Schistosomiasis			○					○						㉟
SFTS			対症療法			○								㊲
Shigellosis			○	○										㉙
South American haemorrhagic fever	△（アルゼンチン出血熱は一応ワクチンあり）	○	△（一部にリバビリン有効）	○						○	○	○		(52)
Sparganosis（マンソン裂頭条虫症）			△	○										(84)
St. Louis encephalitis			対症療法		○									(⑮)
Syphilis			○						○					(56)
Tetanus	○		○					○				○		(57)
Tick-borne encephalitis（Früsommermeningoencephalitis）	○		対症療法	○		○								㊷
Travelers' diarrhea（including ETEC）	△		○	○										㊾
Trichomoniasis			○						○					㊿
Trypanosomiasis							○							
African-			△				○							⑪
American-			△	○			○				○			㉞
Tuberculosis	△		○							○				㉖
Tungiasis			対症療法					○						㊵
Typhoid fever	○		○	○										㊼
Typhus fever（epidemic louse-borne typhus）			○				○							(69)
Varicella	○		○					？		○				㊳
West Nile fever			対症療法		○									⑮
Yellow fever	○	○	対症療法		○									⑰
Zika			対症療法		○				○		○			㉛

❸ インバウンドで考慮すべき主な感染症とその潜伏期間

潜伏期間		0～7日	8～14日	2週間～6か月	6か月以上
			0～4週間		
経口		細菌性腸管感染症各種			
			アメーバ性腸管障害		
			腸チフス・パラチフス（10～14日）	A型肝炎（2～6週間）	
経皮，経口		レプトスピラ症（5～14日）			
経皮		住血吸虫症（数日～1か月以上）			
経口・ノミ		チフス熱・発疹チフスなど類似疾患（6～14日）			
節足動物媒介感染	蚊	ウエストナイル熱（3～15日）			
		黄熱（3～7日）			
		オニョンニョン熱（8日前後）			
		オロプチェウイルス病（3～12日）			
		ジカウイルス感染症（2～12日）			
		セントルイス脳炎（4～21日）			
		チクングニア（2～12日）			
		デング（2～14日）			
		東部ウマ脳炎（5～14日）			
		日本脳炎（6～16日）			
			熱帯熱マラリア（12日前後）	四日熱マラリア（1か月前後）	
		ベネズエラウマ脳炎（2～5日）		三日熱マラリア（14日前後，1年以上のことも）	
			マヤロ熱		
			卵形マラリア（14日前後）		
		リフトバレー熱（2～6日）	*Plasmodium knowlesi*（12日前後）		
	サシチョウバエ		オロヤ熱（バルトネラ属菌感染症）	リーシュマニア症（2～4か月，1年以上のことも）	
	ツェツェバエ	アフリカ・トリパノソーマ症（1～3週間）			
	サシガメ	アメリカ・トリパノソーマ症（1～4週間）			
	ブラックフライ（ブユ）			オンコセルカ症（3か月～1年）	
	キンメアブ				ロア糸状虫症
	シラミの排泄物・経胎盤・血液	回帰熱（5～10日）			
	Ixodesマダニ	ダニ媒介性脳炎（7～14日）			
		クリミア・コンゴ出血熱（3～12日）			
		日本紅斑熱（2～8日）			
		地中海紅斑熱			
		アフリカ紅斑熱			
		ロッキー山紅斑熱（2～14日）			
	ツツガムシ		ツツガムシ病（10～14日）		
飛沫感染など		侵襲性髄膜炎菌感染症（2～10日）			
		インフルエンザ（2～7日）			
飛沫核感染		レジオネラ肺炎（2～10日）			結核
		ポンティアック熱（1～2日）			
血液・体液・性行為感染				B型肝炎（1～6か月）	
				急性HIV感染症（2～6週間）	
				C型肝炎（1～3か月）	
				エプスタインバールウイルス感染症（4～6週間）	
感染した動物の体液・排泄物・血液・飛沫など		エボラウイルス感染症（2～21日）			
		マールブルグ感染症（3～10日）			
		サル痘（7～21日）			
		ヘンドラウイルス感染症・ニパウイルス感染症（2週間前後）			

潜伏期間	0～7日	8～14日	2週間～6か月	6か月以上
	0～4週間			
げっ歯類咬傷・唾液糞尿曝露・飛沫感染	ラッサ熱（7～18日）			
	ハンタウイルス肺症候群			
経皮，経気道，経口感染	類鼻疽（3～21日）			
経口，性行為感染			アメーバ性肝障害	
経口（汚染乳製品）家畜と接触（エアロゾル吸入）			ブルセラ症（1週間～数か月）	
経皮，節足動物媒介感染	猫ひっかき病（2～14日）			
感染した動物の飛沫など，まれにダニ咬傷			Q熱（2～5週間）	
節足動物媒介感染				リンパ系フィラリア症（3か月～1年）
ほ乳類唾液曝露			狂犬病（1～2か月，1年以上のことも）	

病歴・渡航歴・渡航先など総合的考察と血清学的精査を要する．本表では渡航地は割愛する．

❹ 深部静脈血栓（DVT）・静脈血栓塞栓症（VTE）のリスク軽減策

血栓	リスク因子	渡航者におけるリスク軽減策
低リスク	DVT/VTE 既往歴なし 過去4週間以内の手術歴なし その他，既知のリスク因子なし	機内で歩行・運動など．ノンアルコール飲料で補水．渡航中の禁煙．カフェインと導眠薬を避ける．
中リスク	DVT/VTE の既往歴あり 4～8週間以内に，30分以上の手術時間の手術歴あり 既知の血栓症リスク群 妊娠 BMI＞30 kg/m^{2}の肥満	上述に加えて，弾性ストッキングの使用
高リスク	DVT の既往に付加して，悪性新生物を含む既知のリスク因子の存在 4週間以内に，30分以上の手術時間の手術歴あり	中リスクと同様の対策に追加して，エノキサパリン 40 mg（4,000 IU）皮下注を搭乗前と翌日に投与＊ （＊日本では 2,000 IU×2回（1日）とされている．）

(Smith D et al：Fitness to fly for passengers with cardiovascular disease. Heart. 2010；96（Suppl 2）：ii1-16.
Johnston RV et al：Travelers' Thrombosis. Aviat Space Environ Med. 2014；85（2）：191-4. より抜粋翻訳)

❺ ヒマラヤ山脈の聖地巡礼の例一覧

巡礼聖地	地域	標高 (m)	対象者	交通手段	年間巡礼者推測数（人/年）	最短所要日数	最短所要日数の場合のAMSリスク＊
カイラス山，マナサロバ湖	チベット	カイラス山約 6,700；マナサロバ湖約 4,600	ヒンズー教徒，仏教徒，ジャイナ教徒・ボン教徒	徒歩・自動車・ルートによりヘリコプター利用可能	40,000	4日	中～高
シュリ・アマルナート洞窟寺院	ジャムー・カシミール州	約 3,800	ヒンズー教徒	徒歩・乗馬・ヘリコプター	400,000～600,000	1日	高
ゴサインクンド湖	ネパール	約 4,300	ヒンズー教徒，仏教徒	自動車＋徒歩	10,000～20,000	1日	高
バドリナート	ウッタラーカンド（インド）	約 3,100	ヒンズー教徒（ヴィシュヌ寺院）	自動車	1,000,000	1日	中

＊急性高山病 AMS 既往のない場合

(Basnyat B. High Altitude Pilgrimage Medicine. High Alt Med Biol. 2014；15（4）：434-9.
CDC Yellow Book 2016 p.69 のリスクより作成)

❻ 海洋生物による外傷と創部感染

海洋生物による外傷

海洋生物	学術名	代表的な症状	初期対応	備考	予防策
サメ	Selachimorpha			約250種のうち約30種がヒトを攻撃する。特にCarcharhinids, requiem, gray sharksは海の中で大きく獰猛である。獲物としてヒトに対する攻撃とがある。急な入水、航空機の着水や沈没しゆく船舶の縄張りに侵入手な音を立てでながらの急な入水、航空機の着水や沈没しゆく船舶の進入、爆発音などが中メを寄せ付ける。音、集団よりも単独行動、または、グループから離れた個人が標的となる。	左記のような行動を取らないこと。水中での放尿、挫滅創・出血創のある状態や魚・abaloneを所持した状態での遊泳、潜水を避ける。生理中の女性の被害が増すという報告はない。水中での爆発音をたてない（空気入りペットボトルを放つことなど）。銛漁が行われている近隣での潜水を避ける
ワニ（クロコダイル・カイマン・アリゲーター）	Crocodylidae Alligatoridae			ワニは非常に賢く、ヒトを舌をつけてくる。雌雄とも子育て中に最も獰猛になる。河川岸近くに鼻孔のみ水面上に出して獲物を待つ。水中・陸地とも、ヒトよりも速く移動できる。夜間の被害が多い。クロコダイルはアリゲーターよりも俊敏である。	
ウミヘビ	Hydrophiinae	受傷者の約1/4は不安感、感覚障害、口渇、悪心、嘔吐、全身の頭直や疼痛を示す。脱力感が強い場合は躯幹よりも下肢から頭側に広がることがある。症状は受傷部位を中心に広がることもある。ミオグロビン尿症を呈することもあり、腎不全にも注意を要する。	受傷部位とその周辺を弾性包帯などで固定する。このとき、捻挫の固定と同じ程度の圧力で十分である。受傷部位なるべく動かないようにし、可能な限り加害ウミヘビを模様などから同定する。		ウミヘビは代謝を落とすことにより2時間ほどは息継ぎを必要としない。ときに陸へヘビが水中にいることがあるが尾の形状が異なるので鑑別できる。
イモガイ	Conus princeps (cone shells)	局所の疼痛、苦痛、腫脹、ときに虚血を呈する。しびれ感は10分ほどで全身に広がることがある。骨格筋麻痺から嚥下・発語障害も早期に現れることもある。	受傷部位を弾性包帯などで圧迫固定する。受傷肢は動かさず、軽度の炎症を伴う場合は加圧する。①麻痺がない症例：安静を保ち、観察する。②麻痺のある症例：医療機関に収容されるまで、持続的に人工換気を継続する。必要に応じ心肺蘇生を行う。		大い端をつかむことによる刺傷は25％の致死率。疼痛は海水に曝すと悪化する。
ヒョウモンダコ	Hapalochlaena maculosa (Blue-ringed octopus)	受傷部位は疼痛をともなうことがあり、受傷に気づきづらい、受傷数分後から急速に無痛性の麻痺が起きうる。感覚障害、悪心、嘔吐、視力障害などから全身症状を呈する。	①麻痺が起きる前：毒の吸収を遅延するために四肢を圧迫固定する、安静を保ち介助者のもと嘔吐に備えて側臥位にする。②麻痺を呈する場合：吐物などに注意しながら、医療機関収容まで人工換気を継続する。必要に応じ心肺蘇生を行う。		

海洋生物	学術名	代表的な症状	初期対応	備考	予防策
海綿	Porifera (sponges)	接触性皮膚炎を主体とする. 発症までは5分～2時間といわれる. 過敏・腫れなど ア現れることもある.	創傷を15分間60℃に加温. アセトンによる解毒も可能といわれる. 疼痛軽減には局所麻酔が有効.	アルコールや温水は症状を悪化させる傾向にある.	海綿に触れるときには手袋などを着用する.
カツオノエボシ	Physalia	神経学的抑制より運動・感覚神経の麻痺や浮腫, 創傷部の潰瘍形成はまれ.		カツオノエボシ (Portuguese Man o'War jellyfish : Physalia physalis) の刺胞には酢酸などを使用してはならない. 真水は刺胞を刺激し, 毒素注入の引き金となる.	
クラゲ・軟質サンゴ	Chironex, Chrysaora, and Cyanea	局所の掻痒から全身症状までさまざまである. 局所の疼痛・炎症・腫脹, 全身症状では発熱・発汗・胃腸障害・呼吸困難・心不全・精神症状まで多様である.	刺胞が毒素を注入する前に, 迅速かつ注意深く取り除く. 専用器具, 手袋, もしくは海水で洗浄する.	地域特性はあるが, 多くの場合, 刺胞は50～70%イソプロピルアルコール, 5%酢酸溶液, または弱アルカリ性溶液で不活化できる.	
ハコクラゲ	Cubomedusae (Box jellyfish)	耐えがたい疼痛を伴う赤褐色の, 皮疹・腫脹の線状皮疹. 生存した場合, 皮疹・腫脹は10日ほど持続し, 色素沈着が軽度では消退しないこともある. 死亡に至る症例な場合, 意識消失, 昏睡, 死亡に至ることもあるが, 疼痛が4～12時間持続する. 心血管イベント・呼吸不全なども起こりうる.	受傷直後の溺死を防止する. 酢酸溶液などをかけることにより刺胞からの刺針の発射を減らすことが可能.		ウェットスーツなどの着用. オーストラリア北方の海洋では11～4月の入水を避ける. 特に暮春終盤の曇りの日の入水はリスクが高い.
硬質サンゴ	Alcyonaria Scleractinia	硬質サンゴによる創傷を主体とする. 粘液からの創部感染に異物刺入, 表面のときに潰瘍形成や骨髄炎に至ることもある.	洗浄・消毒, 異物除去など. 必要に応じ抗菌薬を使用する.		ウェットスーツ, 手袋, ブーツなどの着用.
ウニ・ヒトデ	Echinozoa Asteroidea		50℃の湯に30～60分間, 患部を浸ける. もしくは, なるべく耐えられるだけ長く, もしくは疼痛が軽減するまで患部を浸すことから始める. ウニのトゲは抜き取ることができる. ただし, 丁寧かつ反応的速やかに, かつ, 途中で折れることが多いので, 注意深く, 刺入角度に忠実に抜き取る.	抜去後の皮膚の濃色部分は色素だけのことで切開・切除は (折れなければ) 不要である.	
魚類の毒刺入エイ	Myliobatoidei (Stingrays)	急性の局所疼痛は6～10時間以上継続することがある. 受傷部位は腫脹し蒼白となる. 受傷部位の壊死, 潰瘍形成, 二次感染が起こりうる. 悪心, 嘔吐症状を呈することもある. その他全身症状が見られる場合がある.	患者を臥位にして, 患部を挙上する. 創傷部の毒は洗浄により除去し, 棘が残存する場合は丁寧に取り除く. 患部を50℃に疼痛がなくなるまで30～90分間加温する.	エイによる刺入と, 魚類 (カサゴ重目, オコゼ類) の最大の差異は, 前者は外傷がより主体で, 後者は毒による重症度が主体となる. いずれの場合も, 創傷部の注意深く入念な観察を行い残存異物がないことを確認する必要がある. 軟部X線検査も有用で, 抗菌薬の予防投与が望ましい.	

海洋生物	学術名	代表的な症状	初期対応	備考	予防策
魚類の毒刺入 カサゴ類 海ナマズ(ゴンズイ)(ハマギギ科) アンコウ類 など	Scorpaenidae/ Plotosidae/ Ariidae Batrachoidi-dae	急性の局所疼痛が数時間継続。まれにショック状態や呼吸困難になることもありうる。	患者を臥位にして、患部を50℃に疼痛がなくなるまで30〜90分間加温する。トゲが残存している場合は速やかに抜去し、患部を加温する。	ましい。また、初期症状よりも重症化しうる可能性があることを忘れてはならない。渡航者は帰国まで待たずに現地の医療機関受診が肝要。	
魚類の毒刺入 オニゴゼ類	Synanceia	局所の疼痛と虚血、ときに腫脹など。所属リンパ節の疼痛を訴える場合もある。軽度の心血管虚脱は珍しくない。徐脈・不整脈をみることも。呼吸困難がある場合には肺浮腫によることもありうる。	50℃に30分間患部を加温することで重症化を防ぐ。トゲが残存している場合は速やかに抜去する。患部を酸に浸すか、過マンガン酸カリウムの局所塗布で疼痛緩和になることも。蘇生が必要な場合もありうる。		

海洋生物による創部感染(治療法には諸説ある可能性も勘案し感染症内科・熱帯感染症科などと協議すること)

創部感染		備考1	備考2	検討される抗菌薬	
	原因菌				耐性菌に注意する
					ペニシリンほか
ブドウ球菌	Staphylococcus	最もよくみられる			1
連鎖球菌	Streptococcus				1
ビブリオ属	Vibrio				2
エロモナス属	Aeromonas				1
ハロモナス属	Halomonas				1
エドワードシエラ属	Edwardsiella	グラム陰性菌			1
クロモバクテリウム属	Chromobacterium				1
マイコバクテリウム-マリナム	Mycobacterium marinum	海中・河口付近での感染では、グラム陰性菌も考えなければならない。	海洋外傷後の無痛性結節で考える。		3
ブタ丹毒菌	Erysipelothrix rhusiopathiae		魚類のトゲ、貝類の破片による外傷でみられる。侵入部位から急速に広がる紅斑を伴う蜂窩織炎。		1
ビブリオ・カルチャリア	V. carchariae		免疫不全、肝・腎疾患で重症化リスクがある。急速に進行する蜂窩織炎、皮膚の褐色化と出血性水疱では速やかに救急対応が肝要となる。		1
ビブリオ・バルニフィカス	V. vulnificus				1
腸炎ビブリオ	V. parahaemolyticus				1

1 CPFX、広域スペクトラムキノロン、第3世代セフェム
2 CPFX、広域スペクトラムキノロン、第3世代セフェム＋アミノグリコシド
3 CAM+EBが有効とされるが、骨髄炎など深部まで到達していると想定される場合にはRFPも追加する。INZには耐性である。

(Bove AA et al：Diving Medicine 2nd ed. p. 115-137, Saunders, 1990. Keystone JS et al：Travel Medicine 3rd ed. p. 423, Saunders, 2013. Tester PA et al：Ciguatera Fish Poisoning in the Caribbean. Smithsonian Contributions to the Marine Sciences, p. 301-311, 2009, Ujević I et al：Domoic Acid-A New Toxin in the Croatian Adriatic Shellfish Toxin Profile. Molecules, 2010：15（10）：6835-49.を参考に作成)

❼ 感染性胃腸炎の病原体と潜伏期間

原因微生物	潜伏期間	発熱	血便	嘔吐	主な原因・関連食物	ワクチン有無
黄色ブドウ球菌	1〜5時間	(±)	(−)		加熱不十分,室温保存,弁当,おにぎり	×
セレウス菌（嘔吐型）	1〜6時間		(−)		米飯,パスタ	×
ノロウイルス	3〜48時間	(±)	(−)	(+)	二枚貝,糞口	×
セレウス菌（下痢型）	8〜14時間		(−)		食肉製品・野菜	×
ウェルシュ菌	8〜14時間	(−)	(−)		加熱不十分,室温保存,弁当,おにぎり	×
サルモネラ	8〜72時間	高熱	中頻度	(+)	鶏肉,タマゴ,肉,非加熱乳製品	×
腸管毒素原性大腸菌（ETEC）	12〜72時間	(−)	(−)	(+)	汚染された非加熱食品・水,または加熱後汚染食品・水	○
エロモナス	24時間以内	(+)	低頻度		非加熱の魚・水	×
腸炎ビブリオ V. parahaemolyticus	2時間〜2日	(+)	中頻度	(+)	非加熱の魚	×
エルシニア	1〜2日	高熱	(−)		豚肉・水,非加熱乳製品・豆腐	×
赤痢菌（シゲラ）	1〜2日	高熱	中頻度		食品・水	×
コレラ菌	1〜3日	(−)	(−)	(+)	魚介類・水,途上国露天商飲食物	○
ビブリオ・バルニフィカス V. vulnificus	1〜7日	(+)	中頻度	(+)	非加熱の魚,海水に曝露された開放創	×
腸管出血性大腸菌	1〜8日	(±)	高頻度	(+)	肉,野菜,牛乳など	×
カンピロバクター	2〜5日	高熱	高頻度	(+)	鶏肉,肉,牛乳など	×
クロストリジウム	3〜7日	高熱			抗菌薬使用	
腸管アデノウイルス	3〜10日	(±)	(−)		糞口感染・気道からの飛沫感染	×
腸チフス・パラチフス	10〜14日	高熱	中頻度		汚染された非加熱食品・水,または加熱後汚染食品・水	腸チフス ○ パラチフス △

△：Ty21a弱毒生ワクチンとVi多糖体ワクチンの併用で交差反応が示唆される
（大川清孝：食中毒．生涯教育シリーズ83.消化器疾患診療のすべて．日本医師会雑誌．2012；跡見 裕ほか編，141（2）特別号：202-3．
横浜市衛生研究所 横浜市感染症情報センター：アデノウイルス感染症について
http://www.city.yokohama.lg.jp/kenko/eiken/idsc/disease/adenovirus1.html
Sanford CA et al：Illness in the Returned International Traveler. Med Clin North Am. 2016；100（2）：393-409.
Pakkanen SH et al：Specific and cross-reactive immune response to oral Salmonella Typhi Ty21a and parenteral Vi capsular polysaccharide typhoid vaccines administered concomitantly. Vaccine. 2015；33（3）：451-8. を参考に作成）

8 主な魚介類食中毒

症候名	原因毒素	毒素の由来	関連海産物名	分布	典型的症状	発症時期
スコンブロイド Scombroid	ヒスタミン histamine	ヒスタミン誘導体であるヒスチジン histidine	ヒスチジンに富む魚類*の低温保存がなされないことによる.（*マヒマヒ, マグロ, サバ, カツオなど）	世界各地	顔面紅潮, 頭痛, 悪心, 嘔吐, 下痢, 蕁麻疹など	10〜60分
シガテラ Ciguatera	シガトキシン ciguatoxin マイトトキシン maitotoxin	渦鞭毛藻類 Dinoflagellates などが産生. マイトトキシンは Gambierdiscus toxicus が合成.	熱帯・亜熱帯礁に棲息する大型肉食魚（バラクーダ, ハタ, ウツボ, フエダイ, シマアジ, クロムツなど）	北緯35°南緯35°の間の熱帯・亜熱帯海域. 特にカリブ海と南太平洋諸島	消化器症状に続く神経症状（感覚異常, 温感異常, 掻痒, 脱力感など）. まれに, 徐脈と低血圧	消化器症状：1〜3時間 神経症状：3〜72時間
フグ中毒 Pufferfish poisoning	テトロドトキシン tetrodotoxin		フグ, ハリセンボン, 時にマンボウ	世界各地. 主に日本と東南アジア海域周辺	口周囲の麻痺, 悪心, めまいなどに続いて脱力感, 感覚麻痺, 協調運動障害, 不明瞭発語, 呼吸不全など	10分〜4時間
麻痺性貝中毒 Paralytic shellfish poisoning	サキシトキシン saxitoxin	アレキサンドリウム属渦鞭毛藻類 Alexandrium spp.	二枚貝	世界各地. 主に温暖地域沿岸	顔面・四肢の麻痺, 胃腸炎. まれに, 発声障害, 運動失調, 脱力感, 呼吸不全など	30〜60分
神経毒性貝中毒 Neurotoxic shellfish poisoning	ブレベトキシン brevetoxin	カレニア・ブレビス Karenia brevis（渦鞭毛藻類）	二枚貝	まれ. メキシコ湾とニュージーランド	消化器症状と神経症状（感覚異常や温感異常, めまい, 運動失調）	15分〜8時間
下痢性貝中毒 Diarrheic shellfish poisoning	オカダ酸ほか okadaic acid and others	ディノフィシス属渦鞭毛藻 Dinophysis spp.	二枚貝	日本, フランス, カナダ, ニュージーランド, 南米	胃腸炎	30分〜6時間
健忘性貝中毒 Amnesic shellfish poisoning	ドウモイ酸 domoic acid	プセウドニッチア属海洋珪藻類 Pseudonitzschia spp.	ムール貝（ムラサキイガイ）	カナダ北東部沿岸が主体. 非常にまれ. 近年スコットランド, クロアチア（基準値以下）などからも検出報告あり	消化器症状のあとにつづく神経症状（記憶障害, 認知障害, 頭痛, けいれんなど）	消化器症状：24時間以内 神経症状：48時間以内

（Keystone JS et al：Travel Medicine. 3rd ed. p.426, Saunders, 2013. Hess P et al：Determination and Confirmation of the Amnesic Shellfish Poisoning Toxin, Domoic Acid, in Shellfish from Scotland by Liquid Chromatography and Mass Spectrometry. J AOAC Int. 2001；84（5）：1657-67. Ujević I et al：Domoic acid- a new toxin in the Croatian Adriatic shellfish toxin profile. Molecules. 2010；15（10）：6835-49. を参考に作成）

❾ 急性高山病のリスク分類

分類	詳　細	予防策
低	・急性高山病の既往がなく，標高 2,750 m に到達しない場合． ・標高 2,500〜3,000 m に 2 日以上かけて到達し，その後の宿泊高度の上昇が 1 日 500 m 未満で，1,000 m 上昇する度に高度順化のための 1 日を設ける場合．	一般的にアセタゾラミド不要
中	・急性高山病の既往があり，1 日で 2,500〜2,800m 以上の標高に上がる場合． ・急性高山病の既往がなく，1 日に 2,800m 以上の標高に上がる場合． ・3,000 m 以上の標高に達した後の宿泊高度の上昇が 1 日 500 m 以上で，1,000 m 上昇する度に高度順化のための 1 日を設ける場合．	アセタゾラミドの使用を検討する
高	・急性高山病の既往があり，1 日で 2,800 m 以上の標高に上がる場合． ・HACE または HAPE の既往がある場合． ・1 日で 3,500 m 以上の標高に上がる場合． ・3,000 m 以上の標高に達した後の宿泊高度の上昇が 1 日 500 m 以上で，高度順化のための日を設けていない場合． ・非常に急激な高度の上昇（例：7 日未満でのキリマンジャロ登頂など）．	アセタゾラミドの使用が強く推奨される

（CDC Yellow Book 2016 p. 69 より改変）

❿ 高地への渡航で必要な条件と禁忌となる心循環器系異常

低高度で必要となる絶対条件	・臨床的安定状態
	・安静時に無症状
	・NYHA class＜Ⅱ
高地での一般的推奨	・標高 2,000 m 以上では緩徐な上昇（宿泊高度上昇は 1 日あたり 300 m 以下にとどめる）
	・過度な疲労を避ける
	・標高 3,000 m 以上への直接の移動（ヘリコプター，自動車など）を避ける
	・軽度〜中等度の運動負荷に制限した高地順応期間を 5 日以上確保する
高地渡航の絶対禁忌	・不安定な臨床状態 　　─不安定狭心症 　　─低負荷〜中等度負荷の運動負荷試験における虚血性心疾患症状（＜5 METS） 　　─非代償性心不全 　　─心室性頻脈 　　─治療されていない心房性不整脈または心室性不整脈
	・過去 2 週間以内のすべての心血管イベント
	・過去 3 週間以内の開胸術
	・4 週間以内の合併症を伴わない心筋梗塞
	・3〜6 か月以内の心筋梗塞または冠動脈再灌流の既往
	・過去 3 か月以内の非代償性心不全の既往
	・コントロール不良の高血圧（安静時血圧≧160/100 mmHg，運動時収縮期血圧＞220 mmHg）
	・著明な肺高血圧（肺動脈圧中央値＞30 mmHg，RV-RA gradient＞40 mmHg）かつ/または NYHA class≧Ⅱに関連する肺高血圧かつ/または予後不良を示唆するマーカーの存在*
	・心内シャントを有する先天性心疾患
	・重症な弁疾患（無症候性も含む）
	・血栓塞栓障害を過去 3 か月以内に経験
	・チアノーゼを伴う，または重症な非チアノーゼ性先天性心疾患

高地渡航の絶対禁忌	・埋込み型除細動器（ICD）埋込み術または，心室性不整脈に対して過去3〜6か月に行われたICD操作
	・脳梗塞，一過性脳虚血性発作，または脳内出血の過去3〜6か月の既往
	・慢性心疾患は標高4,500m以上には上がらないこと

*Galiè N et al：Guidelines for the diagnosis and treatment of pulmonary hypertension：The Task Force for the Diagnosis and Treatment of Pulmonary Hypertension of the European Society of Cardiology（ESC）and the European Respiratory Society（ERS），endorsed by the International Society of Heart and Lung Transplantation（ISHLT）. Eur Heart J. 2009；30（20）：2493-537.
（Dehnert C et al：Can patients with coronary heart disease go to high altitude? High Altitude Medicine & Biology. 2010；11（3）：183-8.
Higgins JP et al：Altitude and the heart：Is going high safe for your cardiac patient? American Heart Journal. 2010；159（1）：25-32.
Rimoldi SF et al：High-altitude exposure in patients with cardiovascular disease：risk assessment and practical recommendations. Prog Cardiovasc Dis. 2010；52（6）：512-24.より作成）

⓫ 循環器疾患と航空機搭乗の是非

疾患	状況/重症度	制限/推奨
狭心症	CCS angina Ⅰ-Ⅱ	制限なし
	CCS angina Ⅲ	空港における介助と機内での酸素使用
	CCS angina Ⅳ	安定するまであらゆる渡航・旅行を避けるか，医師・看護師などの医療スタッフ同伴かつ機内で酸素使用
心筋梗塞（ST上昇に関わらず）	低リスク群：65歳未満，初発，再灌流成功，EF＞45％，合併症なし，今後の精査加療の予定なし	退院3日以降の航空機搭乗可能
	中等度リスク群：EF＞40％，心不全の徴候なし，心虚血または不整脈の徴候なし，今後の精査加療の予定なし	退院10日以降の航空機搭乗可能
	高リスク群：EF＜40％，心不全の症状・徴候あり，精査待ち（または見送り），再灌流治療またはステントなどを要する	状況改善・安定まで渡航禁止
選択的経皮的冠動脈治療（合併症なし）		退院後2日以降の航空機搭乗可能
選択的冠動脈バイパス術（合併症なし）	胸腔内残留ガスの吸収を待つ．合併症を伴う，または有症状なら心不全の項参照	合併症なし：退院後10日以降の航空機搭乗可能．有症状・有合併症なら各項目参照
急性心不全		安定後6週間以降の航空機搭乗可能．慢性心不全参照
慢性心不全	NYHA Ⅰならびに Ⅱ	制限なし
	NYHA Ⅲ	場合により，機内で酸素使用
	NYHA Ⅳ	機内での酸素使用ならびに医療スタッフによる介助
Cyanotic 先天性心疾患	NYHA Ⅰならびに Ⅱ	機内での酸素使用を要する場合もある．DVT・VTEリスクにあることも忘れてはならない
	NYHA Ⅲ	空港における介助．機内での酸素使用を要する場合もある．DVT・VTEリスクにあることも忘れてはならない
	NYHA Ⅳ	機内での酸素使用と空港における介助が得られない状況では航空機での移動は推奨されない．DVT・VTEリスクにあることも忘れてはならない
弁疾患（心不全の項参照）		
ペースメーカー inplantation に伴うもの		気胸が介在しなければ退院2日以降の航空機搭乗可能．気胸の介在がある場合，完治2週以降に延期する

疾患	状況/重症度	制限/推奨
埋め込み式除細動器 implantable cardioverter defibrillator に伴うもの		原則としてペースメーカー使用者と同等であるが，不整脈は要治療であり，除細動機能後は安定するまで搭乗を延期する
不整脈	安定（コントロール良好）	制限なし
Ablation 施行後		退院後 2 日以降の航空機搭乗可能．ただし，DVT・VTE リスクにあることも忘れてはならない

CCS：Canadian Cardiovascular Society grading of angina，EF：ejection fraction 駆出率，NYHA：New York Heart Association grading of heart failure，DVT：Deep vein thrombosis 深部静脈血栓，VTE：Venous thrombo-embolism 静脈血栓塞栓症
（British Cardiovascular Society：Fitness to fly for passengers with cardiovascular disease：The report of a working group of the British Cardiovascular Society
https://www.bcs.com/documents/BCS_FITNESS_TO_FLY_REPORT.pdf より抜粋翻訳）

❷ 問題となる外傷・術後の航空機搭乗

状況	搭乗可能な時期	備考
外傷後	十分な医学的評価がなされ，気圧の変化などで危険がない状態になってから	特に腹腔・骨盤内・下肢の外傷で閉鎖腔に空気が残留している可能性のある時期と，これら外傷のために DVT になりうる状況が勘案される場合
脊髄麻酔・腰椎穿刺など髄液内の空気残留が示唆される場合	7 日経過後	
全ての入院手術（特に高齢者）	7 日経過後，もしくは機内での酸素使用（要，手配・許可）	アドレナリン放出，敗血症の可能性，身体的負担などによる酸素消費量の増加のため．また，以前よりも輸血を避ける傾向にあるため時期によっては想定以下の貧血状態になりうる
貧血・冠動脈疾患をもつ術後高齢者	機内での酸素使用（要，手配・許可）	生理的に酸素消費量が増加
歯科・口腔外科手術・歯髄操作・歯科領域膿瘍	状況によるため，担当医師と相談	
最近の肺切除・肺葉切除	胸腔内の free air が消失してから	Hypoxia altitude simulation test（HAST）で合格したもの．地上で SaO_2 が 90％ または PaO_2 が 70 mmHg 以上なら機内で酸素を要さない
開腹術	1〜2 週間経過後（腸粘膜操作がなければ 1 週間経過後）	
ポリペクトミーを伴う内視鏡操作	24 時間経過後	
無症候性の腸閉塞	航空機移動禁忌	症状悪化が懸念される
腹腔鏡手術	腹部膨満感がなければ翌日の搭乗は可能	十分な精査を要する
人工肛門	制限なし	通常より大きめのパウチを推奨する
開頭術	最低 7 日経過後．ただし，髄液漏がある場合は禁忌	最近は行われないが，pneumoencephalograph が行われた場合も同様に扱う

（Aerospace Medical Association：Surgical conditions. p. 1-2, 2003．https://www.asma.org より作成）

⓭ 各国の処方薬・市販薬持参の際の制限・処方せん・処方証明書・診断書の要否や持ち込み制限の例

本表に記載されていることは国により情報源が異なり，取得年もバラツキがある．よって，不正確な部分も多々あり，不適切な箇所もあり得るため，渡航の都度，当局に確認を取られたい．筆者各位は記載内容に一切責任をもたず，質問にも応じられないことを了承いただきたい．

国名	大使館・領事館からの許可証	診断書	処方せん	処方証明書	3か月分までの処方薬なら可能	持ち込み禁止の薬剤★	制限のある薬剤（要確認）	市販薬持ち込み
アラブ首長国連邦	○ 要確認		○	○	○	向精神薬，睡眠薬など	処方せんと診断書があれば一部の麻薬は許可がとれる	市販薬は5個まで
アンゴラ	○				○			市販薬は5個まで
イエメン	○	○	○	○	○			市販薬は5個まで
インド	○	○	○	○	○ 30％以上の課税			
インドネシア			○	○	○			市販薬は5個まで
ウクライナ	○			○	その都度大使館確認			
英国		○ あった方が無難	○ あった方が無難		少量なら申告不要	メラトニン		
オーストリア			○				当局問い合わせ	市販薬は5個まで
オーストラリア			○	○	○			
カナダ			○	○			向精神薬など指定薬剤は外箱未開封のまま持参すること．30日分まで．最大用量での処方は許可されない．	
カンボジア			○		○			市販薬は5個まで
ケニア	○	○	○	○	○		向精神薬など指定薬剤は外箱未開封のまま持参すること．30日分まで．	市販薬は5個まで
シンガポール	○	○	○	○	○			
ジンバブエ		○	○		○ 詳細の英文記載が必須	○		市販薬は5個まで
タイ王国								
大韓民国		○	○	○	○	opium, cocaine, psychotropic agents, hemp など		市販薬は5個まで
中華人民共和国				○	○ 400RMB以上の価値の処方薬は課税対象	麻薬（含，Khat）		市販薬は5個まで
中華民国	○※1	○	○	○	←特にないが，念のため書類はあった方が良い	毒品危害防制条例指定薬剤（例：麻薬など）		市販薬は各種制限があるので当局に要確認．一般的に市販薬は6個まで

288

国名	大使館・領事館からの許可証	診断書	処方せん	処方証明書	3か月分までの処方薬なら可能	持ち込み禁止の薬剤★	制限のある薬剤（要確認）	市販薬持ち込み
チリ（チレィ）				○ 課税対象になることあり				市販薬は5個まで
ドイツ連邦共和国			○	可能なら領事館などで許可証取得			治療上必要な向精神薬・鎮静薬は許可のもと30日分まで	
ナイジェリア	○		○	○	○			市販薬は5個まで
日本				○ 1か月分以上は必要	○	Heroin, cocaine, MDMA, opium, cannabis など		
ニュージーランド			○	○	○		向精神薬など指定薬剤は外箱未開封のまま持参すること．30日分まで．	市販薬は5個まで
パキスタン	○			○				
バハレイン（バーレイン）	○	○	○	○ "To whom it may concern," で文を始める	○		精神科系薬剤は当国領事館ならびに日本国からの許可証付きで1週間から最大1か月ごとの持ち込みのみ許可	市販薬は5個まで
バングラデッシュ			○	○	○			市販薬は5個まで
ブラジル								
フランス	○※2	○ 所定用紙あり		○	○	向精神薬，バイアグラ，メラトニンなど		
ブルガリア	○							
ブルネイ王国	○							
米国				○	○	ロヒプノール等	50回分までなら米国住民は処方薬持ち込み可能	
ベトナム					○			
ベルギー					○	バイアグラ，メラトニン		市販薬は5個まで
ペルー		○	○	○	○ 2000USD まで	経口避妊薬		市販薬は5個まで
香港特別行政区	場合により必要	○	○	○	○	向精神薬		市販薬は5個まで
マレーシア	○		○	○	○		30日分	市販薬は5個まで
南アフリカ	○ 旅程なども提出	○	○	○	○ 1か月分まで			
ミャンマー（ビルマ）								
モルジブ					○			市販薬は5個まで
モロッコ	○	○	○					市販薬は5個まで
モンゴル					○			
ロシア	○ ビタミン剤も含む		○	○	○			市販薬は5個まで

※1 診断書も提出のこと
※2 診断書に使用量を記載すること
★無記載でも麻薬・向精神薬などINCB指定のものを中心に禁止されていることが多い（コラム5参照）．
RMB：人民元，USD：米ドル

⑭ 処方証明書の書式例

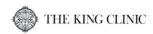

THE KING CLINIC

JINGUMAE, SHIBUYA-KU
TOKYO 1500001 JAPAN
P +81.3.3409.0764 F +81.3.3400.7523

CERTIFICATE OF PRESCRIPTION

27 October 2058

Country and place of issue
- Country: JAPAN
- Place of issue: Tokyo
- Date of issue: 27 October 2058
- Period of validity: 90 days from date of issue.

Prescribing physician
- Last name, first name: KING, Leo (KON, Toshio)
- Address of practice: 31-21-11, Jingumae, Shibuya-ku, Tokyo, Japan
- Phone number: +81.3.3409.0764
- Fax number: +81.3.3XXX.XXXX
- Number of license: XXXXXX (Japan)

Patient information
- Last name, first name: TOKYO, Hanako
- Gender: Female
- Citizenship: Japan
- Date of birth: 29 February 2016
- Home address: Rm. 999, X-X-X, Honcho, XXX-ku, Tokyo, Japan
- Passport number: ZZ29292929
- Intended country of destination: Nepal

Prescribed medical preparation

Trade name of drug	Dosage with unit	Number of units (tablest, ampoules etc)	International name of active substance	Total quantity of active substance	Instruction for use	Duration of prescription in days	Remarks
Constan	0.4mg/tab	3 tablets per day	alprazolam	1.2mg/day	1 tablet ea after every meal.	90 days	Dx) anxiety attacks
n/a	n/a	n/a	n/a	n/a	n/a	n/a	n/a
n/a	n/a	n/a	n/a	n/a	n/a	n/a	n/a
n/a	n/a	n/a	n/a	n/a	n/a	n/a	n/a
n/a	n/a	n/a	n/a	n/a	n/a	n/a	n/a

Issuing authority
- Official designation (name) of the authority: THE KING CLINIC
- Address: 31-21-11, Jingumae, Shibuya-ku, Tokyo, Japan
- Phone: +81.3.3409.0764
- Official seal of the authority:
- Signature of responsible officer:

Date signed:

⑮ 世界の花粉症と大まかなシーズンの例*

大陸	国名	地域・地方	花粉の種類	時期	1月	2月	3月	4月	5月	6月	7月	8月	9月	10月	11月	12月	備考
欧州	オーストリア	山間部	草花	6〜8月													山間部と平野部で異なる。ハンガリーからの風でブタクサが侵入することあり
			木	3〜5月													
			雑草	5〜9月													
		低地	草花	5〜9月													
			木	2〜7月													
			雑草	5〜9月													
	デンマーク王国		草花	4〜9月													
			木	1〜6月													
			雑草	7〜9月													
	英国		草花	5〜9月													
			木	1〜7月													
			雑草	5〜9月													
		コルシカ島	草花	海岸線は少ないが、6月ではほぼなくなる													
			木	10月まで													
			雑草														
	フランス	西海岸	草花	4〜8月													内陸部の方が多い
			木	1〜6月													
			雑草	5〜10月													
		北西部	草花	4〜7月													ブリタニー・ノルマンディ地方は比較的少ない
			木	1〜6月													
			雑草	5〜9月													
		南岸	草花	通年(ピークは4〜7月)													
			木	1〜7月													
			雑草	3〜10月													
		パリ周辺	草花	5〜8月													
			木	2〜7月													
			雑草	5〜9月													
	ドイツ連邦		草花	3〜11月													栗花粉が多い
			木	12〜8月													
			雑草	8〜10月													
	ギリシャ		草花	4〜6月													7月以降の草花の花粉は少ない
			木	2〜6月													
			雑草	5〜9月													

*気候変動により変化する可能性あり

大陸	国名	地域・地方	花粉の種類	時期	1月	2月	3月	4月	5月	6月	7月	8月	9月	10月	11月	12月	備考
欧州	イタリア	ポー平原/ミラノ	草花	4~8月ピークは5~6月													
			木	2~6月													
			雑草	5~10月													
		北西部/トスカーナ/ピサ	草花	3~6月													
			木	2~6月													
			雑草	4~10月													
		アドリア海周辺	草花	4~8月(風向きによる)													
			木	2~6月													
			雑草	5~9月													
		中央部/フィレンツェ/ローマ	草花	4~7月													
			木	1~6月													
			雑草	3~9月													
	ノルウェー		草花	6~8月													
			木	3~7月													
			雑草	7~8月													
	ポルトガル	アルガルヴェ	草花	4~6月													
			木	2~5月													
			雑草	3~9月													
		マデイラ	草花	4~6月													
			木	2~5月													
			雑草	3~8月													
	セルビア		草花	4~10月													
			木	1~5月													
			雑草	4~10月													
	スペイン	北部	草花	4~8月													
			木	2~6月													
			雑草	5~11月													
		コスタ デル ソル/コスタ アルメリア/コスタ ドラーダ	草花	5~6月													
			木	1~6月・10~11月													
			雑草	5~9月													
		バレアレス諸島(イビザ、マヨルカ島など)	草花	4~6月													
			木	通年少ないピークは7月まで													
			雑草	5~9月													
		カナリー諸島	草花	4~6月													
			木	2~5月													
			雑草	6月まで													通年、比較的少ない

大陸	国名	地域・地方	花粉の種類	時期	1月	2月	3月	4月	5月	6月	7月	8月	9月	10月	11月	12月	備考
欧州	スペイン	アンダルシアを含む中央部	草花	4〜7月													オリーブの花粉は5〜6月. 特にコルドバ周辺
			木	2〜6月													
			雑草	4〜9月													
	スウェーデン		草花	5〜9月													
			木	2〜6月													
			雑草	7〜9月													
	スイス	山間部	草花	5〜8月													
			木	3〜8月													
			雑草	5〜9月													
		低地	草花	4〜8月													
			木	2〜8月													
			雑草	5〜9月													
	トルコ	西部の海岸地方	草花	5〜9月													
			木	2〜6月・9〜10月													
			雑草	6〜9月													
北米カリブ	米国	アラスカ	草花	6〜8月													
			木	5〜7月													
			雑草	6〜8月													
		フロリダ	草花	5〜10月													
			木	1〜5月													
			雑草	5〜10月													
		カリフォルニア	草花	5〜10月													
			木	2〜5月													
			雑草	5〜12月													
		北東部(ニューヨーク州,ワシントンDCなど)	草花	5〜7月													ブタクサは本土全域とカナダ南部に分布するが,特に中部〜東海岸に多い.7〜9月がピーク
			木	2〜5月													
			雑草	5〜9月													
		中南部(ミシシッピ州,アラバマ州など)	草花	5〜11月													
			木	4-5月・9月頃年開花している													
			雑草	7〜10月													
		ハワイ諸島	草花	2〜11月													ハワイ諸島は島と場所によって異なる.一般的に海風の吹く地域は少なめである
			木	1〜4月													
			雑草	5〜11月													
	カナダ	ブリティッシュコロンビア州	草花	6〜8月													沿岸地域では少なめ
			木	4〜5月													
			雑草	5〜9月													

大陸	国名	地域・地方	花粉の種類	時期	1月	2月	3月	4月	5月	6月	7月	8月	9月	10月	11月	12月	備考
北米カリブ	カナダ	五大湖周辺	草花	6〜7月													
			木	4〜6月													
			雑草	7〜9月													
		プレーリー3州（アルバータ、マニトバ、サスカチュワン）	草花	6〜8月													
			木	4〜6月													
			雑草	8〜9月													
	カリブ海		草花	10〜3月・6〜7月													温暖な気候のため通年開花しているが、ピークシーズンは存在する。局地的により短い距離でも多様である
			木	2〜5月・6〜10月													
			雑草	12〜8月													
アフリカ	エジプト		草花	2〜11月													
			木	通年													
			雑草	3〜11月													
	南アフリカ		草花	11〜1月													
			木	9〜12月													
			雑草	11〜2月													
	ガンビア		草花	通年													
			木	通年													
	ケニア		雑草	9〜1月													
			木	7〜12月													
			雑草	6〜1月													
	ジンバブエ		草花	7〜8月・10〜11月													
			木	7月・10月													
			雑草	7〜8月・10〜11月													
オーストラリア太平洋	オーストラリア	南オーストラリア州の南海岸	草花	7〜3月													
			木	3〜7月・8〜11月													
			雑草	8〜4月													
		西オーストラリア州の南西部	草花	9〜3月													
			木	7〜11月													
			雑草	7〜2月													
		南東地域全般	草花	8〜5月													
			木	6〜12月													
			雑草	8〜3月													
	ニュージーランド		草花	10〜2月													花粉症シーズンは北から始まり、草花だと南端まで1か月のずれがある
			木	8〜10月													
			雑草	1〜3月													

大陸	国名	地域・地方	花粉の種類	時期	1月	2月	3月	4月	5月	6月	7月	8月	9月	10月	11月	12月	備考
アジア	インド		草花	9〜1月													
			木	10〜1月													
			雑草	9〜2月													
	大韓民国		草花	2〜6月													
			木	8〜11月													
			草花	6〜7月・10〜11月													
	タイ北部		木	3〜12月													
			雑草	5〜7月													
	タイ南部 および マレーシア西部		草花	通年													
			木	通年													
			雑草	通年													

註）同じ一般名称の植物でも地域によって遺伝型や品種の差違で発症の度合いが異なる場合もある.
(Dawood R：Travellers' Health：How to stay healthy abroad. 5th ed. p.495-500, Oxford University Press, 2012.
http://www.dmi.dk
http://www.ecarf.org
http://www.nspolen.com
http://pollenrapporten.se
http://environment.aurametrix.com
http://synapse.koreamed.org を参考に作成)

⓰ 人工妊娠中絶を巡る各国の考え方

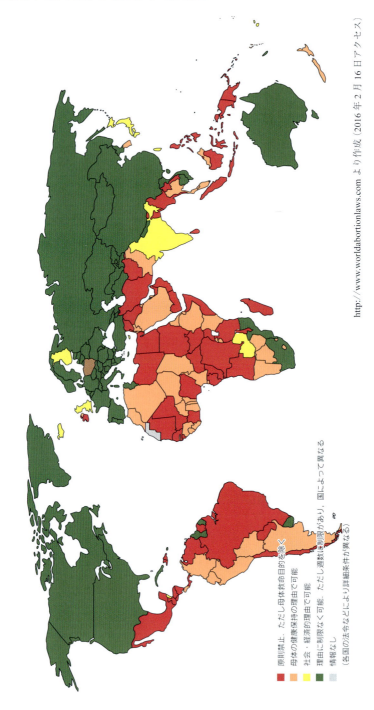

原則禁止。ただし母体救命目的を除く
母体の健康保持の理由で可能
社会・経済的理由で可能
理由に制限なく可能。ただし週数に制限があり、国によって異なる
情報なし
（各国の法令などにより詳細条件が異なる）

http://www.worldabortionlaws.com より作成（2016年2月16日アクセス）

⑰ 妊婦のトキソプラズマ抗体陽性率のおおよその比較

地域	国	おおよその抗体陽性率（%）
欧州・中東	イタリア	23
	オーストリア	42
	ギリシャ	25
	フランス	71
	ドイツ	40〜63
	スイス	40
	オランダ	〜40
	ベルギー	50
	トルコ	54
	バハレーン	22
北米	米国	
	北東部	29
	南部	23
	中西部	21
	西部	18
中南米	パナマ	13〜90
	ブラジル	30〜50
アフリカ	西アフリカ	50〜70
	ナイジェリア	78
	コンゴ共和国	80
	ソマリア乾燥部	44
アジア・インド洋	日本	7〜20
	東京	7
	タイ	13
	インドネシア	53
太平洋・オーストラリア	オーストラリア	23
	ニュージーランド	35

（Yobi D et al：Toxoplasmosis among pregnant women：high seroprevalence and risk factors in Kinshasa, Democratic Republic of Congo. Asian Pac J Trop Biomed. 2014；4（1）：69-74.
小島俊行ほか：トキソプラズマの母子感染の診断・予防に関する研究．周産期学シンポジウム．2000；18：9-19.
Flegr J et al：Toxplasmosis-A Blobal Threat. Correlation of Latent Toxoplasmosis with Specific Disease Burden in a Set of 88 Countries. Plos One. 2014；9（3）：e90203.
Jones JL et al：Toxoplasma gondii Infection in the United States：Seroprevalence and Risk Factors. Am J Epidemiol. 2001；154（4）：357-65.
より作成）

索 引

欧 文

acute stress disorder（ASD）
　　　　　　　　　　211, 218
AIDS　118
American trypanosomiasis　67
Anopheles spp.　63
Assassin bug　67
A 型肝炎　64, 85, 116
biological agents
　　　　　　29, 31, 195, 202
Borrelia recurrentis　66
B ウイルス　117, 166
B 型肝炎　117
CAGE 質問票　89
Calabar swelling　65
CBRNE　29, 202
Cestoda　66
Chagas disease　67, 104, 126
Cimex lectularius　67
cluster approach（CA）　196
cocooning　161
complex emergencies（CE）
　　　　　　　　　　　　194
Cordylobia anthropophaga　65
CPAP　83
C 型肝炎　117
decompression illness（DCI）
　　　　　　　　　　　　73
decompression sickness（DCS）
　　　　　　　　　　　　73
DEET　65, 107
Dengvaxia®　162
Dermatobia hominis　65
disability-adjusted life year
　（DALY）　160
DVT　168, 240, 279
D 型肝炎　117
Emergency Response Unit
　（ERU）　198

EPI　232
epidemic typhus　66
E 型肝炎　118, 241
family physician　6
FORTH　145, 155, 274
Gamow bag　71, 73
general practitioner（GP）　6
global health　7, 23
Global Technical Strategy for
　Malaria（GTSM）　106, 115
Glossinidae　64
GOARN　196
Hajj　4, 5, 8, 251
herd-immunity　161
HIV 感染者　249
HIV 感染症　118, 163
HPV 感染症　118
Hymenolepis diminuta　66
Hymenolepis nana　66
IHR　21, 38, 144, 155
IMPACT　44
internally displaced persons
　（IDP）　214
International Medical Inter-
　preters Association（IMIA）
　　　　　　　　　　　　261
International Narcotics Control
　Board（INCB）　254
international public health　7
International travel and health.
　WHO　38
Japan Medical Service Accred-
　itation for International
　Patients（JMIP）　261
JDR 法　34
jet lag　82
JICA　44
kissing bug　67
Kumbh Mela　252
L. pallidum　62

L. scutellare　62
leishmaniasis　66, 140
Leptotrombidium akamusi　62
loiasis　65
Maghreb〔Maghrib〕　41
Major Incident Medical Man-
　agement and Support
　（MIMMS）　209
mass gathering（MG）
　　　　　　　　8, 159, 251
Middle East Respiratory Syn-
　drome（MERS）　130
Millennium Development Goals
　（MDGs）　106
murine typhus　66
myiasis　64
National Accreditation Author-
　ity for Translators and Inter-
　preters（NAATI）　261
NBC 災害　202
neglected tropical diseases
　（NTD）　177
neglected zoonotic diseases
　（NZD）　178
Non-governmental Organiza-
　tion（NGO）　35
NTM 症　135
oral rehydration solution
　（ORS）　40, 233
Orientia tsutsugamushi　62
overseas travel accident insur-
　ance policy（OTAI）　92
paracetamol　40
Peace Corp　37
Peacekeeping Operations
　（PKO）　34, 199
Pediculus capitis　66
Pediculus humanus　66
personal protective measures
　（PPM）　107

PHEIC　21
Phthirus pubis　66
plague　66
post traumatic growth（PTG）
　　213
post traumatic stress disorder
　（PTSD）　27, 89, 211, 218
post-travel consultation　11
pre-travel consultation　5, 11
preventable combat death
　　210
quality-adjusted life year
　（QALY）　160
quarantine　8, 144
Q熱　118
Rapid Diagnostic Tests（RDT）
　　112
reduviidae　67
relapsing fever　66
resilience　213
reverse genetics　203
Rickettsia prowazekii　66
Rickettsia typhi　66
river blindness　65
Roll Back Malaria Partnership
　（RBM）　115
Sarcoptes scabiei　62
scabies　62
Sever Acute Respiratory Syn-
　drome（SARS）　127
severe fever with thrombocy-
　topenia syndrome（SFTS）
　　127
Sphere Project　199
Sustainable Development
　Goals（SDGs）　172
synthetic biology　203
T. b. rhodesiense　64
Tactical Combat Casualty Care
　（TCCCまたはTC3）　210
travelers' diarrhea（TD）
　　109, 131, 164

Trypanosoma brucei gambiense
　　64
Trypanosoma cruzi
　　67, 104, 126
tunnel vision　75
Umrah　251
UN　44
UN Stand-by Arrangements
　System　201
universal health coverage
　（UHC）　172
vaccine preventable diseases
　（VPD）　5, 11, 12, 153
VFR　15, 48, 61, 108, 247, 255
Vibrio vulnificus 感染症　186
VTE　279
WHO　25, 38, 196
World of Red Cross（WORC）
　　44
Yersinia pestis　66
3S＋AWFL　101

和文

あ
アウトバウンド　5
アウトブレイク対応　190
アカツツガムシ　62
悪性腫瘍患者　248
アシスタンス会社　91
アシスタンスサービス　94
アセタゾラミド　71, 167
アタマジラミ　66
アデノウイルス感染症
　　154, 166
アトバコン・プログアニル
　　112, 165
アニサキス症　119
アブ　65
アフリカ　41
　——トリパノソーマ症　119
　——の医療機関　43

アメリカトリパノソーマ症
　　67, 104
アルコール依存症　88
アルテミシニン　112
　——耐性マラリア　113
アルテメテル/ルメファントリ
　ン　112
アレルギー　229
　——提示カード　231
安全管理体制　207
安全な水　188, 192
安全の確保　52

い
イエローカード　22, 39
イカリジン　107
移住者　220
胃全摘患者　229
1類感染症　147, 148
一般旅行者　50
移動手段　236
移動性皮下腫脹　65
異文化理解　32, 223
移民　34
医務官　98, 99
医療従事者の防衛　159
医療人類学　175
医療通訳　17, 259, 260
医療搬送　93
医療費　92, 224, 259
インスリン　227, 228
院生　217
インバウンド　255
　——・トラベルメディスン
　　14
インフラストラクチャー　186
インフルエンザ　119, 120, 166
　——菌b型感染症　120

う
ウエストナイルウイルス　120
うつ　88
ウムラ　251

え

英語版「くすりのしおり」 222, 275
エイズ 118
衛生動物 61
英文処方証明書 227, 230
エピペン® 230
エボラウイルス感染症 121, 180, 181

お

嘔吐 235
黄熱 121
　——予防接種証明書 22, 39
　——ワクチン 146, 155, 243
大阪赤十字病院 198
オーバーステイ 224
オニオンニョン熱 121
オロプチェ熱 122
オンコセルカ症 65, 122

か

カ 63
海外安全ウェブサイト 53
海外安全ホームページ 11, 274
海外医薬品添付文書 221
海外緊急医療支援 196
海外出張 49
海外での健康生活 170
海外添付文書情報 275
海外渡航歴 101
海外派遣労働者の健康診断 266
海外赴任前健診 268
海外旅行保険 92, 266
回帰熱 66
外国語処方証明書 254
外国語版母子健康手帳 221
外国人 220
　——患者受入れ医療機関認証制度 261
　——診療 14, 224, 255
　——の母親 222
外傷 189, 227
　——後の航空機搭乗 229, 287

海水浴 75
疥癬 62
回旋糸状虫症 65
咳嗽 235
回虫卵 64
開発援助 173
外務省医務官 98, 99
海洋生物 77, 280
顧みられない熱帯病 177
化学剤 29, 31
学生 217
火山 186, 194
河川盲目症 65, 122
家族 246, 266
蚊媒介感染 276
花粉症 291
ガモウバッグ 71, 73
カラバール腫脹 65
カルチャーショック 33
環境医学 67
看護師 19, 246
感染症 181, 191
　——アウトブレイク対応 190
　——予防 188
感染性胃腸炎 283
感染対策 106
広東住血線虫症 122
干ばつ 194
ガンビアトリパノソーマ 64
寒冷 68

き

気管支喘息 230
帰国医療搬送 93
帰国後健康診断 50
帰国後の体調不良者 101
帰国後の注意事項 170
帰国時健診 266
帰国児童生徒 262
帰国者 14
帰国駐在員 266
帰国邦人 14
寄生虫検査相談先 275

寄生虫治療薬関連情報 275
基礎危機管理 44
基礎疾患 82
機内環境 81
機内に装備されている医療器具 84
忌避剤 107
気分障害 88, 185
逆遺伝子学 203
逆カルチャーショック 34
客船乗組員 85
客船旅行 85
キャサヌル森林病 123
急患搬送 87
急性一過性精神病性障害 88
急性灰白髄炎 138
急性高山病 71, 73, 236, 285
急性ストレス障害 211, 218
狂犬病 5, 123
魚介類食中毒 284
緊急医療搬送 93
緊急時の対応 27
緊急退避 97
緊急撤退 97
金銭 58

く

空港 57
　——検疫所 144
偶発性低体温症 70
空路医療搬送 94
薬の持ち込み 60
熊本赤十字病院 198
クラスターアプローチ 196
クラミジア・トラコマティス感染症 123
クリミア・コンゴ出血熱 124
クルーズ旅行 72
グローバルヘルス 23, 172
クロロキン 113
　——耐性マラリア 165
クンブ・メーラ 252
軍用ワクチン 154

け

経口感染　107, 276
経口補水液　40, 233
経皮感染　276
ケジラミ　66
結核　124
下痢　235
減圧症　73
減圧障害　73
検疫官　147
検疫感染症　144, 147
検疫検査　145, 147
検疫所　144, 274
検疫法　144
研究者　217
言語　221
健康管理対策　11
健康指導　13
健康診断　13, 266
健康相談　13
現地医療情報　13

こ

高圧神経症候群　75
航空医学　81
航空機　57
　　――搭乗　286
航空事故　68
航空中耳炎　82, 228
高山病　71, 167, 236, 285
公衆衛生緊急事態　38
洪水　186, 193
合成生物学　203
構造的暴力　183
高地　251, 285
　　――脳浮腫　71, 73, 236
　　――肺水腫　71, 236
　　――肺浮腫　73
交通事故　56
交通事情　54
交通手段　26
後天性免疫不全症候群　118
高齢者　242
港湾衛生　146

コールドチェーン　151
小形条虫　66
呼吸器疾患　228
国際 NGO　216
国際医療救援拠点病院　198
国際医療搬送　93
国際協力　34, 44
　　――機構　44
国際緊急援助活動　199
国際緊急援助隊　34, 199
国際赤十字　197
国際平和維持活動　199
国際平和協力活動　199
国際平和協力法　199
国際保健　7, 22
　　――規則　21, 38, 144, 155
　　――協力　172
国際麻薬統制委員会　254
コクシジオイデス症　124
国内避難民　214
国民健康保険　256
国連　44
　　――職員　216
　　――待機制度　201
　　――平和維持活動　34
固形臓器移植患者　249
骨髄移植患者　249
コミュニケーション　221
コレラ　2, 85, 125, 186, 252
コロモジラミ　66
昆虫忌避剤　65
昆虫媒介感染　276

さ

災害　191
　　――時の感染症サーベイランス　188
　　――と感染症　186
細菌性赤痢　125
サイコロジカルファーストエイド　274
在日外国人　170
サシガメ　67
サシチョウバエ　65

里帰り　170
サルマラリア　114
サルモネラ属菌　64
惨事ストレス　219
酸素中毒　75
酸素ボンベ　83, 228

し

次亜塩素酸ナトリウム水　190
ジアルジア症　125
自衛隊　199
支援事業　94
紫外線　68
ジカウイルス感染症　126, 240
シクロスポラ感染症　126
仕事での渡航　49
自己免疫疾患患者　249
時差症候群　82, 167
自殺（自死）　90
持参薬　228
地震　186, 191
自然災害　27, 54, 191
持続可能な開発目標　172
質調整生存年　160
湿度　70
市販薬持参　288
ジフテリア　126
シャーガス病　67, 104, 126
ジャーナリスト　216
社会保険　256
習慣　58, 181
宗教　54, 58
　　――行事　251
　　――的巡礼　10
住血吸虫症　127, 162
重症急性呼吸器症候群　127
重症熱性血小板減少症候群　127
集団意識　10
縮小条虫　66
手術歴　227
術後の航空機搭乗　229, 287
出産　242
出張　49

ジュネーブ条約　197
循環器疾患　228, 285, 286
障害調整生存年　160
消化管感染症　85
消化管寄生虫感染症　61
使用期限　151
情勢不安定　206
招待ハッジ　251
条虫類　66
小児　232
常備薬　83
情報収集　52
情報提供　145
静脈血栓塞栓症　279
職業潜水　74
食中毒　284
食物アレルギー　230
女性　238
処方証明書　288, 290
処方薬持参　254, 288
シラミ　66
人為災害　29
新型インフルエンザ等感染症
　　　　　　　　148
新興国　169
人工妊娠中絶　241, 296
人災　29
心疾患　285
侵襲性髄膜炎菌感染症　85, 252
腎症候性出血熱　134
迅速診断キット　112
診断書作成　14
人畜共通感染症　178
心的外傷後ストレス障害
　　　　　27, 89, 211, 218
心的外傷後成長　213
深部静脈血栓　279
診療費未払い　259

す

水害　193
水痘　85, 128
水難　68
髄膜炎　4, 128, 252

スキューバダイビング　76
スタッフの準備　44
スナノミ症　128
スフィア・プロジェクト　199

せ

性感染症　79
性行為感染　276
制酸薬使用患者　229
政治経済　183
精神科医療　185
精神神経疾患　88
精神病性障害　88
生存時間　69
聖地巡礼　251, 279
政府関係者　216
生物剤　29, 31, 195, 202
生物テロ　29, 194, 202, 213
世界の医療事情　43, 274
赤十字　25, 44, 197
赤新月社連盟　197
セキュリティ・クリアランス
　　　　　　　　206
赤痢アメーバ症　129
接種後有害事象　153
接触歴　101
節足動物媒介感染　106, 278
先進国によるネグレクト　181
潜水禁忌疾病　76
潜水障害　73
戦闘ストレス管理部隊　213
戦闘地域での治療　209
船舶　57, 72
　　――衛生検査　146
　　――事故　68
潜伏期間　15, 148, 278, 283

そ

総合診療医　6
創部感染　166, 280
ソフトテロ　202

た

ダイアモックス®　71
体液・粘膜感染　276
帯同家族　246

帯同者　266
台風　186, 193
多言語医療問診票
　　　　　221, 258, 275
多言語生活情報　221, 275
竜巻　186
タテツツガムシ　62
ダニ媒介感染　276
ダニ媒介性脳炎　129
短期出張　50
単純疱疹　129
炭疽　130, 154

ち

治安情勢　54
チクングニア　130
窒素中毒　73, 74
窒素酔い　73, 74
中国帰国者　225
中東呼吸器症候群　130
超過滞在者　224
腸管毒素原性大腸菌　85
長期滞在　88, 268
長期渡航　237
長期赴任　50
腸チフス　131
チョウバエ　65

つ

通信手段　26
ツェツェバエ　64, 119
ツツガムシ　62, 138
津波　186, 192
　　――肺　193

て

低水温　68
低体温症　70
停電　61
摘脾後患者　249
鉄道　57
テロ　27, 29, 42, 52
デング　3, 131, 162
天災　27

と

トイレ　61, 188, 192

糖尿病 227
動物 78
　——咬傷 235, 276
動揺病 167
ドキシサイクリン 165
トキソプラズマ 241, 297
特殊な感染症の検査 16
ドクターコール 84
渡航医学 2
渡航関連感染症 106, 276
渡航関連相談 145
渡航者下痢 109, 131, 164
渡航前 169
　——健診 268
　——の準備 32
トコジラミ 67
途上国 39, 169, 181, 183
トラウマ 217
トラベルクリニック 5, 6, 48
トラベルメディスン 2
トリアージ 209
トリコモナス症 132
トリパノソーマ 64
　——・クルージ 126

な
内視鏡後の航空機搭乗 229
名古屋第二赤十字病院 198
南京虫 67
軟性下疳 132
南米出血熱 132
難民 34, 214, 225

に
西太平洋地域事務局 38
日本海裂頭条虫症 142
日本赤十字社 197
　——医療センター 198
　——和歌山医療センター 198
日本脳炎 133
乳児 233
2類感染症 148
妊娠中の旅行禁忌 240
認定医療職 48

妊婦 239, 297

ね
熱帯感染症 106
　——医 6
熱帯熱マラリア 111
熱帯病治療薬研究班 17
熱中症 67
ネブライザー 230

の
ノミ 66
乗物酔い 81, 167
ノロウイルス性胃腸炎 133

は
ハードテロ 202
パーメスリン 107
肺炎球菌感染症 133
肺酸素中毒 75
梅毒 133
ハエ 64
　——症 64
曝露後予防 166
曝露前予防 164
派遣前健康診断 45
破傷風 134, 189, 191, 243
バックパッカー 50
ハッジ 4, 5, 8, 251
発熱 232
発病帰国者 103
ハマダラカ 63, 85
パラチフス 134
ハンタウイルス感染症 134
半量接種 153

ひ
ピースコープ 37
ビザ発給 268
鼻出血 236
ヒストプラズマ症 135
非正規滞在外国人 224
非政府組織 35
ヒゼンダニ 62
ビタミンA 189
ヒトクイバエ 65
ヒトヒフバエ 65

避難計画 208
皮膚蠅蛆症 135
皮膚非結核性抗酸菌症 135
皮膚幼虫移行症 136
ビブラマイシン 165
ビブリオ属感染 213
飛沫核感染 276
飛沫感染 276
ヒマラヤ巡礼 251
百日咳 136
費用 257
病原性大腸菌 64
病診連携 259
貧困 177

ふ
不安障害 88, 185
フィラリア症 65
風疹 85, 136
風水害 186
防ぎ得た戦傷死 209
フトゲツツガムシ 62
ブユ 65
富裕層および外国人向け医療 184
プリマキン 113
ブルーリ潰瘍 137
ブルセラ症 137
プロフェッショナルダイバー 74
文化 54, 181
噴火 194
紛争 27, 30, 54
　——・軍事医療 209
　——地域 194, 206

へ
ペースメーカー使用者 228
ベクターコントロール 190
ペスト 2, 66, 137
ベッドサイドマナー 18
鞭虫卵 64

ほ
防蚊対策 107
訪日外国人 14

保管方法（ワクチンの） 151
保険 91, 92
　　──会社 18
保健システム強化 173
補体欠損患者 249
発疹チフス 66, 138
発疹熱 66
ホテル 57
ポリオ 138
　　──ウイルス 64

ま

マールブルグ病 138
マグレブ 41
麻疹 2, 85, 139
マダニ 62
マヤロ熱 139
マラリア 2, 16, 17, 85, 102,
　　110, 139, 164, 240
　　──世界技術戦略 106, 115
　　──ワクチン 162
マラロン 112, 165
慢性疾患 169, 227, 254, 266
慢性病に重なる急性 183
マンソン裂頭条虫症 142

み

未承認ワクチン 8, 44
水 188
ミッション前健診 44
ミレニアム開発目標 106

む

無脾患者 229
ムンプス 141

め

メディカルツーリズム 184
メファキン 112, 165

メフロキン 112, 165
免疫不全者 248
メンタルケア 217

や

薬剤耐性マラリア
　　　　　　113, 165, 239
薬物依存症 185
野生動物 78

ゆ

遊泳 75
有事対応 54
　　──計画 208
友人・親戚訪問の渡航者 15
ユニバーサルヘルスカバレッジ
　　　　　　　　　　172
輸入感染症 102
輸入食品届出検査 146
輸入マラリア 110

よ

予防接種 146
　　──予診票 275
予防内服 163
予防薬処方 14
4類感染症 148

ら

ライム病 140
ラオス 39
ラッサ熱 140

り

リアメット®配合錠 112
リーシュマニア症 66, 140
リケッチア 62
リスク・アセスメント 206
リステリア症 140
離島医療 87

リフトバレー熱 141
留学生 269
流行性耳下腺炎 141
淋菌感染症 141
リンパ系フィラリア症 142

る

ルルドの泉 253

れ

レクリエーショナルダイバー
　　　　　　　　　　76
レジオネラ 85, 142
レジリエンス 213
裂頭条虫症 142
レプトスピラ症 143, 166

ろ

ロア糸状虫症 65, 143
労基法 13
労働安全衛生規則 266, 270
労働安全衛生法 266, 270
　　──施行令 266, 270
ローデシアトリパノソーマ 64
ロールバックマラリア 115
ロスリバー熱 143
ロタウイルス性胃腸炎 143
ロングステイ 268

わ

ワクチン外来 11
　　──接種 6, 14
　　──選択時に参考にする情報
　　　　　　　　　　156
　　──で予防できる疾病
　　　　　　　　　5, 153
　　──の管理 151
　　──の接種 152
　　──の調整 263

略　歴 (50音順)

安藤　裕一（あんどう　ゆういち）
(株)GMSSヒューマンラボ　代表取締役
筑波大学医学専門学群卒業．三井記念病院にて外科系初期研修終了後，マサチューセッツ・ジェネラル・ホスピタル（米国），東京大学医科学研究所，プリンセス・アレキサンドラ・ホスピタル（豪州），国境なき医師団，インターナショナルSOSジャパンを歴任．2016年より現職．国際武道大学非常勤講師，筑波大学医学医療系ヘルスサービスリサーチ分野研究員などを兼務．
日本危機管理学会常任理事，日本渡航医学会認定医職，海外勤務健康管理指導者，認定産業医，日本体育協会公認スポーツドクター．

大津　聡子（おおつ　さとこ）
日本赤十字社和歌山医療センター感染症内科部長　兼　国際感染症事業部長
群馬大学医学部卒業．横須賀米軍病院にてインターン修了後静岡県立総合病院で内科医として臨床研修．2001年より日本赤十字社和歌山医療センター勤務．2011年感染症内科部長兼国際救援医療部副部長に就任．2007年～2011年WHO西太平洋事務局新興感染症対策課にて，主にアジアにおける新型インフルエンザ対策，感染症危機管理対策およびアウトブレイク対応医療担当官として活動．2017年現在WHOベトナム国事務所にて新興感染症対策課チームリーダーとして赴任中．
内科認定医，総合内科専門医，感染症内科専門医，国際渡航医学会認定医（CTH®），ジョーンズホプキンス大学公衆衛生大学院修士号，ロンドン大学熱帯医学修士．

笠井　あすか（かさい　あすか）
厚生労働省東京検疫所検疫衛生課　医療専門職／健康管理医
日本大学医学部卒業．日本大学医学部救急医学講座に入局し駿河台日大病院救急医療センター勤務．
2012年より小笠原村立小笠原村診療所勤務．2015年より現職．
日本救急医学会専門医，宇宙航空医学認定医．

勝田　吉彰（かつだ　よしあき）
1961年京都府生まれ．関西福祉大学教授
医局人事にしたがい大学病院・一般病院で臨床医として勤務後，英国オックスフォード大学Littlemore Hospitalに留学．1994年外務省入省．在スーダン日本国大使館勤務を振り出しに，在フランス・セネガル・中華人民共和国の各日本国大使館で計12年間の海外勤務．2006年，在中華人民共和国日本国大使館参事官兼医務官を最後に退官し，近畿福祉大学（現神戸医療福祉大学）社会福祉学部臨床福祉心理学科教授を経て2012年より現職．
理化学研究所産業医，岡山産業保健総合支援センター相談員を兼務．専門はメンタルヘルスと渡航医学．日本渡航医学会評議員．

狩野　繁之（かのう　しげゆき）
国立研究開発法人国立国際医療研究センター研究所熱帯医学・マラリア研究部　部長
群馬大学医学部卒業，群馬大学大学院医学研究科博士課程（寄生虫学専攻）修了後，群馬大学医学部寄生虫学教室助手，講師，助教授．1998年より現職．筑波大学大学院人間総合科学研究科教授，東京大学大学院医学研究科非常勤講師，群馬大学大学院保健学研究科非常勤講師，長崎大学客員教授，帯広畜産大学客員教授，フィリピン大学マニラ校客員教授，ラオス国立パスツール研究所寄生虫研究室長などを兼務．
日本熱帯医学会理事長（2015～2017年），日本国際保健医療学会理事，日本渡航医学会理事，日本寄生虫学会理事，日本臨床寄生虫学会理事・事務局長，国際臨床医学会理事，日本感染症学会評議員，認定NPO法人Malaria No More Japan理事，日米医学協力計画寄生虫疾患専門部会長，Global Fund Technical Review Panel member．

黒田　友顕（くろだ　ともあき）
厚生労働省関西空港検疫所　検疫医療専門職　健康管理医
関西医科大学医学部医学科卒業．関西医科大学附属滝井病院にて初期研修後，関西医科大学公衆衛生学教室に所属．2012年より現職．
日本医師会認定産業医，日本渡航医学会認定医，社会医学系専門医・指導医．

古閑　比斗志（こが　ひとし）
外務省大臣官房会計課福利厚生室
愛媛大学医学部卒業．1995年外務省入省後，在モンゴル日本国大使館・在ホンジュラス大・在上海日本国総領事館・外務本省専門官・外務省診療所・在アフガニスタン大・在マイアミ総医務官として勤務．2008年より厚生労働省横浜検疫所検疫衛生課長・関西空港検疫所企画調整官・東京検疫所，千代田化工建設株式会社産業医などを歴任．
2017年7月現在，特定非営利活動法人JAMSNET東京理事長，日本渡航医学会評議員，東北大学大学院医学系研究科大学院非常勤講師，近畿大学医学部非常勤講師，獨協医科大学越谷病院非常勤講師，奈良西部病院顧問．

近　利雄（こん　としお）
THE KING CLINIC　院長
東京慈恵会医科大学医学部医学科卒業．聖路加国際病院にて外科系初期研修後，同外科入局．1999年より現職．2009～2017年聖路加国際病院一般内科兼任．現在，東京女子医科大学非常勤講師，東京慈恵会医科大学医学部熱帯医学講座訪問研究員，東京空港検疫所支所嘱託医などを兼務．
国連指定健診医，国際渡航医学会認定医（CTH®），日本渡航医学会評議員，日本医師会認定産業医．

阪口　洋子（さかぐち　ひろこ）
厚生労働省東京検疫所検疫衛生課　看護師
和歌山県立医科大学看護短期大学部卒業．公立那賀病院勤務．2003年のSARSをきっかけに厚生労働省関西空港検疫所に入職．神戸大学大学院保健学研究科博士前期過程修了後，横浜検疫所へ異動．その後東京空港検疫所支所在勤中に北里大学大学院医療系研究科労働衛生学博士課程にて医学博士号取得．2013年より東京検疫所に在籍．2019年まで育児休業予定．
日本渡航医学会評議員．

白野　倫徳（しらの　みちのり）
大阪市立総合医療センター感染症内科　医長
愛媛大学医学部医学科卒業．大阪市立総合医療センターにて初期研修後，同センター後期研修医を経て京都大学大学院医学研究科臨床病態検査学において学位取得（医学博士）．2010年より現職．2016年，タイ王国マヒドン大学においてDTM＆Hを取得．
日本内科学会総合内科専門医・指導医，日本感染症学会感染症専門医・指導医，国際渡航学会認定医（CTH®），日本渡航医学会認定医療職・評議員，特定非営利活動法人CHARM理事など．

杉下　智彦（すぎした　ともひこ）
医師・公衆衛生修士・学術博士
東京女子医科大学国際環境・熱帯医学講座　教授／講座主任
東北大学医学部卒業．聖路加国際病院にて外科チーフレジデントなどを経て，青年海外協力隊としてマラウイ共和国に赴任．帰国後，ハーバード大学公衆衛生大学院（国際保健学），ロンドン大学大学院（医療人類学）にて修士課程，グレートレイク大学キスム校（地域保健学）にて博士課程修了．国際協力機構（JICA）の保健分野課題アドバイザーとして，アフリカを中心に30か国以上で保健システム案件の技術指導や持続可能な開発目標（SDGs）の策定などに携わる．2016年10月より現職．

元世界ワクチン基金技術審査委員，日本国際保健医療学会理事．ソーシャル・ビジネス・グランプリ大賞（2014），第44回医療功労賞（2016）受賞．

田村　格（たむら　かく）
海上自衛隊　自衛隊中央病院第二内科部長（感染症内科）　1等海佐
1999年防衛医科大学校卒，防衛医科大学校病院・自衛隊中央病院で初期研修，沖縄県立中部病院・沖縄県立南部医療センターで後期研修後，海上自衛隊第4護衛隊群司令部医務衛生幕僚兼医務長，2012年マヒドン大学公衆衛生学部留学（MPH取得），2013年同大学熱帯医学部留学（DTM & H取得），2017年3月から現職．
日本内科学会総合内科専門医・指導医，日本感染症学会専門医・指導医，国際渡航医学会認定医（CTH®），日本感染症学会推薦ICD，日本医師会認定産業医，MPH　Diploma of Tropical Medicine & Hygiene，海上自衛隊潜水医官，潜水士，日本ハンドボール協会医事委員（ハンドボール日本代表帯同医），日本オリンピック委員会強化スタッフ．

中谷　逸作（なかたに　いっさく）
奈良西部病院トラベルクリニック
関西医科大学医学部医学科卒業．長崎大学附属病院および長崎市立市民病院で臨床研修後，大学病院勤務や熱帯医学研究，クリニック院長などを経て2016年から現職．
国際渡航医学会認定医（CTH®），日本渡航医学会認定医療職，日本医師会認定産業医．

中村　安秀（なかむら　やすひで）
甲南女子大学看護リハビリテーション学部　教授
1977年東京大学医学部医学科卒業．小児科医．都立病院小児科，JICA専門家（インドネシア），UNHCR（アフガン難民医療），東京大学小児科講師，大阪大学大学院人間科学研究科教授などを経て，2017年より現職．大阪大学名誉教授．
日本国際保健医療学会理事長，国際ボランティア学会会長，国際母子手帳委員会代表，ジャパン・プラットフォーム副代表．2015年に第43回医療功労賞を受賞．

仲本　光一（なかもと　こういち）
外務省診療所長
弘前大学医学部卒業．医学博士（横浜市立大学）．横浜市立大学第二外科学教室（現消化器・腫瘍外科学）で，外科医として神奈川県内の公立病院で勤務．1992年外務省に入省し，ミャンマー，インドネシア，外務省本省，インド，アメリカ合衆国（ニューヨーク），タンザニア，カナダの日本大使館・総領事館に医務官として勤務，2014年5月より現職．ニューヨーク在勤中にジャムズネットの立ち上げに参画，その後，ジャムズネット東京，ジャムズネット・カナダ，ジャムズネット・アジア，ジャムズネット・ドイツの設立にも参画．
2002年に第1回川口賞（外務大臣賞），第7回多文化間精神医学会学会賞，2007年米国日本人医師会功労賞を受賞．

野村　志津子（のむら　しずこ）
THE KING CLINIC 看護師
聖路加国際病院外科病棟，外科外来にて勤務．

浜田　明範（はまだ　あきのり）
関西大学　准教授
一橋大学社会学部博士課程単位取得退学．日本学術振興会特別研究員（PD），国立民族学博物館機関研究員を経て，2016年より現職．博士（社会学）．主な著書『薬剤と健康保険の人類学』（風響社，2015）．

広田　千絵（ひろた　ちえ）
パナソニック健康保険組合　松下記念病院産婦人科非常勤医師
2003年京都府立医科大学医学部医学科卒業．同年より京都府立医科大学附属病院産婦人科入局．2012年長崎大学熱帯医学研究所熱帯医学研修課程履修後，関西医科大学附属滝井病院海外渡航医療センターで研修．以後トラベルクリニック勤務，在外邦人医療相談などに携わる．2015年より産婦人科中心勤務．
日本産科婦人科学会専門医，日本医師会認定産業医，日本産科婦人科学会女性ヘルスケアアドバイザー．

福間　芳朗（ふくま　よしろう）
インターナショナルSOS & コントロール・リスクス　リージョナルセキュリティディレクター（アジア太平洋地域統括）
海外渡航者に関する安全対策とリスクマネージメント業務に従事．アジア太平洋地域の責任者として治安情勢の24時間モニタリング，テロや紛争発生時における国外退避オペレーション，渡航者を対象としたリスク回避に関する研修，コンサルティングを実施．
フランス軍に5年間所属し旧ユーゴスラビアや中央アフリカでのオペレーションを経験．

本間　健一（ほんま　けんいち）
自衛隊札幌病院小児科　部長
防衛医科大学校医学科卒業後，防衛医科大学校小児科入局．前陸上自衛隊対特殊武器衛生隊第101対特殊武器治療隊長，2015年より現職．
日本小児科学会専門医・指導医

松平　慶（まつだいら　けい）
東京都福祉保健局医療政策部医療人材課　課務担当課長代理／医師
自治医科大学医学部医学科卒業．2011年に東京都入職．2014年より小笠原村立小笠原村診療所派遣，2016年より奥多摩町国民健康保険奥多摩病院派遣．2017年より青ヶ島村国民健康保険青ヶ島診療所派遣．

松本　多絵（まつもと　たえ）
日本医科大学多摩永山病院小児科　助教
日本医科大学大学院卒業．日本医科大学付属病院，葛飾赤十字産院未熟児新生児室，国立東静病院小児科，神奈川県立こども医療センター救急診療科，東京山手メディカルセンター小児科などを経て2017年より現職．2014年よりTHE KING CLINIC 非常勤．小児科専門医，アレルギー専門医，NCPRインストラクター．

三島　伸介（みしま　のぶゆき）
関西医科大学公衆衛生学講座助教，関西医科大学総合医療センター（以下，KMUMC）海外渡航者医療センター副センター長
関西医科大学医学部医学科卒業．同大学附属病院胸部外科入局．2000年から北京首都医科大学附属友誼病院胸心血管外科，外資系医療機関にて診療に携わる中，WHOと中国衛生部のSARS合同調査に参加．2007年より現職．寄生虫感染症の調査研究と平行してKMUMCとりんくう総合医療センター（総合内科・感染症内科）にて渡航医学・総合診療に従事．
国際渡航医学会認定医（CTH®），日本渡航医学会評議員・認定医療職医師，インフェクションコントロールドクター（日本臨床寄生虫学会推薦），社会医学系専門医・指導医，厚生労働省委嘱医，中華人民共和国外国人医師免許証取得．

The Art of Travel and Global Health
トラベル＆グローバルメディスン
渡航前から帰国後・インバウンドまで

| 2017 年 9 月 15 日　1 版 1 刷 | Ⓒ 2017 |
| 2019 年 8 月 15 日　　　2 刷 | |

編　者
　こん　としお　　　みしまのぶゆき
　近　利雄　　三島伸介

発行者
　株式会社 南山堂　代表者 鈴木幹太
　〒113-0034　東京都文京区湯島 4-1-11
　TEL 代表 03-5689-7850　　www.nanzando.com

ISBN 978-4-525-23381-5　　定価（本体 5,200 円＋税）

JCOPY ＜出版者著作権管理機構 委託出版物＞
複製を行う場合はそのつど事前に(一社)出版者著作権管理機構(電話03-5244-5088，FAX 03-5244-5089, e-mail: info@jcopy.or.jp)の許諾を得るようお願いいたします．

本書の内容を無断で複製することは，著作権法上での例外を除き禁じられています．また，代行業者等の第三者に依頼してスキャニング，デジタルデータ化を行うことは認められておりません．